Endlich Wunschfigur

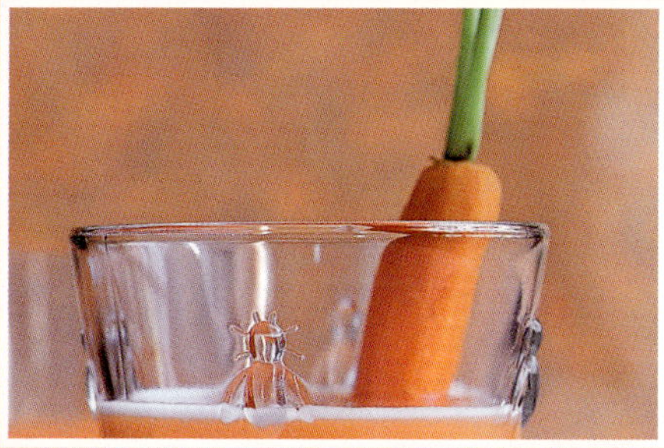
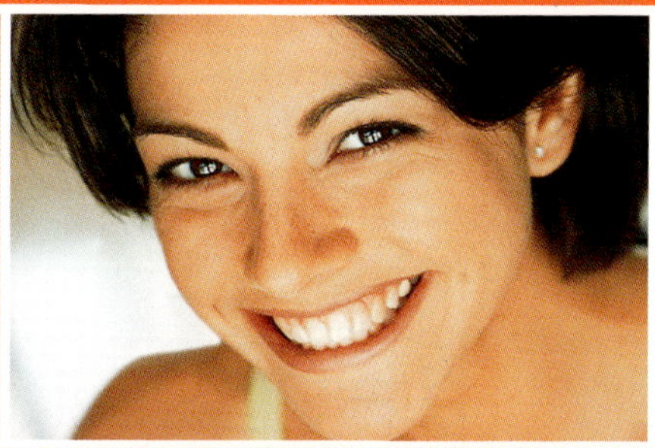
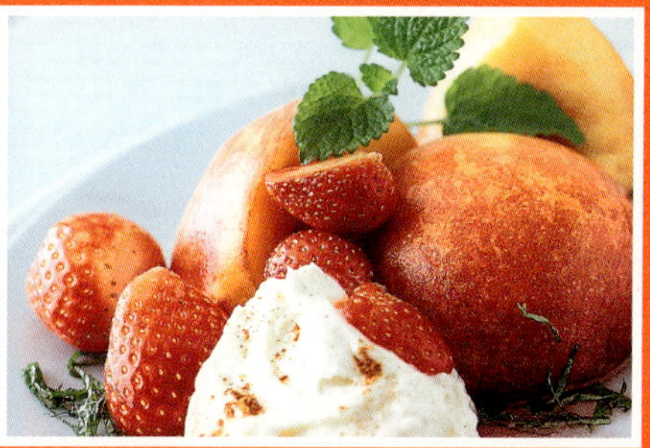

Über 100 einfache WellFood-Rezepte
Low Fat-Tricks aus der Genuss-Küche
Tolle Übungen für Körper & Geist

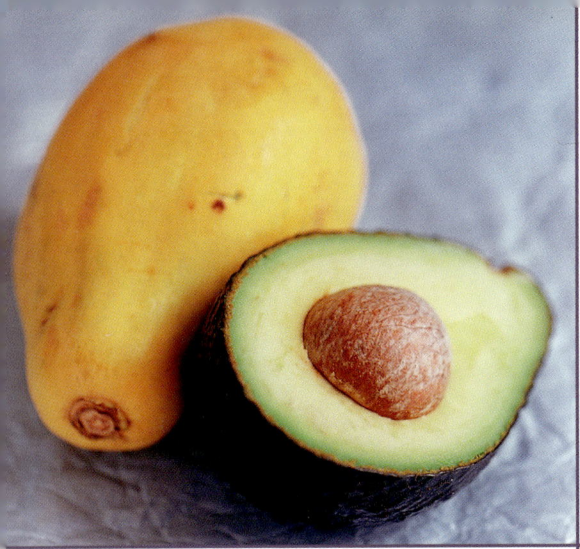

Inhalt

Seite 6

Futter für die Seele

Die reine Wohltat 8
Königswege zum Wunschgewicht – Der Blick durch die Mängelbrille – Der Schlüssel zum Erfolg – Einfach genießen! – Gesund, fit & fröhlich

Wohlfühl-Basics 10
Keine Zeit? Zu viel Action? – Die einfachste Übung: Lächeln – Einfach spüren – Freuden ernten – Seien Sie richtig nett zu sich

Top 12 fürs Wohlgefühl 12

Schnell relaxed & gut drauf 14
Lust auf Duft – In Milch und Honig baden – Wellness pur – Düfte wie sanfte Berührung – Mehr Farbe ins Leben! – Farbkleckse im Alltag – Musik für alle Lebenslagen

Streicheleinheiten für Körper und Seele 16
Hand- und Fußmassage – Aktiv in die Entspannung

Seite 18

Mit Power durch den Tag

Strategien gegen Stress 20
Nie wieder Stress – Stress macht krank – Eine Frage der inneren Einstellung – Der innere Kritiker – Stress-Gedanken verändern – Liebevolle Affirmationen – Akuten Stress abbauen – Aktionen gegen den Frust – Cool bleiben – Body-Check – Timing ist alles – Schiebung?

Powerstart in den Tag 22
Vorabend-Programm – Guten Morgen!!

Seite 28

Schlank mit Spaß & Genuss

Top 12 für Power & Genuss 30

Haben Sie das »richtige« Gewicht? 32
Broca-Index und Body-Mass-Index – Warum Diäten nichts bringen – Apfel oder Birne? – Wohlproportioniert!

Führer durch den Diäten-Dschungel 34
Von Atkins-Diät bis Trennkost

Basiswissen gesunde Ernährung 36
Energie zum Leben und Schlafen – Fett – wie viel ist zu viel? – Kohlenhydrate – die Kraftmaschinen – Ballaststoffe – kein unnötiger Ballast – Eiweiß – Grundlage des Lebens – Vitamine, Mineralstoffe & Co. – Basics »Gewichtsreduktion« – Die Ernährungspyramide

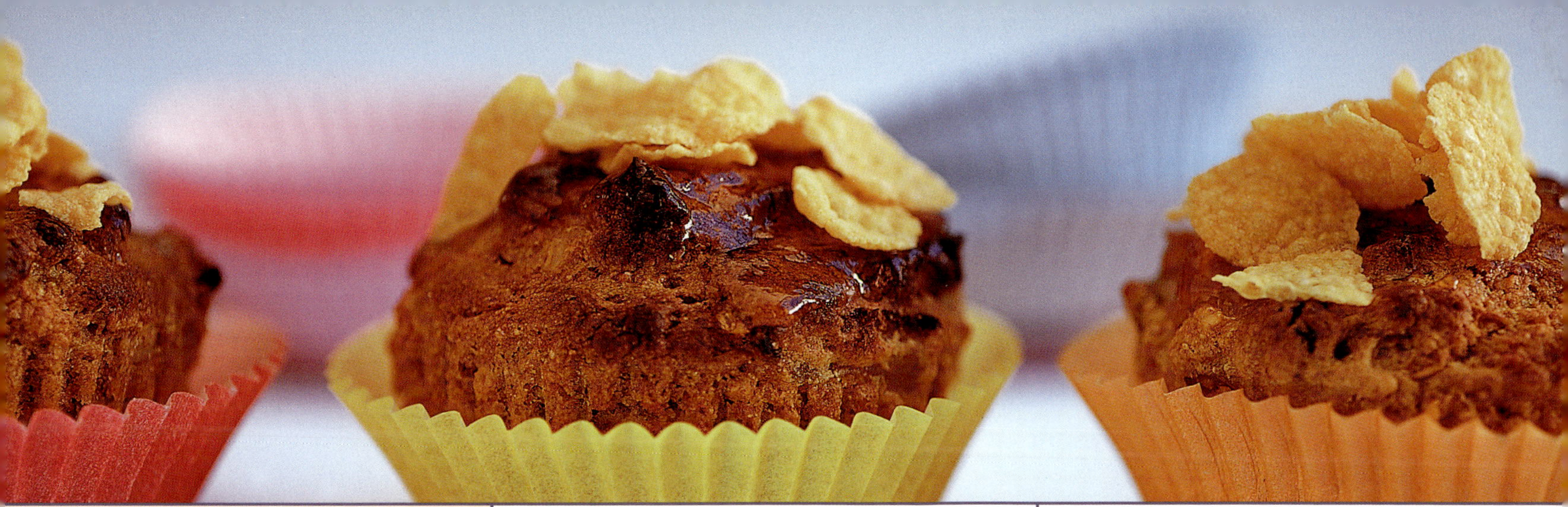

Just relax & eat 40
Schlank & fit mit den richtigen Lebensmitteln – Kleine Checkliste Ihrer Ernährungsgewohnheiten

Essen und leben Sie sich schlank 41

Kein guter »Futterverwerter«? 42
Finden Sie Ihren Weg zur Wunschfigur – Aktiv gegen überflüssiges Fett – Keine Lust? – Keine Zeit? – Welcher Sport ist der richtige?

Low-Fat-Tipps für die Küchenpraxis 44

Powerwoche zum Durchstarten 45

Seite 44

Rezepte, Rezepte Rezepte

Fix & früh 46
– starten Sie fit in den Tag

Locker & flockig 58
– beugen Sie dem »kleinen Hunger« vor

Saft & Kraft 82
– leichte Hauptgerichte geben Ihnen neuen Schwung

Traum & Wahrheit 142
– kleine Gerichte, die Sie gut schlafen lassen

Seite 162

Nachschlag

Glossar und Sachregister 162

Bücher und Adressen 163

Rezeptregister 164

Impressum 168

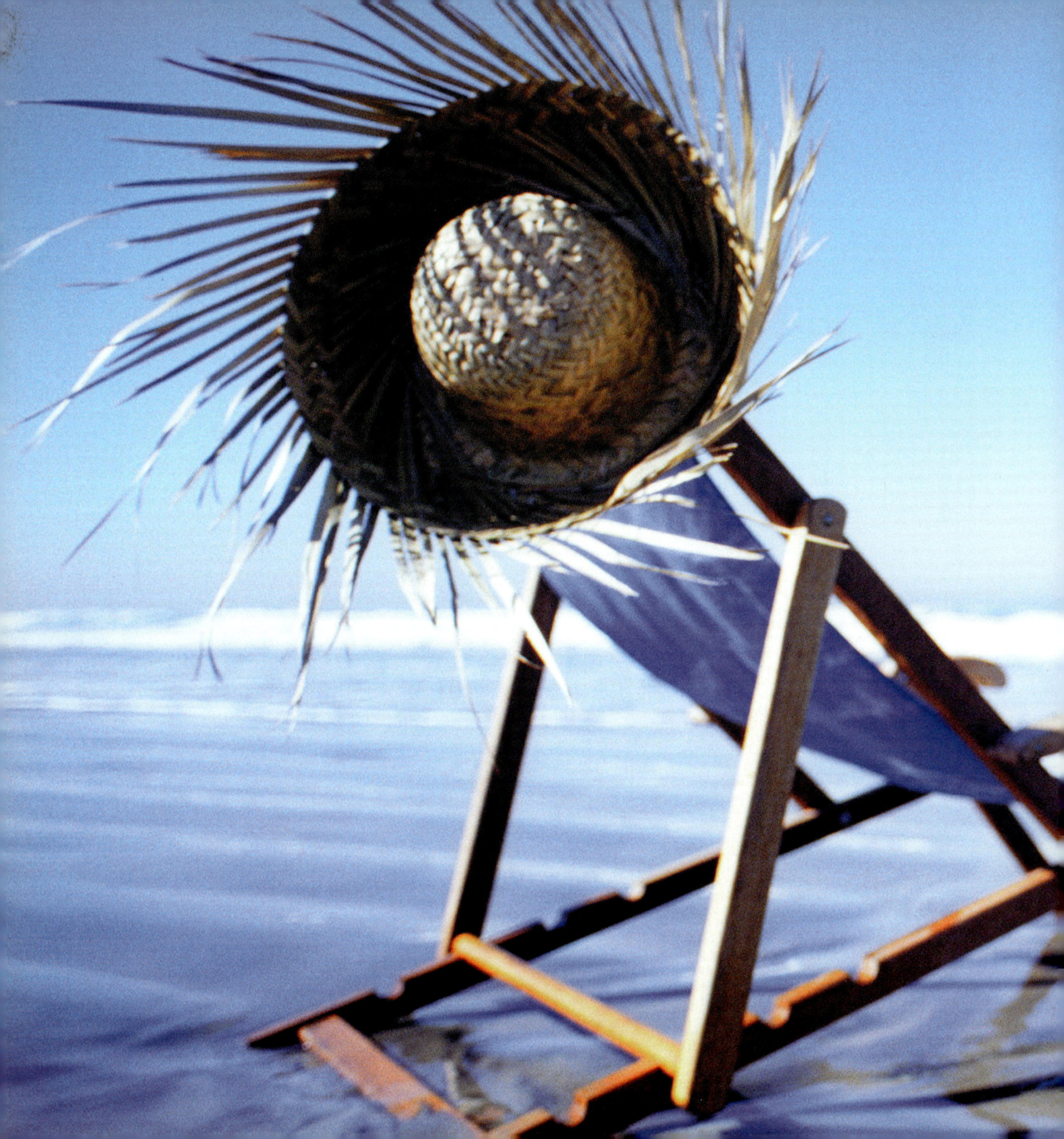

FUTTER FÜR DIE SEELE

Nicht abnehmen, sondern zunehmen ist die Devise dieses Buches: Zunehmen im Sinne von zugewinnen – an Lebensfreude, Wohlgefühl, Selbstbewusstsein, Energie, Gelassenheit. Was Sie der Seele an Futter geben, braucht nämlich Ihr Körper nicht mehr. Verwöhnen Sie sich also erstmal nach Strich und Faden. Das Richtige zu essen ist dann der zweite Schritt. Hier finden Sie die besten Tipps rund ums Wohlbefinden, leicht »zuzubereiten« und sehr wirksam. Viel Vergnügen!

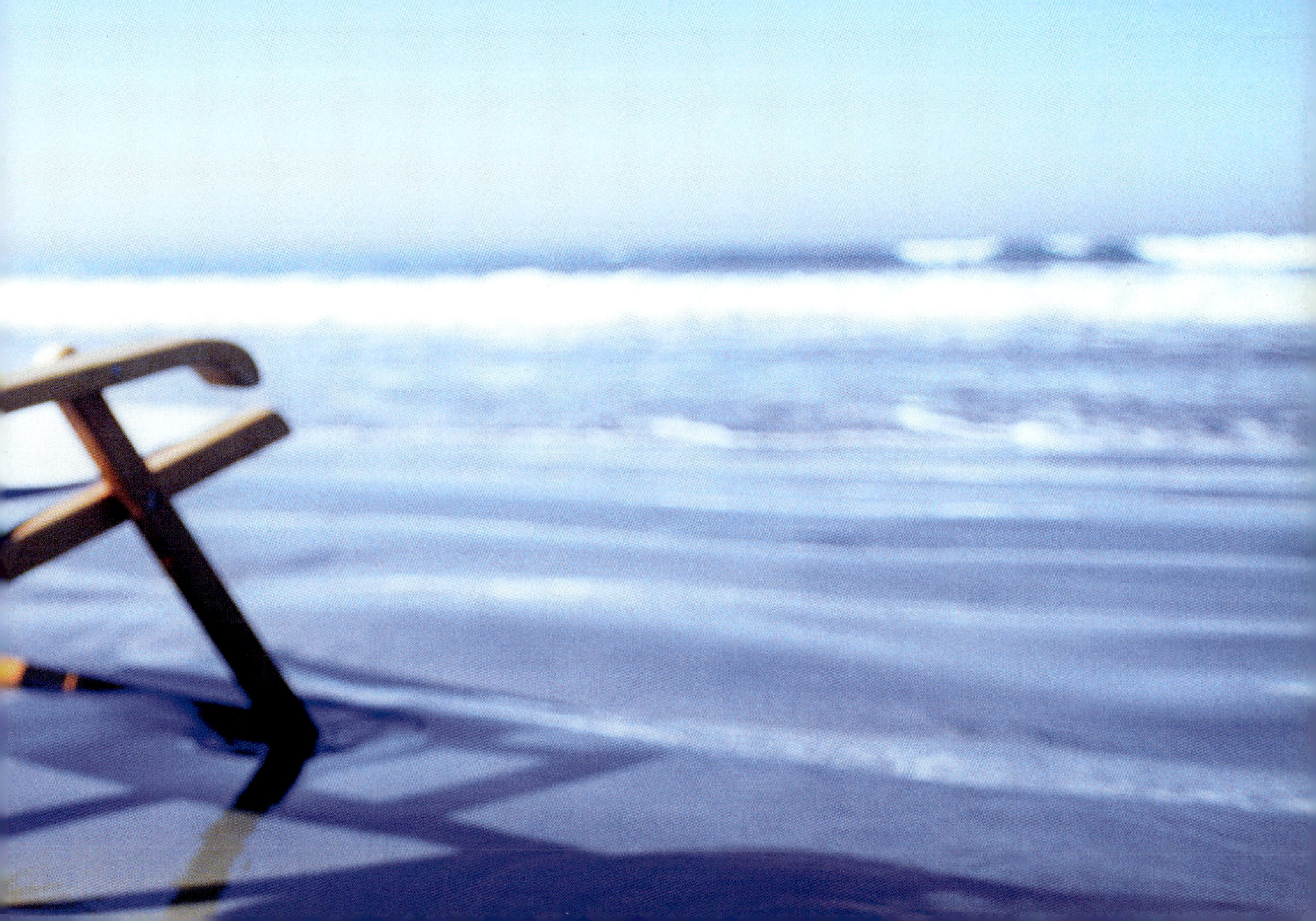

Die reine Wohltat …

Dies ist kein Diätbuch im üblichen Sinne. Von purem Verzicht und Selbstkasteiung halten wir nämlich nichts, aus Erfahrung. Wahrscheinlich haben auch Sie schon diverse Diäten ausprobiert, sind von deren langfristigen Ergebnissen ziemlich enttäuscht. Ihr Weg zur Wunschfigur soll ab jetzt kein Leidensweg mehr sein, sondern eine entspannte Erfolgsstory!

Königsweg zum Wunschgewicht

Erst an zweiter Stelle geht es in diesem Buch ums Essen: Sie werden natürlich erfahren, wie Sie durch »richtiges Essen« genussvoll Ihre Figur halten können – ohne strenge Diät und mit dauerhaftem Erfolg. Viele der Köstlichkeiten machen zusätzlich fit und fröhlich.

Denn in erster Linie geht es hier um Ihr Wohlbefinden, um ein gutes Körpergefühl, um Stressbewältigung und um Energiegewinn. Das Konzept ist ganz einfach: Wenn Sie keine süßen Tröster, keine Energieriegel, Entspannungshäppchen und Frustgelage mehr brauchen, nehmen Sie quasi automatisch ab. Essen spielt dann als schnell verfügbarer Seelentrost keine Rolle mehr.

Ein Schokoriegel hier, eine üppige Portion Nudeln mit Sahnesauce da, ein Stück Kuchen gegen das Nachmittagstief, eine Tüte Chips beim Fernsehen: Stress, Langeweile, Frust, Angst und Einsamkeit sind die Hauptursachen für Übergewicht.

Essen »hilft« nämlich, unangenehme Gefühle zu dämpfen. Wenn Sie sich einmal daraufhin beobachten, werden Sie bald feststellen, wie oft Sie sich etwas in den Mund stecken, um sich besser zu fühlen. Nur hält das gute Gefühl meist nicht lange an. Ziemlich bald ist Nachschub fällig. So kommt eins zum anderen – und ein Pfund ums andere auf die kritischen Stellen.

Vielleicht gehören Sie aber zu jenen, die solche »Sünden« im Griff haben, immer ganz wenig und mager essen, jede Kalorie zählen – und trotzdem nicht abnehmen. Für Sie geht es dann eher darum zu relaxen. Geben Sie den Kalorien und der Waage keine Macht mehr über sich, machen Sie Ihr Glück nicht von diesen abhängig. Entspannen Sie sich, gönnen Sie sich endlich wieder etwas, genießen Sie Ihr Leben wieder. Stellen Sie sich vor: Was für eine Freiheit und neue Lebensqualität, wenn Sie Ihren Körper liebevoll annehmen, statt ihn zu bekämpfen.

Langfristig abzunehmen klappt oft auch deshalb nicht, weil wir es nicht für uns selbst tun, sondern um irgendwelchen »Maßstäben« zu entsprechen.

Der Blick durch die Mängelbrille

Maßstäbe, die uns ständig vorgeführt werden – in der Werbung, in Zeitschriften, in Filmen und Romanen. Immer scheint schön mit schlank gleich gesetzt zu sein: Nur die schönen Frauen sind erfolgreich, können die aktuelle Mode tragen, sind sexy und begehrenswert. Wir haben uns angewöhnt, uns selbst durch diese Brille zu betrachten, haben einen »Mängelblick« kultiviert, vergleichen und bewerten uns kritisch. Dagegen wehrt sich unser Unterbewusstsein und boykottiert den Diäterfolg.

Sich aus diesem Denken zu befreien, erfordert eine Entscheidung. Die Entscheidung für die eigene Persönlichkeit und gegen die Erfüllung von vermeintlichen Erwartungen. Die Entscheidung, den eigenen Wert nicht mehr von anderen bestimmen zu lassen. Und allen Illusionen zum Trotz: Die Idealfigur macht nicht automatisch glücklich. Auch viele schlanke Frauen können ihren Körper nicht bedingungslos akzeptieren. Attraktiv ist, wer sich so fühlt und das auch ausstrahlt: wer sich mag, gut für sich und seinen Body sorgt, sich nicht vergleicht und seine individuellen inneren und äußeren Werte schätzt.

Der Schlüssel zum Erfolg

Lernen Sie, sich selbst liebevoll anzunehmen und zu umsorgen. Wir wollen und können Ihnen nicht ausreden abzunehmen, wenn das Ihr Wunsch ist. Aber wir haben beobachtet, dass der Kampf gegen das Körperfett nur kurzfristig Erfolg bringt und letztlich nie endet. Unser Tipp: Fixieren Sie sich nicht aufs Essen und auf die »Pölsterchen«, richten Sie sich stattdessen innerlich auf Wohlbefinden und Selbstliebe aus.
Denn solange Sie etwas bekämpfen, hat es Macht über Sie. Sie nehmen ihm diese Macht, wenn Sie Ihre Aufmerksamkeit abziehen. Taxieren Sie sich nicht länger durch die Mängelbrille und lösen Sie sich vom Diktat der Waage. Spüren Sie, statt zu bewerten. Lassen Sie es sich gut gehen, nehmen Sie sich die Zeit, sich zu verwöhnen – wie jemanden, den Sie sehr mögen.

Einfach genießen!

Das entscheidende Geheimnis des Erfolgs: Genießen Sie, was auch immer Sie für sich tun! Treiben Sie Sport nicht in erster Linie, um abzunehmen und Ihren Body zu stylen, sondern um sich zu spüren, um Ihre Kraft und den Spaß dabei auszukosten.
Genießen Sie es, wenn Sie Ihren Körper pflegen – reiben Sie ihn nicht mal eben schnell mit »irgendeiner« Lotion ein, sondern machen Sie es mit Liebe und aufmerksam. Verwenden Sie hochwertige, wunderbar duftende und pflegende Öle oder Lotionen.
Gönnen Sie sich wenigstens einige Minuten Entspannung pro Tag. Abschalten, ganz achtsam im Augenblick sein, den Körper wahrnehmen. Es tut zutiefst gut, einfach nur zu genießen, mal nichts leisten zu müssen.
Verstehen Sie auch Ihre Mahlzeiten als Genuss, bevorzugen Sie köstliche, hochwertige Lebensmittel und zelebrieren Sie jede Mahlzeit. Verdrücken Sie auch die Snacks nicht einfach nebenher, sondern erfreuen Sie sich mit allen Sinnen daran!
Lassen Sie es sich einfach gut gehen!

Übertreiben Sie nicht!

Wenn Ihre Gedanken ständig ums Essen und Abnehmen kreisen, könnte es sein, dass Sie unter Fettsucht, Bulimie (Ess-Brech-Sucht) oder Magersucht leiden: Sie halten oft und streng Diät, treiben sehr viel Sport, nehmen Abführtabletten? Sie müssen wie zwanghaft ständig etwas essen oder stopfen sich oft mit Unmengen voll? Sie erbrechen anschließend? Wenn das eine oder andere auf Sie zutrifft, sollten Sie sich unbedingt psychotherapeutische Hilfe suchen (Informationen und Adressen auf S. 162).

Gesund, fit und fröhlich

Ausgeglichener, entspannter, selbstbewusster, in Ihrem Körper zu Hause, voller Energie – so fühlen Sie sich schon bald, wenn Sie ab jetzt öfter mal relaxen, regelmäßig Ihre Muskeln spielen lassen und Ihrem Körper nur das Beste geben – innerlich und äußerlich.
Entspannung tut Not, sonst macht der tägliche Stress auf Dauer nicht nur dick, sondern auch krank. Körper und Geist können nicht ständig auf Hochtouren laufen und dabei einwandfrei arbeiten. Sie brauchen den Ausgleich echter Ruhe.
Bewegung bringt die Fettverbrennung auf Touren. Sport kann auch für Anspannung und Ärger ein Ventil sein.
Hochwertige Lebensmittel versorgen den Körper mit allen Stoffen, die er braucht, um gut zu funktionieren und unnötige Fettdepots abzubauen. Abwechslungsreiches Essen kann auch die gute Laune und seelische Energie pushen. Denn es stellt dem Körper die Stoffe zur Verfügung, die er für sein Wohlbefinden benötigt, zum Beispiel auch, um »Glückshormone« produzieren zu können.

Wohlfühl-Basics

Statt nach Diätplan zu kochen, wie bei den gängigen Reduktionsdiäten, beginnen Sie mit kleinen Übungen, die Ihre geistig-seelische »Ernährung« umstellen können. Das Wort »Diät« kommt aus dem Griechischen und bedeutet nichts anderes als »Lebensweise«. Die folgenden Basics unterstützen Sie, achtsamer und liebevoller mit ihrem Körper umzugehen.

Keine Zeit? Zu viel Action?

Mal ehrlich, wie lange sitzen Sie abends vor dem Fernseher oder lesen Zeitschriften, um sich abzulenken? Wenn Sie von dieser Zeit nur ein paar Minuten für diese Wellness-Minis abzwacken, ist schon viel gewonnen. Machen Sie diese Übungen einfach zu einem täglichen Ritual, so selbstverständlich wie das Zähneputzen. Sie müssen nicht gleich Ihr ganzes Leben umstellen, um wieder zufriedener zu sein – schauen Sie, was Ihnen gut tut. Bewegen Sie sich mit kleinen Schritten. Aber machen Sie den entscheidenden ersten Schritt.
Sie können damit Ihr festgefahrenes inneres Selbstbild umprogrammieren von »Ich bin so nicht okay«, verbunden mit schlechtem Gewissen, Stress und Selbstzweifeln auf liebevolle, unterstützende Zuwendung und Selbstannahme.

Die einfachste Übung: Lächeln

Lächeln tut einfach gut – probieren Sie es gleich aus. Manchmal reicht es schon, nur das Wort »Lächeln« zu denken, manchmal hilft es, die Mundwinkel nach oben zu ziehen. Lassen Sie das Lächeln immer bis in die Augen aufsteigen!

➤ Lassen Sie so oft wie möglich ein kleines Lächeln entstehen, wie ein Leuchten von innen heraus, ganz ohne Grund. Lächeln Sie sich einfach selbst zu.

➤ Nutzen Sie jede Gelegenheit, lächeln Sie auch mal der Kassiererin im Supermarkt zu, lächeln Sie Ihre Kollegen an, lächeln Sie Ihrem Gegenüber im Bus zu. Und nehmen Sie wahr, was passiert – bei Ihnen und bei den anderen.

➤ Verbinden Sie das Lächeln mit dem Atem: Atmen Sie ein, und denken Sie »Ruhe« oder »Liebe«, atmen Sie aus, und denken Sie »Lächeln«. Einfach mal zwischendurch, einige Atemzüge lang.

Einfach spüren

Wählen Sie Zeit und Ort so, dass Sie ungestört und nicht in Eile sind. Planen Sie etwa fünf bis zehn Minuten ein, stellen Sie eventuell einen Kurzzeitwecker.

1. Setzen Sie sich auf die Vorderkante eines Stuhls, die Beine rechtwinklig, die Füße spüren mit der ganzen Sohle den Boden. Die Hände liegen flach auf den Oberschenkeln. Spüren Sie Ihre Sitzknochen und richten Sie sich darüber gerade auf. Bewegen Sie das Becken leicht vor und zurück, bis Sie weder krumm noch im Hohlkreuz sitzen. Ziehen Sie das Kinn leicht Richtung Brust, so dass der Nacken lang wird, und lassen Sie die Schultern sinken. Entspannen Sie Arme und Beine.

2. Legen Sie die linke Hand auf die Brustmitte in Herzhöhe, die rechte auf den Bauch. Schließen Sie die Augen und beobachten Sie Ihren Atem, wie er kommt und geht, ohne Ihr Zutun. Lassen Sie ein leichtes Lächeln entstehen. Spüren Sie, wie Ihre Hände Sie liebevoll berühren und wie dieses Gefühl mit dem Atem in den ganzen Körper strömt.

3. Richten Sie nun Ihre Aufmerksamkeit auf eine Körperstelle, die Sie zu dick finden, die Sie nicht mögen. Legen Sie Ihre Hände entspannt darauf. Atmen Sie dorthin, nehmen Sie sie bewusst wahr, erspüren Sie sie von innen. Wenn kritische, abwertende Gedanken auftauchen, lassen Sie sie kommen – und gehen. Bewerten Sie diese Gedanken

nicht, geben Sie Ihnen einfach keine Energie. Konzentrieren Sie sich immer wieder auf das reine Spüren. Wenn Gefühle hochkommen, lassen Sie sie zu, ohne sich hineinzusteigern.

4. Lächeln Sie dann dieser Stelle gedanklich zu, wie Sie Ihrem Kind zulächeln würden, liebevoll, annehmend. Wenn Widerstand auftaucht – widmen Sie ihm keine Aufmerksamkeit und damit keine Energie. Lassen Sie Ihren Atem fließen und mit ihm Wärme und Liebe durch Ihren ganzen Körper strömen.

5. Zum Abschluss legen Sie die Handflächen vor der Brust senkrecht aneinander und atmen nochmal tief durch. Öffnen Sie die Augen und dehnen und strecken Sie sich wohlig.

Freuden ernten

Reservieren Sie extra ein hübsches Notiz- oder Tagebuch dafür. Setzen Sie sich abends vor dem Zubettgehen hin und schreiben Sie alles auf, was an diesem Tag gut war: Was Sie geschafft haben, was Ihnen gelungen ist, was Sie erfreut hat. Jede Kleinigkeit zählt.
Statt Probleme zu wälzen, sich Misslungenes vorzuhalten und nicht abschalten zu können, richten Sie Ihre Gedanken auf das Positive. Sie werden erstaunt sein, wie viel Schönes Ihnen im Laufe des Tages passiert ist und was Ihnen alles gut gelungen ist.

Seien Sie richtig nett zu sich

Fragen Sie sich im Laufe des Tages immer wieder: »Stärkt mich das, was ich jetzt tun will, oder schwächt es mich? Dient es meinem Ziel?« » Welches Essen stärkt mich wirklich?« »Was stärkt meine Seele, meinen Geist?« Sorgen Sie für sich, seien Sie so zärtlich und aufmerksam zu sich selbst, wie Sie es zu einem Geliebten wären. Schützen und umsorgen Sie den empfindsamen, liebebedürftigen Anteil in sich. Und fördern Sie den lebendigen, verspielten, kraftvollen Anteil. Horchen Sie in sich hinein, denn Ihr Inneres weiß genau, was Ihnen gut tut. Fragen Sie immer wieder liebevoll nach, was Ihre kindliche und erwachsene Seele jetzt wirklich braucht.
Sie tragen eine unerschöpfliche Quelle des Wohlbefindens in sich, auch, wenn sich das in stressigen Zeiten manchmal gar nicht so anfühlt. Sie können lernen, sie anzuzapfen und sprudeln zu lassen. Und dann sind da noch Düfte, Farben, Wasser, Sonne & Co., von denen Sie sich verwöhnen lassen können.

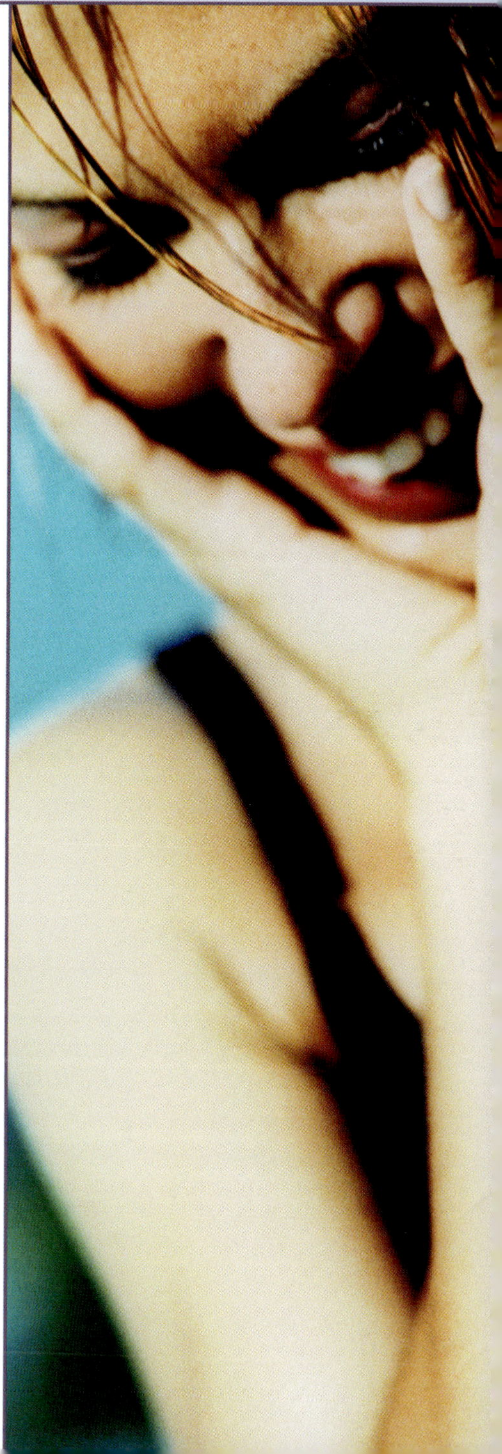

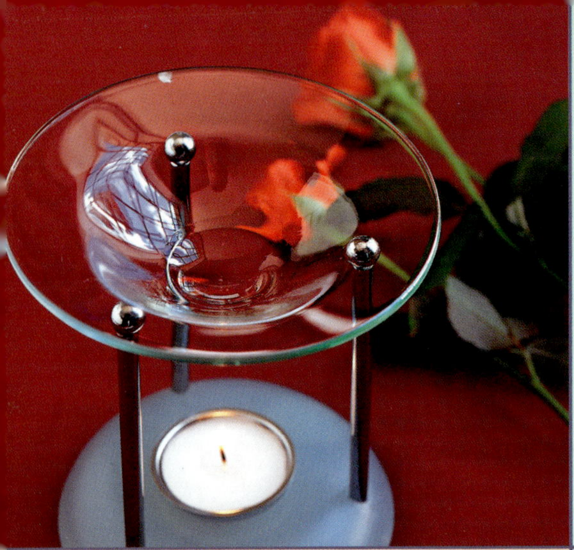

➤ Stimmung nach Wunsch: Mit ein paar Tropfen ätherischem Öl in der **Duftlampe** können Sie sich im Handumdrehen aufheitern, entspannen, anregen, besser konzentrieren, sinnlich stimmen.

Eines der schönsten aller Feelings: **Massagen** tun nicht nur Haut und Muskeln gut, sondern sind auch Streicheleinheiten für die Seele. Schon kleine Selbstmassagen können Wunder wirken.

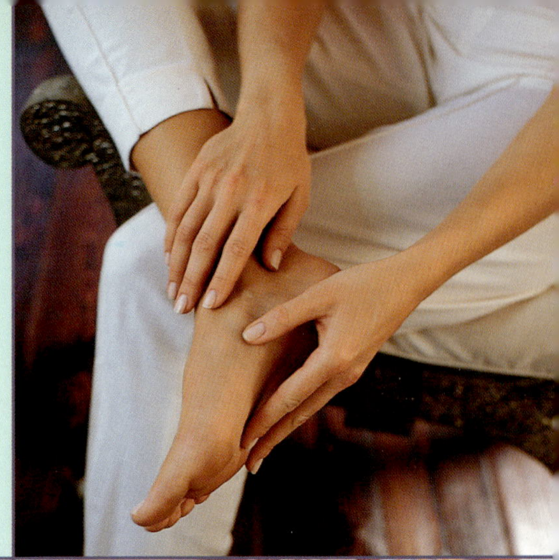

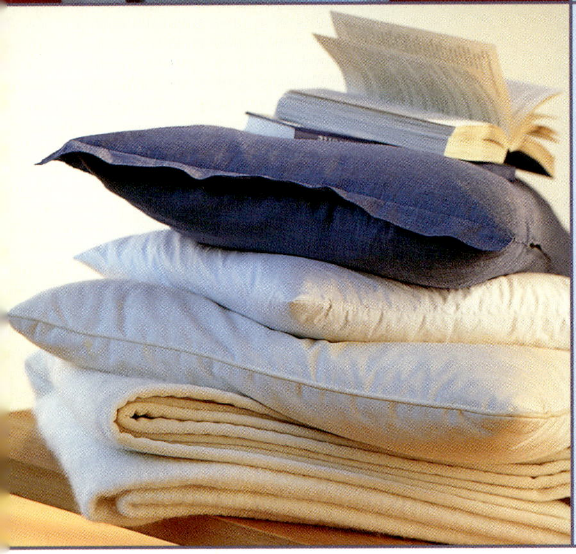

➤ Machen Sie Ihre **Wohnung** zu einer Oase, in der Sie entspannen und wieder auftanken können. Finden Sie Farben, Bilder, Gegenstände, die pures Wohlgefühl ausdrücken und Ihnen positive Energie geben.

Treiben Sie's richtig bunt! **Farben** geben Energie, helfen beim Entspannen, machen fröhlich. Fangen Sie gleich morgens beim Frühstück an. Gelb und Orange, z.B. Orangensaft, frisches Obst, das Frühstücksgedeck bringen Sonne ins Gemüt.

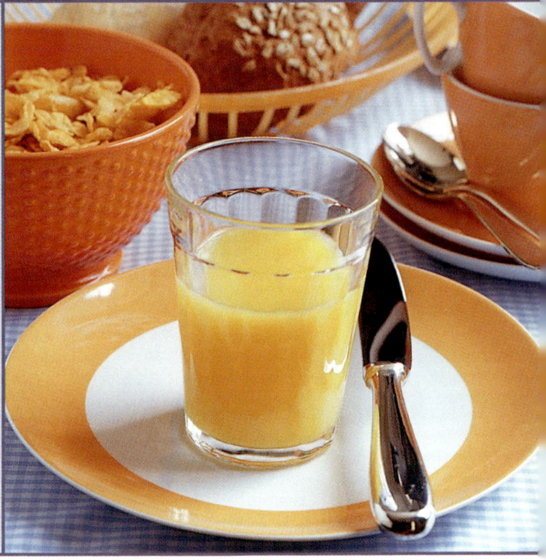

Die Top 12

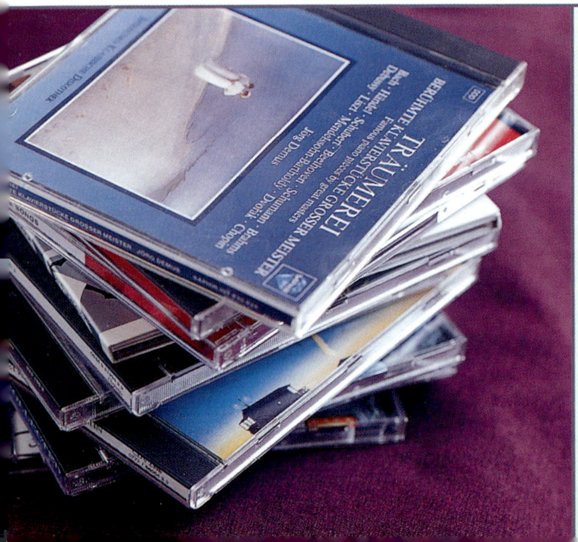

➤ **Musik** hat magische Kräfte: Sie zaubert gute Laune, hilft beim Entspannen, stimmt romantisch, weckt unsere Power, macht wunderbar unbeschwert – nehmen Sie täglich eine kräftige Dosis.

Sonne braucht der Mensch! Selbst bei Bewölkung hilft sie gegen depressive Anwandlungen. Gehen Sie also täglich raus, tanken Sie Licht und Natur pur. Das lädt verbrauchte Batterien wieder auf.

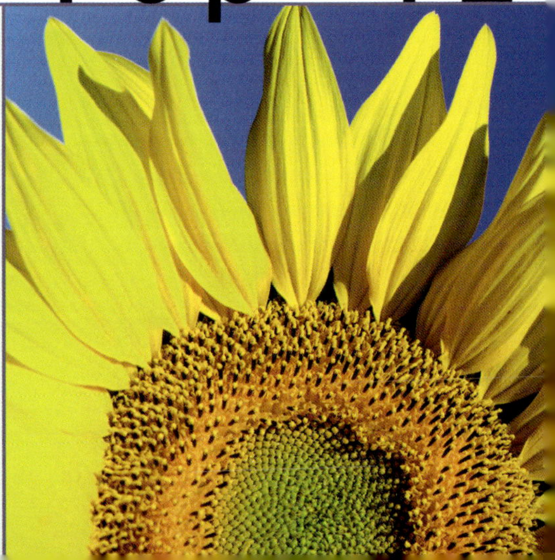

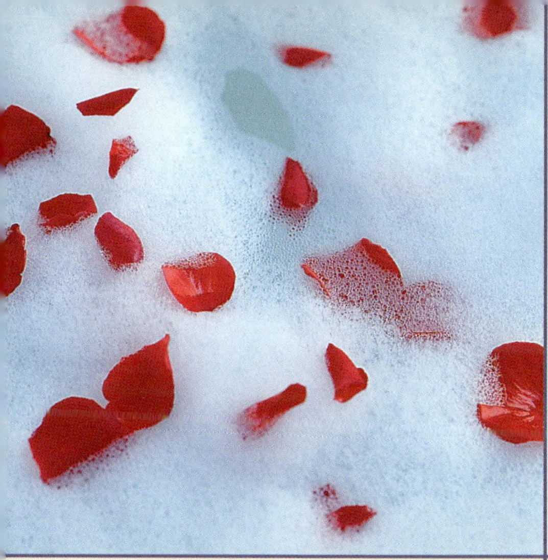

Einfach mal abtauchen und loslassen. Das Nonplusultra nach einem stressigen Tag: Ein warmes, wohlig duftendes **Vollbad.** Ob's tief entspannt, wieder fit macht oder die Haut strafft, hängt von den Zutaten ab.

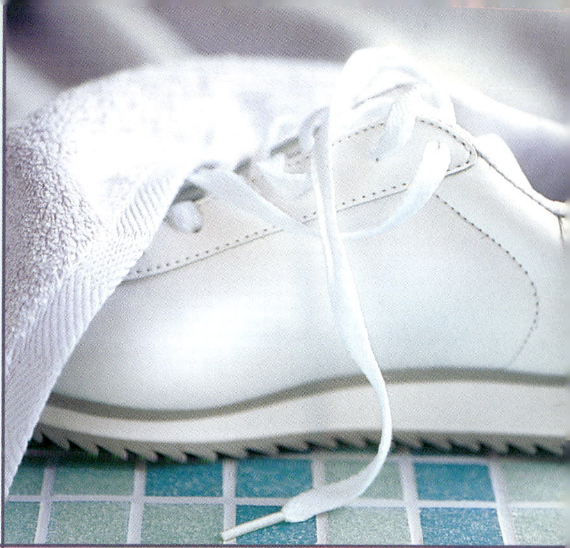

Action! Ob laufen, walken, Rad fahren, Muskel-Workout oder tanzen – sich regelmäßig zu bewegen kurbelt die Fettverbrennung an, baut Frust und Aggressionen ab und bringt jede Menge Spaß und neue Power.

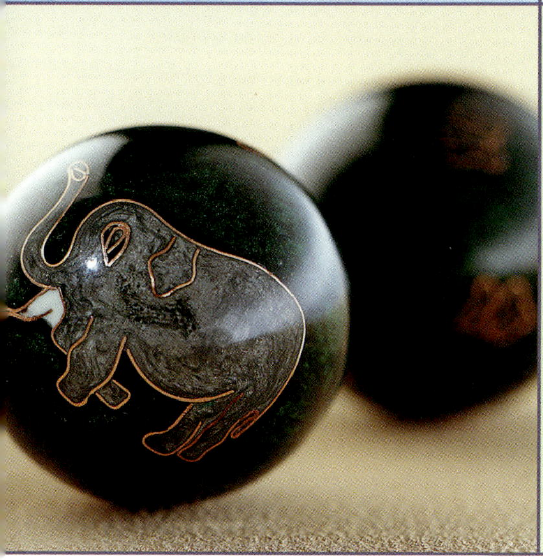

Ideale Wege zu mehr **innerer Ruhe,** tiefer Atmung und einem guten Körpergefühl: Autogenes Training, Atemtherapie, Meditation und sanftes asiatisches Körpertraining wie Tai Chi, Qi Gong, Yoga.

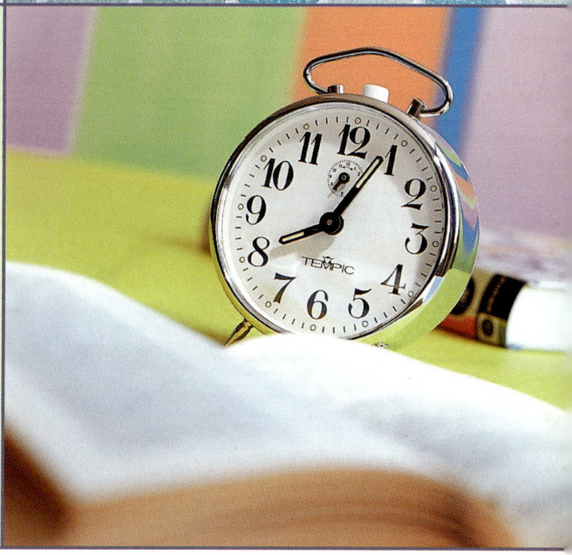

Absolut notwendig für Power-Tage: eine ruhige Nacht! **Schlaf** macht nicht nur fit, sondern auch schön, ausgeglichen und gesund. Wer Probleme mit dem Schlafen hat, findet auf Seite 24 und 25 einige Schlummer-Tipps.

fürs Wohlgefühl

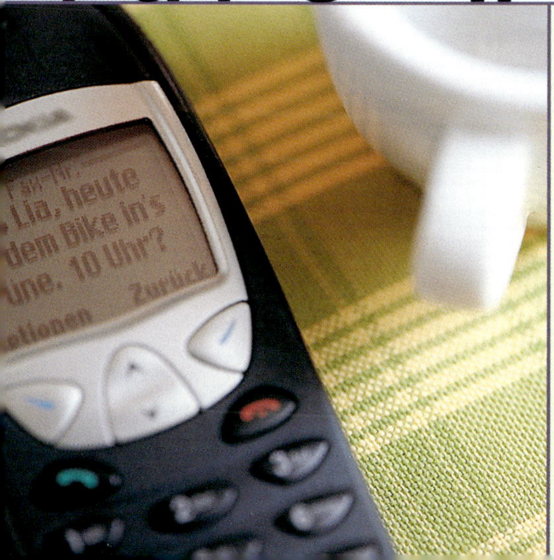

Sie stärken uns den Rücken in schwachen Zeiten, mit ihnen gibt's Spaß, Anregung, Geborgenheit, Verbundenheit. Gute **Freunde** sind eine der wichtigsten Wohlfühl- und Auftank-Quellen. Pflegen Sie ihre Freundschaften.

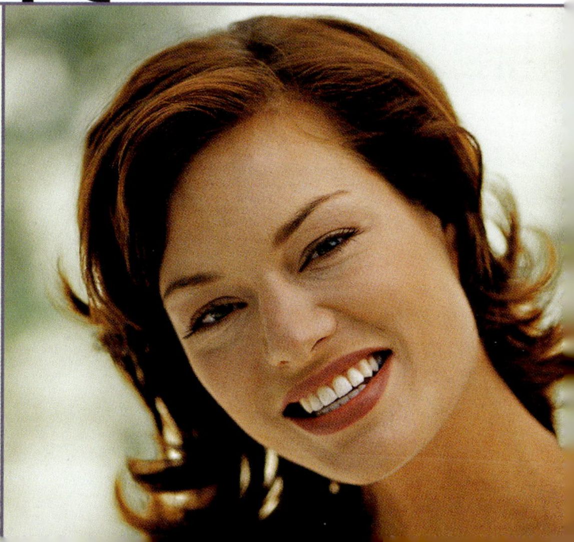

Mehr aufs Positive achten, **Freude** ins Leben bringen, lächeln, sich selbst annehmen, liebevoll statt ängstlich denken und handeln – das gibt Kraft, macht gelassen, stark und entspannt.

Schnell relaxed & gut drauf

Sie wollen ohne großen Aufwand schnell mal die gute Laune auffrischen, etwas für Entspannung oder Power tun? – Aromaöle, Massagen, Farben und Musik können Sie dabei prima unterstützen!

Lust auf Duft

Gönnen Sie sich öfter mal die unvergleichliche Wirkung ätherischer Öle. Allerdings enthalten nur naturreine Öle die vielfältigen, heilsamen Wirkstoffe. Kaufen Sie keine billigeren »naturidentischen Öle« oder »Parfüm-Öle«. Geben Sie nicht mehr als fünf bis zehn Tropfen Öl in die Duftlampe, je kleiner das Zimmer, desto weniger!

Wohlige Entspannung

Sie kommen abends gestresst nach Hause und wollen nur noch abschalten? Geben Sie folgende Entspannungsmischung aus ätherischen Ölen in die Duftlampe, legen Sie sich aufs Sofa und lassen Sie sich vom Dufthauch in die Schwerelosigkeit tragen:
1 Tropfen Rose oder Jasmin
3 Tropfen Benzoe siam oder Vanille
1 Tropfen Sandelholz oder Rosenholz
5 Tropfen Bergamotte oder Mandarine

Voll konzentriert

Sie können sich einfach nicht konzentrieren im Job? Geben Sie diese konzentrationsfördernde Mischung in ein Schälchen mit warmem Wasser oder in eine Duftlampe auf Ihrem Schreibtisch: je 1–2 Tropfen ätherisches Öl Zitrone, Rosmarin, Muskatellersalbei und Zypresse.

In Milch und Honig baden – Wellness pur

Auch ein mollig warmes Wannenbad kann nach einem anstrengenden Tag herrlich entspannend wirken. Machen Sie es sich im Badezimmer gemütlich!
Schon einmal Sahne, Milch oder Honig ins warme Wasser gegeben? Diese Lebensmittel haben eine angenehm hautpflegende Wirkung. Meersalz pflegt, strafft und entgiftet.
Wichtige Vorkehrungen, damit Sie dieses Vergnügen auch uneingeschränkt genießen können: Anrufbeantworter an, Kinder ins Bett. Sorgen Sie dafür, dass es im Bad richtig kuschelig ist: Wärme, Kerzenlicht, leise Musik, Handtücher auf die Heizung zum Anwärmen und ein wunderbar duftender und entspannender Badezusatz.

Düfte wie sanfte Berührungen

Wohlig entspannend und aufheiternd, wie liebevolle Streicheleinheiten für Körper und Seele – auch als Badezusatz schaffen ätherische Öle ein wohltuendes Gefühl. Empfehlenswert sind Rose, Jasmin oder Ylang-Ylang, Benzoe siam, Vanille oder Sandelholz – kombiniert mit Lavendel, Bergamotte, Mandarine, Limette oder Orange.
Nehmen Sie eines oder kombinieren Sie mehrere dieser Öle, 3–10 Tropfen insgesamt sind ausreichend, je nach Intensität der Öle. Geben Sie ätherische Öle nie pur ins Wasser, da sie sich nicht darin auflösen und die Haut reizen können, wenn sie so konzentriert auf der Oberfläche schwimmen. Verrühren Sie sie in 1/2 Becher Schlagsahne oder mit 1 Esslöffel Vollmilch oder Honig oder verschütteln Sie sie in 500 Gramm ungereinigtem grobem Meersalz.
Geben Sie die Mischung in die volle Wanne. Die ideale Badetemperatur liegt bei etwa 38°.
Und dann heißt es: eintauchen, abschalten und genießen!

Für neuen Elan

Wenn Sie nur zwischendurch neue Energie tanken wollen, oder wenn Sie nach dem Bad noch etwas vorhaben, sollte das Wasser höchstens 37° warm sein. Sonst macht es Sie schlapp. Wählen Sie ätherische Öle, die anregend und stärkend wirken. Zum Beispiel Zitrus- oder Nadelholz-Öle, dazu 1–2 Tropfen von einem der folgenden Öle: Rosmarin, Lemongras, Vetiver, Zypresse, Zeder oder Angelika. Wählen Sie einen Duft aus, der Ihnen spontan gefällt, der Sie schon beim Schnuppern aufrichtet.

Mehr Farbe ins Leben!

Mit Farben können Sie nicht nur Ihre Stimmung gezielt beeinflussen, sondern auch Körperfunktionen. Rot zum Beispiel regt nicht nur mental an, sondern hilft unter anderem auch dem Blutkreislauf auf die Sprünge und stimuliert sexuell. Blau dagegen beruhigt – auch den Puls.
Gelb ist wie Sonnenschein, macht einfach gute Laune – und fördert die Verdauung. Orange hält wach, aktiviert und fördert die Kreativität. Grün wirkt ausgleichend und harmonisierend, auch aufs Herz. Violett schützt vor ungezügeltem Appetit.

Farbkleckse im Alltag

Bringen Sie die Energie der Farben in Ihr Leben, wenn Ihnen öfter mal die Power ausgeht. Zum Beispiel durch Blumen, farbige Kissen, Decken, Tischsets. Auch in den grauen Büroalltag können Sie leicht Farbe bringen. Treiben Sie's einfach bunt auf Ihrem Schreibtisch: Kaffeebecher, Pflanzen, Vasen, Blumen, Obst, Mousepad, Ablagekästen in Gelb, Orange oder Rot füllen jeden Raum mit Leben und neuem Schwung.
Auch nachts wirken Farben. Blaue Bettwäsche unterstützt einen erholsamen Schlaf. Probieren Sie es aus!

Musik für alle Lebenslagen

Musik tut immer gut – ob Sie Kummer haben, entspannen oder Power tanken wollen. Gehen Sie Ihre Musiksammlung durch und überlegen Sie, welche Musik zu welcher Stimmung passt. Im »Notfall« können Sie dann gleich die richtigen Lieder und Melodien herausgreifen. Zwei Beispiele:

➤ Nehmen Sie sich eine Kassette mit Ihren Lieblings-Powersongs auf oder nehmen Sie Ihre Lieblings-CD mit ins Büro und hören Sie sie per Walk- oder Discman in der Mittagspause. Sie werden feststellen, dass frische Energie Sie durchströmt und mit neuem Elan beflügelt. Lassen Sie sich aber nicht dauerberieseln – dann verliert die Musik durch den Gewöhnungseffekt ihre Kraft!

➤ Wenn Sie abends eigentlich geschafft, aber noch verabredet sind, oder tagsüber einen kleinen Tiefpunkt erreichen, legen Sie fetzige (Tanz-)Musik auf oder hören Sie in einen der einschlägigen Gute-Laune-Musiksender rein und tanzen Sie eine Runde mit. Das bringt verbrauchte Energie sofort zurück.

Tipps zum Reinhören

➤ Klassiker sind ideal zum Entspannen und Aufheitern: zum Beispiel die Klavier- und Gitarrenkonzerte von Bach, Mozarts Flöten- und Klarinettenkonzerte oder »Gute-Laune-Klassik«-CDs.

➤ Es gibt massenweise spezielle Relax- und Chill-out-Musik, zum Beispiel von Deuter oder Café del Mar.

➤ Um so richtig in Schwung zu kommen, ist jede Art von Tanzmusik ideal, von Barocktänzen bis Rockmusik, von Dancehall bis Reggae.

Streicheleinheiten für Körper und Seele

Leisten Sie sich hin und wieder einfach mal eine professionelle Massage. Oder verabreden Sie mit einer guten Freundin oder Ihrem Partner einen Termin zur gegenseitigen Verwöhnmassage.
Wählen Sie für die Massage ein wohlduftendes Öl. Sie können sich auch selbst ein Öl kreieren: Mischen Sie unter 50 Milliliter reines, kaltgepresstes süßes Mandelöl oder Jojobaöl Ihren Lieblingsduft oder ein ätherisches Öl, zum Beispiel auch die beschriebene Entspannungsmischung (Seite 14).

Hand- und Fußmassage

Sie sind bei der Massage ganz auf sich gestellt? Gar kein Problem! Hand- oder Fußmassage werden Sie herrlich entspannen.

➤ Setzen Sie sich entspannt in einen Stuhl mit Armlehnen, Ellbogen aufgestützt, und reiben Sie Ihre Hände mit der Ölmischung ein. Widmen Sie sich dann jeder Hand ausführlich: Kneten Sie den gesamten Handteller durch und jeden Finger einzeln, auch die »Schwimmhäute« zwischen den Fingern. Streichen Sie die gesamte Hand und jeden Finger gut aus.

➤ Eine Fußmassage wirkt Wunder nach einem anstrengenden Tag. Um zu entspannen, verwöhnen Sie jeden Fuß wie bei der Handmassage beschrieben mit Einölen, Kneten und Ausstreichen. Um eine anregende Wirkung zu erzielen, klopfen Sie anschließend die Fußsohle kräftig mit der lockeren Faust ab. Drücken Sie nun mit dem Daumenballen eine Weile den Akupressurpunkt »Hervorströmender Frühling« in der Fußmitte direkt unterhalb des Ballens. Abschließend den Fuß sanft ausstreichen.

➤ Sie können bei diesen beiden Massagen nichts falsch machen, müssen nicht erst spezielle Techniken lernen. Folgen Sie einfach Ihrem Gefühl.

Aktiv in die Entspannung

Übungsmethoden wie Yoga, Tai Ji oder Qi Gong basieren auf jahrtausendealtem Wissen um Körper und Seele. Es handelt sich dabei nicht einfach nur um »entspannende Gymnastikvarianten«. Diese Körperübungen wirken ganzheitlich heilend. Konzentriertes, achtsames Üben intensiviert die Selbst- und Körperwahrnehmung und wirkt wie eine Meditation.

Yoga mudra – Klassiker der Entspannung

Mit dieser Yoga-Haltung können Sie schnell abschalten, zu sich kommen und entspannen – probieren Sie es aus:

1. Knien Sie sich hin, Fußspitzen zusammen, Fersen nach außen und setzen Sie sich auf die Füße. Stellen Sie die Hände vor sich auf und lassen Sie den Oberkörper lang gedehnt auf die Oberschenkel sinken. Legen Sie die Stirn auf den Boden und die Arme längs neben den Körper. Lassen Sie die Schultern sinken, entspannen Sie Rücken und Bauch.

2. Schließen Sie die Augen und atmen Sie tief und ruhig in den Rücken.
Richten Sie Ihre Aufmerksamkeit nach innen, spüren Sie mit dem Atem in Ihren Körper hinein.

3. Nach einer Weile stützen Sie die Hände seitlich auf und richten sich ganz langsam wieder auf. Öffnen Sie die Augen und spüren Sie noch einen Moment nach, wie Sie sich jetzt fühlen.

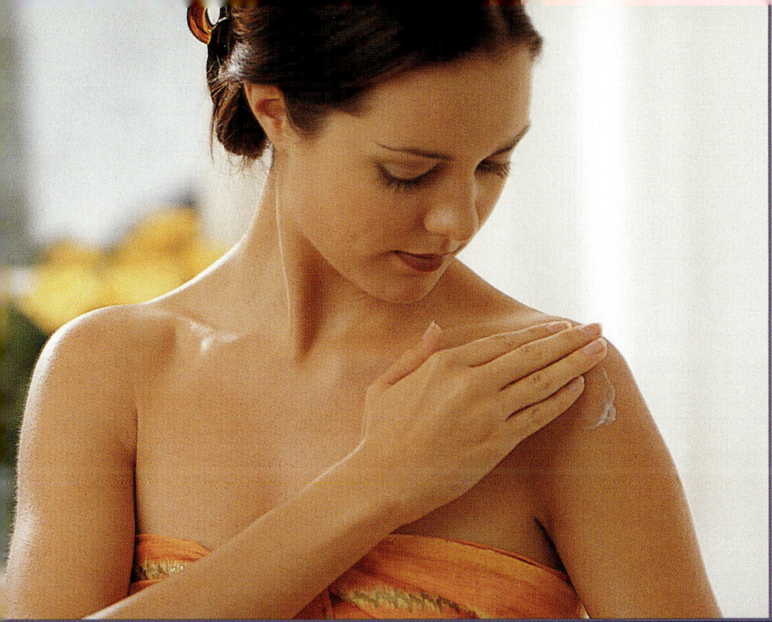
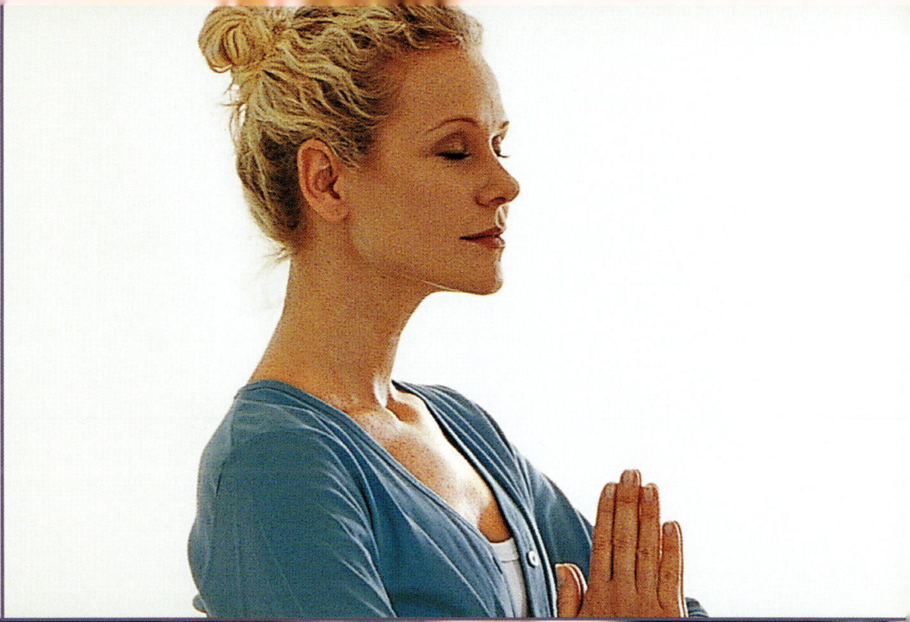
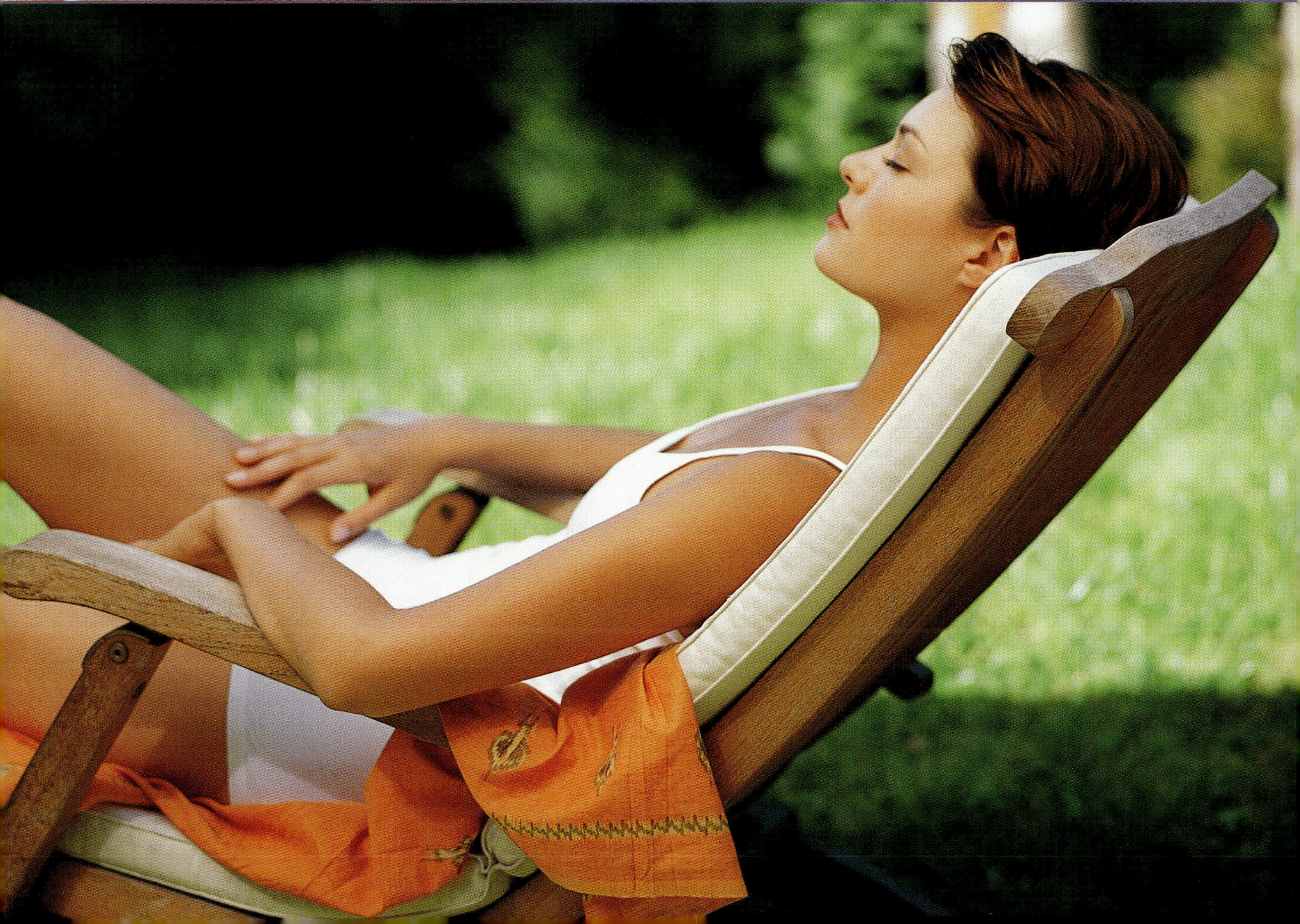

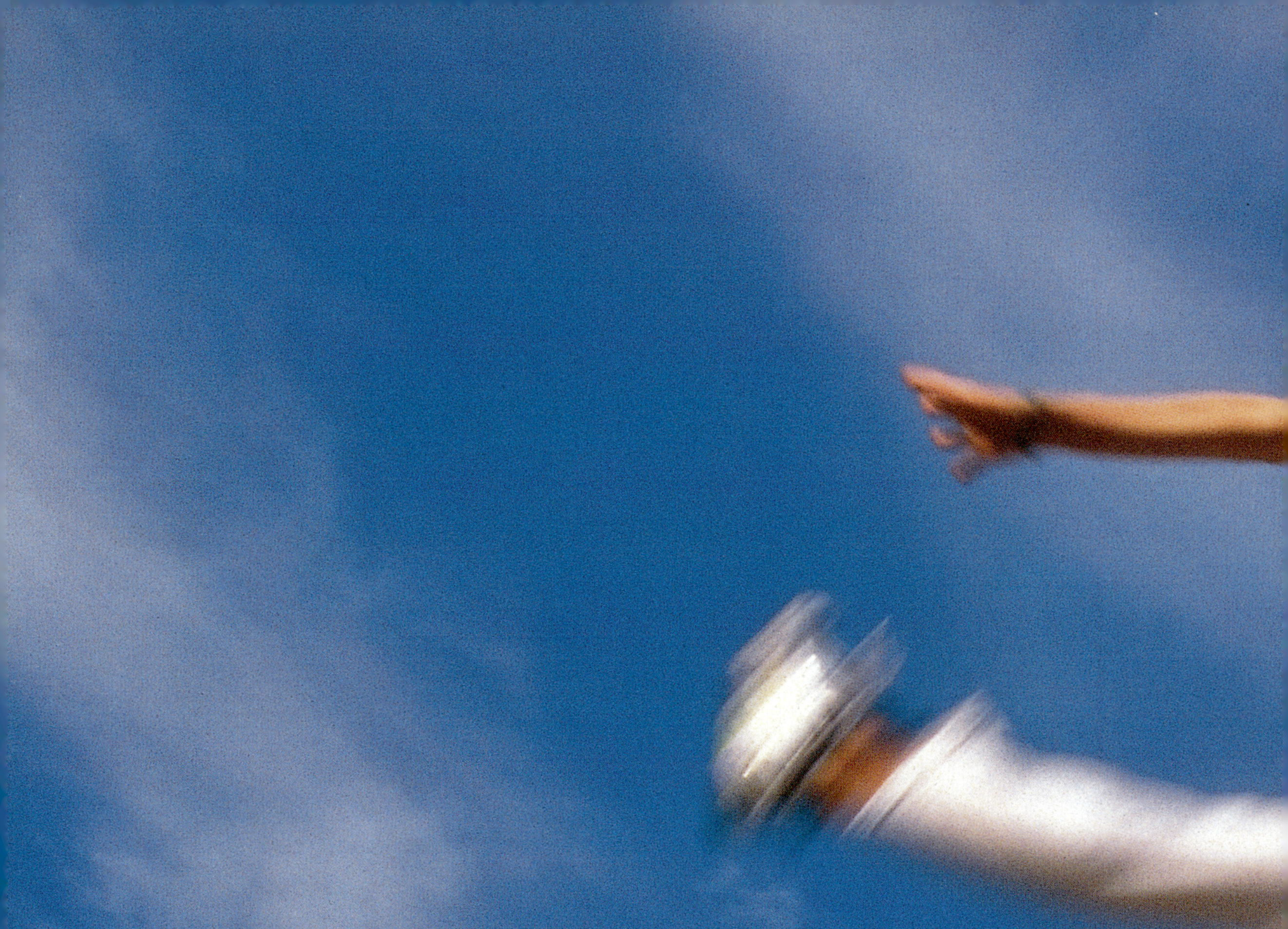

MIT POWER DURCH DEN TAG

Manche Zeiten sind ganz schön stressig, und bestimmt kennen Sie das Gefühl, dass Sie »das« nicht aus eigener Kraft bewältigen können. Der Griff zu Schokolade und Co., die nächtliche Plünderung des Kühlschranks, sind oft die Versuche, Stress abzubauen. Aber wirklich helfen tun diese Aktionen nicht. Denn letztlich verursacht dieses Naschen nur neuen Stress – den um die Figur. Deshalb ist es wichtig, sich vor Stress zu schützen bzw. ihn – wenn er bereits zugeschlagen hat – schnell wieder abzubauen.

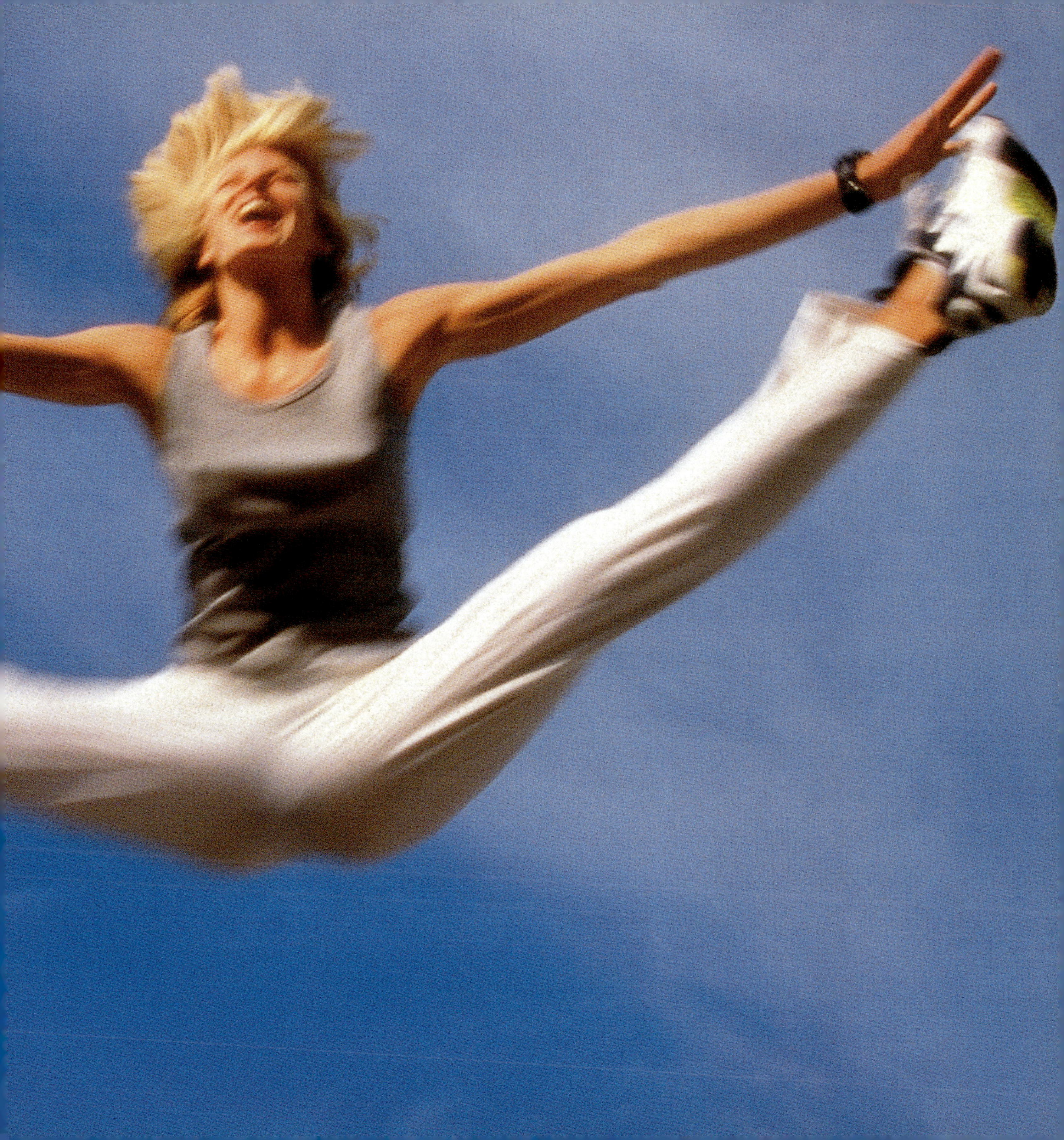

Strategien gegen Stress

Stress im Job, Stress mit den Kindern, Beziehungsstress, Freizeitstress, Urlaubsstress – ständig setzen wir uns unter Druck und laufen auf Hochtouren. Entspannung suchen wir (mit Knabberzeug?) vor dem Fernseher, was alles andere als erholsam ist. Was fehlt, ist ein rechtes Ventil für Ärger und Frust.
Und zu all dem noch der selbst gemachte Stress mit der Figur. Nicht nur entsprechende Artikel in Frauenzeitschriften weisen uns immer wieder darauf hin, was wir eigentlich alles tun, kaufen und anwenden müssten, um »die Idealfigur« zu erreichen. Und selbst wenn wir gegen diese Artikel immun sind, schafft es spätestens das gnadenlose Licht der Kaufhausumkleidekabine, dass wir uns als Versagerin fühlen – angesichts der Cellulite. Nach so einem Einkaufserlebnis ist das nächste Frustessen schon vorprogrammiert.

Nie wieder Stress

»Ein frommer Wunsch« denken Sie? Wobei wir schon beim Hauptverursacher für Stress wären: Sie selbst mit Ihren Gedanken. Denn Stress ist ein vorwiegend mentales Problem. Ob Sie etwas als stressig empfinden oder nicht, hängt sehr davon ab, wie Sie die Situation bewerten, wie groß Ihr Selbstvertrauen und die Gelassenheit sind, mit denen Sie dem Alltag begegnen. Nicht von ungefähr wird ein und dieselbe Situation von dem einen als extrem stressig von einem anderen hingegen einfach als spannende Herausforderung erlebt.
Stress empfindet, wer sich überfordert fühlt, Angst hat zu versagen, sich ärgert oder durch ein Ereignis sehr belastet ist. Je länger solche Gefühle anhalten und je schlechter sie abgebaut oder losgelassen werden können, desto stärker der Stress.

Stress macht krank

Ein bisschen Stress hier und da schadet nicht, sondern verleiht dem Leben Würze. Denn ein gewisses Maß an Lebendigkeit, Veränderung, Herausforderung braucht jeder Mensch. Andernfalls artet selbst Langeweile auf Dauer in Stress aus.
Erst anhaltender Stress ist Grund zur Sorge. Dieser kann nämlich gesundheitliche Folgen haben. Der Körper reagiert auf Stressgefühle immer noch so, wie vor Urzeiten – er schüttet eine Flut von Stresshormonen aus, die unter anderem dafür sorgen, dass alle Funktionen aktiviert werden, die für eine Flucht oder einen Angriff notwendig sind. Parallel werden alle Prozesse gedrosselt, die dafür eher hinderlich wären. So erhöhen sich zum Beispiel Herzschlag- und Atemfrequenz, die Muskeln werden angespannt. Darm und Blase dagegen arbeiten nur noch auf Sparflamme. Auch der Fettabbau ist lahm gelegt.
Um die Stresshormone wieder auf Normalniveau zu senken, wäre körperliche Aktivität vonnöten. In der Regel können wir aber nicht mal eben um den Block rennen, wenn uns jemand dumm kommt. Deshalb bleibt der Körper in Alarmstimmung – und das Fett in seinen Depots. Obendrein schlucken wir unsere Aggression dann meist runter – und das nicht selten in Begleitung netter kleiner, beruhigender Dickmacher. Der Griff zu Süßigkeiten ist sogar begründet, denn Zucker regt die Produktion des entspannend wirkenden Hormons Serotonin an.

Infolge von Dauerstress können sich viele körperliche Beschwerden entwickeln, zum Beispiel Herzprobleme, Muskelverspannungen, Rückenschmerzen, Magen-Darm-Beschwerden oder Schlafstörungen. Weil Stresshormone das Immunsystem schwächen, wird der Körper anfälliger für Infekte. Deswegen ist es wirklich wichtig, den Stress schnell wieder abzubauen – damit wir nicht nur nicht immer dicker, sondern auch nicht krank werden.

Eine Frage der inneren Einstellung

Nichts im Alltag muss zwangsläufig in Strapazen ausarten. Sie kennen das sicher auch, dass Sie mit Leichtigkeit Höchstleistungen bringen, wenn Ihnen etwas Spaß macht und Sie ganz darin aufgehen – von Stress trotz großem Einsatz keine Spur. Mühsam wird es, wenn wir Ja sagen, obwohl wir Nein meinen.

Wer heiteren Gemüts eines nach dem anderen erledigt, einverstanden ist mit dem, was er tut, sich selbst noch dabei spürt, ruhig atmet, der kann gar nicht in Stress geraten. Wer für eine gute Balance zwischen An- und Entspannung sorgt, seine Gefühle, auch Ärger, angemessen ausdrückt und seine kritische innere Stimme nicht zu ernst nimmt, für den ist Stress kein Thema. Und wer sich selbst annimmt, sich in seiner Haut wohl fühlt, den lässt auch der Figurstress kalt.

Der innere Kritiker

Jeder hat innere Stimmen, die laufend Interpretationen, Bewertungen und Anweisungen geben zu dem, was wir erleben und tun. Schön, wenn nette, liebevolle Stimmen dabei den Ton angeben.

Oft ist aber eine sehr strenge, überkritische Stimme die lauteste. Sie hat immer wieder Sätze parat wie: »Das schaffst du nie!« »Beeil dich!« »Streng dich an!« »Das kannst du eh nicht!« »Das ist alles zu viel!« »Das ist ja nicht auszuhalten!« »Es ist so mühsam!« »Das ist noch nicht gut genug!« »Immer muss man alles selbst machen!« »Erst die anderen, dann das Vergnügen.« »Sei immer hilfsbereit und nett!« »Du musst perfekt sein (sonst wirst du nicht geliebt).«

Auch zum Thema Figur gibt die Stimme lauter nette Kommentare: »Die Oberschenkel sind zu fett, der Bauch zu dick, der Busen zu groß/klein/schlaff, die Cellulite eine Katastrophe.«

Kennen Sie den einen oder anderen Satz gut? Solche unbewussten Überzeugungen prägen unser Selbstbild, unsere Sicht der Welt und unser Erleben. Viele dieser Sätze haben wir in der Kindheit gelernt, als wir noch nicht selbst entscheiden konnten, ob diese Sicht angemessen ist oder nicht. Die Grundeinstellungen zur Figur haben wir uns spätestens in der Pubertät zu Eigen gemacht. Oft sind sie auch Ausdruck einer tiefen inneren Verunsicherung und des Gefühls, niemals den eigenen Ansprüchen und schon gar nicht denen der anderen genügen zu können.

Entscheidend ist: Es sind nur Überzeugungen, keine unumstößlichen Wahrheiten. Überzeugungen können Sie ändern! Überprüfen Sie selbst, ob das Leben nicht allein durch neue Bewertungen leichter und stressfreier wird. Wechseln Sie mal versuchsweise die »Brille«.

Stress-Gedanken verändern

Alte Überzeugungen sind allerdings hartnäckige Stehaufmännchen – unser Gehirn funktioniert in den eingefahrenen Gleisen blitzschnell, so dass wir automatisch immer wieder in die alten Denkmuster verfallen und entsprechend reagieren. Es erfordert Achtsamkeit im Umgang mit den eigenen Gedanken, um die erlernte, automatische Bewertung zu stoppen und eine neue Sicht der Dinge zu finden. Wenn Sie sich also bei Stress-Gedanken erwischen, nehmen Sie sie nicht als »Wahrheit« hin, sondern formulieren Sie sie immer wieder in liebevolle, unterstützende Sätze um. Geben Sie einer freundlichen, wohlwollenden, fürsorglichen Stimme in sich immer öfter mehr Raum.

Liebevolle Affirmationen

Positive Affirmationen (lateinisch: Bekräftigungen, Bestätigungen), können negative Denkmuster ersetzen: »Es ist gut so, wie ich es mache.« »Eines nach dem anderen, Atemzug für Atemzug.« »Es darf leicht gehen.« »Ich hole mir jetzt Hilfe.« »Es darf mir richtig gut gehen!« »Ich bin glücklich, ich selbst zu sein.«
Gefällt Ihnen der eine oder andere Satz? Löst er ein gutes Gefühl in Ihnen aus? Dann nehmen Sie diesen oder finden Sie Ihren ganz persönlichen Satz, bei dem Sie sich wohl fühlen. Sprechen Sie ihn sich möglichst oft – auch laut – vor.

Cool bleiben

Wenn Stressgefühle auftauchen, zum Beispiel wenn jemand Sie dumm anmacht, wenn drei Leute gleichzeitig etwas von Ihnen wollen, wenn Ihnen mal wieder die Zeit davonrennt, bleiben Sie cool! Das hilft: Tief durchatmen, Zähne auseinander, Zunge im Mund entspannen, lächeln! Einatmen und »Ruhe« denken, Ausatmen und »Lächeln« denken. Intensiv etwas Blaues ansehen. Und dann versuchen, freundlich aber bestimmt Nein zu sagen – auch zu der inneren Antreiber-Stimme.

Timing ist alles

Machen Sie realistische Tagespläne, wenn Sie mit Ihrer Zeit nicht zurechtkommen. Schreiben Sie alles auf, was zu tun ist, und setzen Sie Prioritäten. Wählen Sie aus, was besonders wichtig und besonders eilig ist. Kalkulieren Sie etwa ein Drittel Pufferzeit für Unerwartetes ein.
Übrigens: Perfektion ist ein Ideal – Ideale sind per definitionem unerreichbar! Auch für Sie. Lassen Sie fünf gerade sein.

Schiebung? – Sie doch nicht!

Schieben Sie auch so gerne unangenehme Aufgaben vor sich her? Quälen sich erst eine Weile mit dem schlechten Gewissen und erledigen die Sache letztlich in Hetze und Panik? Sie scheinen Ihren Stress zu lieben. Wenn Sie sich gar nicht durchringen können, wenn Widerstand, Unlust, Müdigkeit, Versagensangst oder was auch immer Sie blockieren: Schieben Sie das Gefühl nicht weg und schlucken Sie es nicht hinunter. Im Gegenteil: Tauchen Sie voll in dieses Gefühl ein. Drücken Sie es laut und mit heftigen Gesten aus – übertreiben Sie schließlich derart, dass das Ganze zur komischen Nummer wird. Sie werden über sich selbst lachen.

Body-Check

Wenn Sie in Eile oder genervt sind, überprüfen Sie mal Ihre Körperhaltung. Zum Beispiel beim Kochen, Kopieren, Schreiben, Einkaufen, Bügeln, Warten. – Verspannt? Entspannen Sie die Zunge, richten sie den Oberkörper auf, ziehen Sie das Kinn leicht zur Brust, und entspannen Sie die Schultern, den Bauch, das Becken und die Pomuskulatur. Bleiben Sie in den Knien locker und spüren Sie mit beiden Füßen den Boden. Lächeln. Ruhig atmen.
Wenn es Ihnen noch immer schwer fällt, loszulassen, führen Sie sich vor Augen, dass gerade in der Hektik oft Missgeschicke passieren, die die ganze Eile wieder zunichte machen.

Frustessen macht wenig Sinn

Wenn ein Essgelüst auftaucht, spüren Sie erst einmal nach, ob Sie nicht gerade ein Gefühl besänftigen wollen. Lassen Sie das Gefühl zu und begeben Sie sich mutig hinein. Fühlen Sie, wie es sich anfühlt – ohne sich hineinzusteigern. Dann wird es sich bald von selbst auflösen.
Statt sich etwas Tröstliches in den Mund zu stecken, …

➤ … geben Sie Ihrer Seele regelmäßig Futter. Schaffen Sie sich ein Gefühl von Geborgenheit. Tipps finden Sie hier satt.

➤ … schützen Sie sich vor Stress, und lernen Sie, sich zu entspannen. Ganz ohne Essen.

➤ … verschaffen Sie sich möglichst täglich Bewegung, die Spaß macht und nicht in Stress ausartet. Tun Sie es in erster Linie für ein gutes Körpergefühl. Das hilft sehr dabei, sich selbst anzunehmen.

Akuten Stress abbauen

Bei Stress hilft in erster Linie, wenn Sie Ihre Körperkräfte mobilisieren! Auf diese Weise sorgen Sie dafür, dass die Stresshormone und -gefühle abgebaut werden. Danach können Sie sich wohlig entspannen und neue Energien tanken.

Aktionen gegen den Frust

Angeregt durch körperliche Aktivität, produziert der Körper auch Glückshormone (Endorphine), die regelrecht euphorisch machen können.

➤ Druck ablassen: Gehen Sie im Freien eine Weile sehr schnell und dynamisch mit schwingenden Armen. Atmen Sie mit offenem Mund tief durch und betonen Sie dabei das Ausatmen.

➤ Noch besser, Walking mit guten Laufschuhen und schnellen kleinen Schritten. Ballen Sie die Hände zu lockeren Fäusten und lassen Sie die Arme nah am Körper angewinkelt gegengleich mitschwingen. Powern Sie sich richtig aus!

➤ Wenn Sie gut trainiert sind, können Sie sich beim Joggen, Power-Sportarten von Squash bis Spinning oder Kampfsport austoben. Bei den vielen neu angebotenen Kampfsport-Aerobic-Kombinationen kann man angestaute Aggression loswerden.
Aber überanstrengen Sie sich nicht, denn dann wird es ungesund. Und für die Power-Sportarten müssen Sie nicht nur Kondition, sondern auch starke Muskeln mitbringen, sonst kann es leicht zu Verletzungen und Rückenproblemen kommen.

➤ Wer durch das sportliche Training Gewicht reduzieren und die Figur formen möchte, sollte allerdings nur mit eher niedriger Intensität trainieren. Dann holt sich der Körper die Energie aus den Fettdepots, andernfalls verbrennt er Kohlenhydrate. Lassen Sie sich von einem Fitnesstrainer beraten.

Geben Sie dem Stress Saures

Eine kleine Übung, um Ärger und Spannungen abzureagieren:

1. Sorgen Sie für ausreichend Platz. Gehen Sie etwas in die Knie und spüren Sie mit beiden Füßen den Boden.
2. Schütteln Sie Hände, Arme, Füße, Beine locker aus, und stellen Sie sich vor, wie aller Frust von Ihnen abfällt. Lassen Sie mit offenem Mund ein Geräusch dazu entstehen, das Ihr Gefühl ausdrückt: Frust, Ärger, Erleichterung – was auch immer.
3. Wenn das noch nicht reicht, boxen Sie mit den Händen und treten Sie mit den Füßen mit aller Kraft in die Luft. Geben Sie mit jedem Stoß auch einen Laut von sich – schreien Sie Stress, Ärger, Verzweiflung richtig raus. Geben Sie nicht nur kleine, gepresste Laute von sich, sondern stoßen Sie Ihr »Kampfgeschrei« mit offener Kehle aus.
4. Wenn Sie sich ausgepowert haben, gehen Sie wieder in die Ausgangsposition. Achten Sie auf guten Bodenkontakt und leicht gebeugte Knie. Lassen Sie den Atem ruhig werden und spüren Sie noch einen Moment nach. Gönnen Sie sich dann etwas Wohltuendes. Seien Sie nett zu sich!

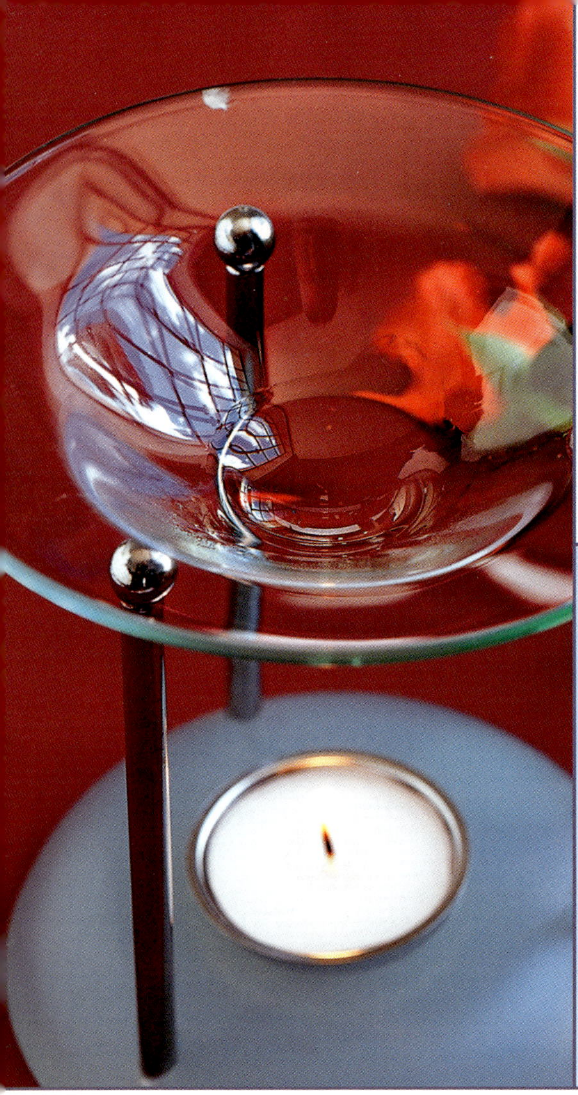

Mit diesen Tipps starten Sie optimal in den Tag, können ihn locker und stressfrei in Angriff nehmen und Power für viele Stunden in Gang setzen.

Der Tag fängt eigentlich bereits am Vorabend an – denn alles, was Sie tun oder nicht tun, wirkt sich auf Ihre Fitness und Fröhlichkeit am nächsten Tag aus.

- **Essen** Sie nicht zu spät und nicht zu viel. Sonst liegt es Ihnen schwer im Magen und Sie schlafen womöglich schlecht. Außerdem kann nicht jeder Stoffwechsel spätes Essen optimal verwerten, die Energie wird dann in die Fettpölsterchen verschoben.

Powerstart in den Tag

- Wahrscheinlich wird Ihnen niemand das Frühstück ans Bett bringen. Deswegen decken Sie jetzt schon Ihren **Frühstückstisch** – liebevoll und mit Geschirr in freundlichen Gelb- und Orangetönen. Der Tag fängt einfach gut an, wenn man so empfangen wird.

- Gehen Sie zeitig **schlafen.** Ihr Körper braucht die nächtliche Erholungsphase dringend! Nicht nur für die körperliche Fitness, sondern auch für die geistige. Und nicht zuletzt für die Schönheit.

➤ Wenn Sie nicht gut **abschalten** können, schauen Sie sich nichts Aufregendes im Fernsehen an. Das setzt Körper und Geist nur wieder unter Stress – bis in die Träume hinein. Nutzen Sie die Zeit lieber, um sich zu verwöhnen. Zum Beispiel mit einer Hand- oder Fußmassage, um ein Bad zu nehmen, Musik zu hören oder Tagebuch zu schreiben.

➤ Kalte Füße halten den Schlaf auf Distanz. Dagegen hilft eine Wärmflasche oder ein warmes Fußbad. Geben Sie 1–2 Tropfen Lavendelöl ins Badewasser, das sorgt zusätzlich für wohlige Entspannung. Versuchen Sie es mal mit einem ansteigenden warmen Fußbad. Das hilft auch bei beginnender Erkältung! (Nicht bei Venenerkrankungen anwenden.) Füllen Sie einen großen Eimer knöchelhoch mit etwas 33° warmem Wasser. Stellen Sie Ihre Füße hinein und gießen Sie nun langsam (!) heißeres Wasser nach, bis es im Eimer 40–41° warm ist und auf Wadenhöhe steht. Genießen Sie ein Weile die Wärme, trocknen Sie dann die Füße ab, ziehen Sie warme Socken an – und ab ins Bett.

— Vorabend-Programm

➤ Warme Tees sind prima **Betthupferl.** Lassen Sie sich von der Auswahl beruhigend wirkender Kräuter- oder Füchte-Teemischungen in Bioläden, Reformhäusern oder Apotheken inspirieren.

➤ Für süße Träume und sanftes Erwachen, geben Sie 1 Tropfen Rosenöl und/oder je nach Raumgröße 1–2 Tropfen Sandelholz und 3–5 Tropfen Orange in eine **Duftlampe** oder in ein Schälchen mit warmem Wasser.

Gut geschlafen? Dann fällt Ihnen das Aufstehen sicher leicht. Wenn Sie morgens immer in Hektik geraten: Dann stellen Sie den Wecker etwas früher! Warum den Tag gleich mit selbst gemachtem Stress beginnen? Grundsätzlich helfen Ihnen auch folgende Tipps, morgens besser aus den Federn zu kommen.

- Lassen Sie sich mit Tanzmusik wecken – so fängt der Tag gleich mit dem richtigen Swing an. Überlassen Sie das aber nicht irgendeinem Radiosender, sondern wählen Sie die **Musik** selbst aus. Sie brauchen dafür einen Radiowecker mit Kassettenteil oder CD-Player mit Timer-Funktion. **Strecken und räkeln** Sie sich ausgiebig noch vor dem Aufstehen. Gähnen Sie herzhaft und atmen Sie einige Male tief ein und aus.

- **Riechen** Sie noch im Bett an einem Fläschchen mit Rosmarinöl – das weckt die Lebensgeister. Rosmarin bringt Körper und Geist in Schwung und hilft bei niedrigem Blutdruck.

Powerstart in den Tag

- **Lächeln** Sie und wünschen Sie sich selbst laut einen Guten Morgen!

- **Wechselduschen** mit Rosmarinduschgel und eine Bürstenmassage regen den Kreislauf an und stärken das Bindegewebe.

- Wählen Sie ein **Outfit,** in dem Sie sich attraktiv fühlen. Dann fühlen Sie sich gleich viel sicherer. Wählen Sie Farben mit dynamischer, positiver Ausstrahlung oder setzen Sie zumindest mit Accessoires Farbakzente. Rot, leuchtendes Grün, Gelb oder Orange pushen die Energie.

- Verschaffen Sie sich schon in der Frühe 10 bis 15 Minuten **Bewegung.** Parken Sie ein Stück von ihrem Arbeitsplatz entfernt, steigen Sie eine Haltestelle vor dem Ziel aus. Oder nehmen Sie das Rad. Bewegen Sie sich möglichst dynamisch.

- Frühstücken Sie in jedem Fall. Vorschläge satt gibt es ab Seite 46.

— Guten Morgen!!

Massieren Sie Bauch, Beine und Po sanft mit einer straffenden Bodylotion – oder mischen Sie Ihr eigenes **BBP-Öl.**

100 ml Sesamöl

10 Tropfen Grapefruit-, Limetten- oder Mandarine-rot-Öl

5 Tropfen Lavendelöl

3 Tropfen Wacholderbeeröl

3 Tropfen Zedernöl (Cedrus atlanticus)

3 Tropfen Zypressenöl

Diese Mischung stärkt Seele und Bindegewebe. Aber Achtung: Zitrusöle erhöhen die Lichtempfindlichkeit der Haut. Das kann beim Sonnenbaden zu braunen Flecken führen.

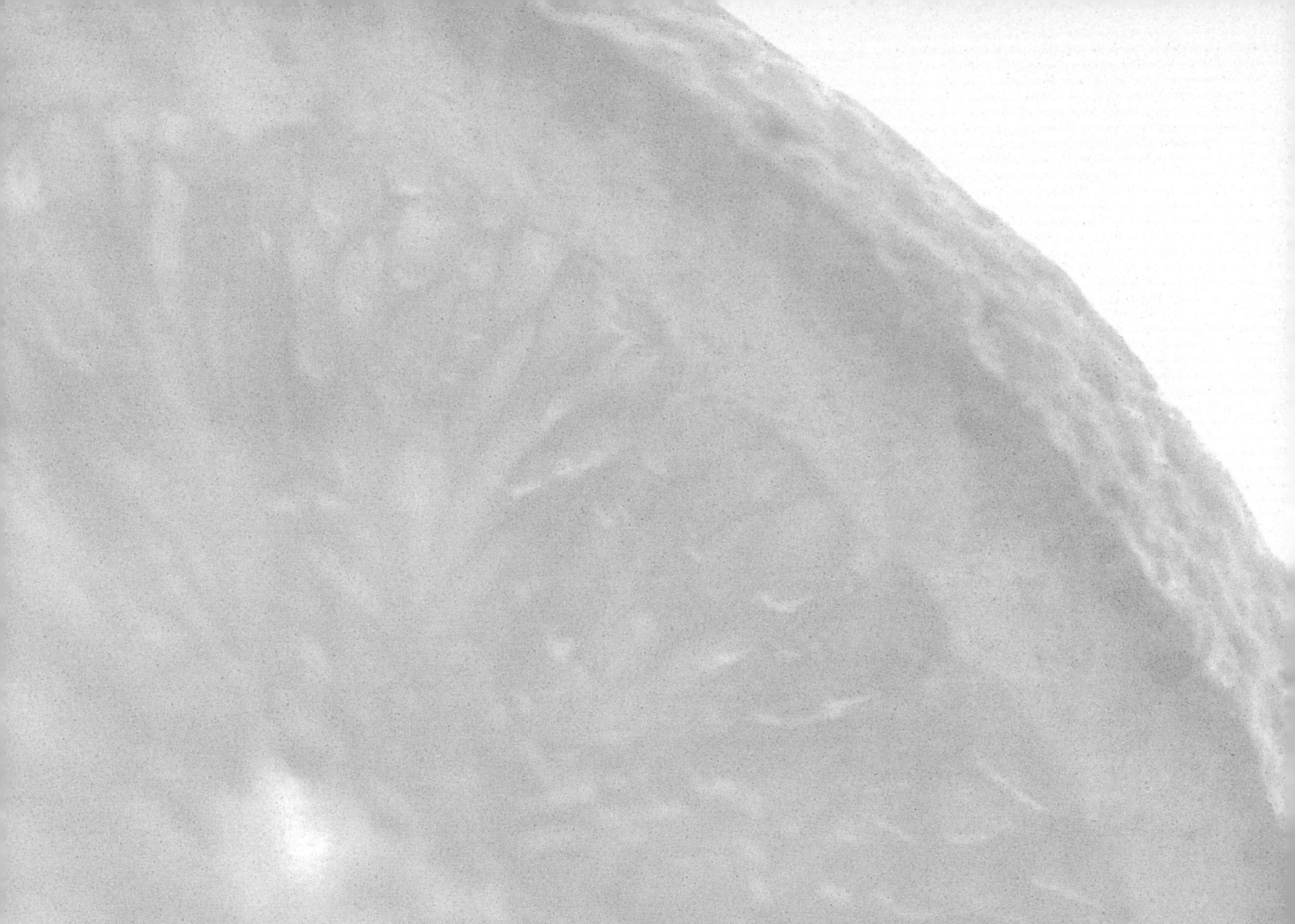

ERNÄHRUNG

Genießen Sie, was Ihnen schmeckt. Die einzig richtige Ernährung gibt es nämlich nicht. Wenn Sie in zehn Menschen hineinschauen könnten, würden Sie zehn Stoffwechseltypen mit unterschiedlichen Ansprüchen an ihre tägliche Versorgung entdecken. Zusätzlich beeinflussen persönliche Vorlieben und Bedürfnisse, Gesundheit und Zeit sowie der Lebensstil Hunger, Appetit und Sättigung.
Einige wissenschaftliche Erkenntnisse – die Basics der gesunden Ernährung – aber gelten für jedermann.

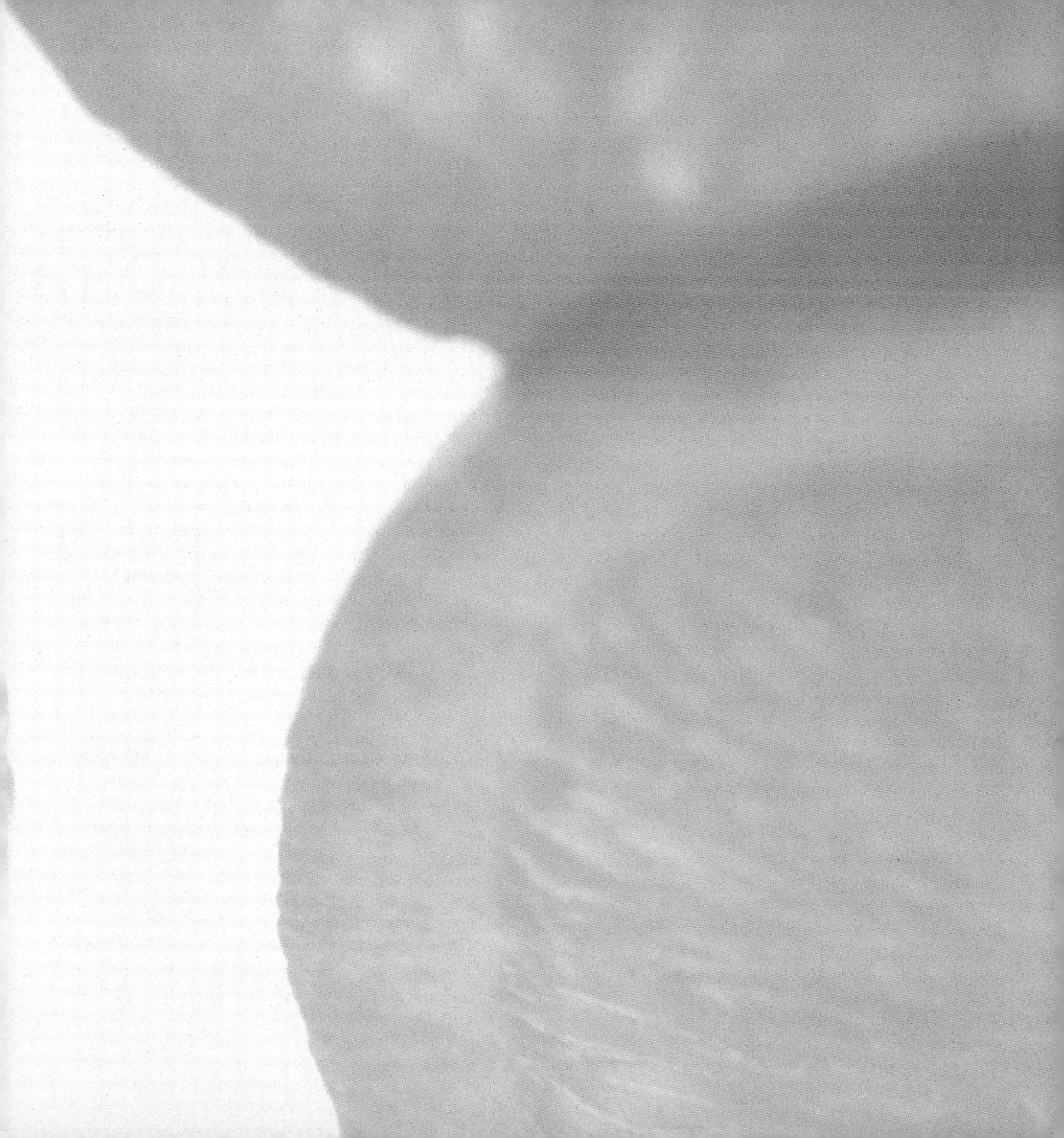

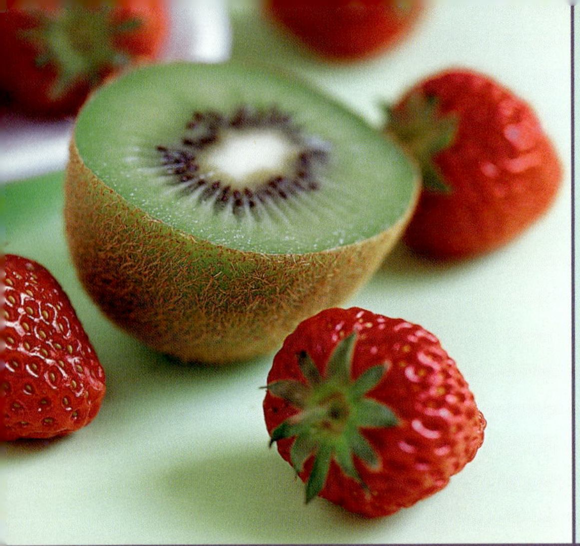

Bei Lustlosigkeit, zur Stärkung des Immunsystems und zur Stressbewältigung: Vitamin C und Kalium aus frischen Früchten der Saison.

Dynamisch, voller Energie und frei von unbegründeten Stimmungstiefs – regelmäßigen Verzehr von Fisch, Schaltieren und Meeresfrüchten kann das unterstützen!

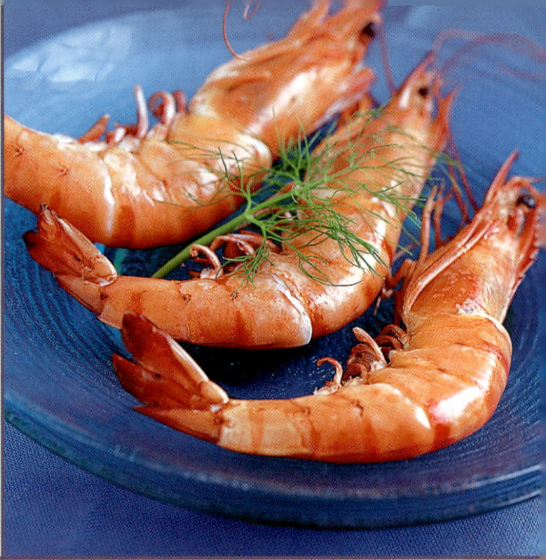

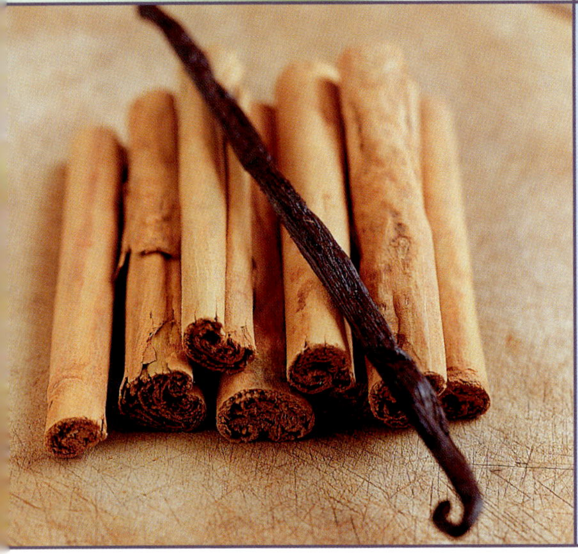

Vanille, Zimt und Muskat machen sinnlich. Ingwer und Pfeffer bringen Schwung in den Stoffwechsel, scharfe Peperoni und Chilischoten sorgen für Hochstimmung.

Chromreiche Lebensmittel vermindern den »Süßhunger«. Gut: Vollkorn in jeder Form, Äpfel, Nüsse und Samen, Pilze und besonders Broccoli.

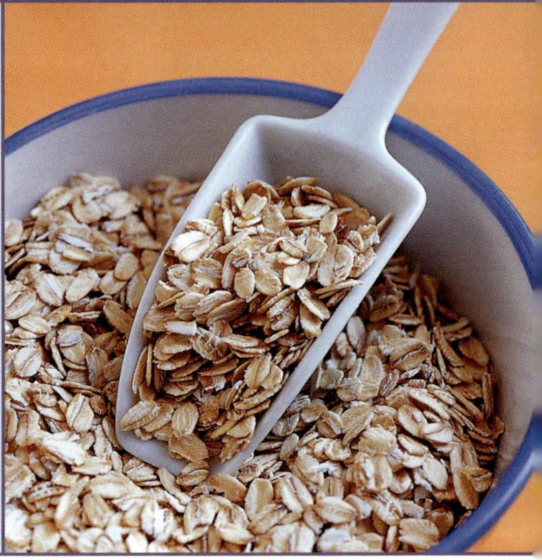

Die Top 12 für

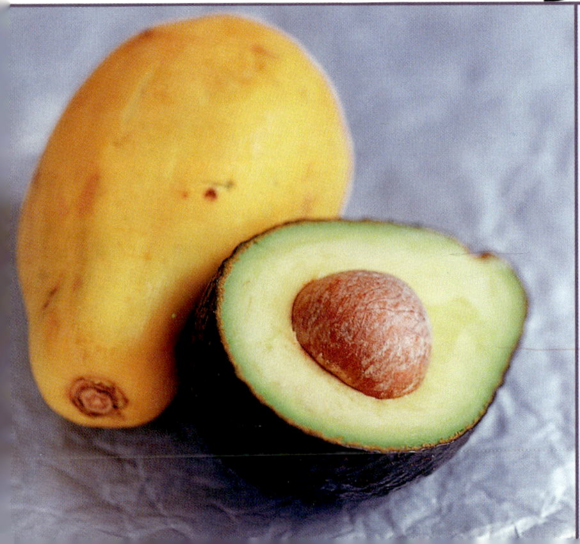

Das Geheimnis des Schlankwerdens ist eine uralte Weisheit: viel Obst, Gemüse und Joghurt essen. Das mobilisiert die Fettreserven und lässt Fettpölsterchen schmelzen.

Spinat, Orangen, Möhren, Broccoli, Rosenkohl und Weizenkeime möglichst oft roh verzehren: Ihre Folsäure wirkt wie ein natürliches Antidepressivum. Provitamin A beugt einer vorzeitige Hautalterung vor.

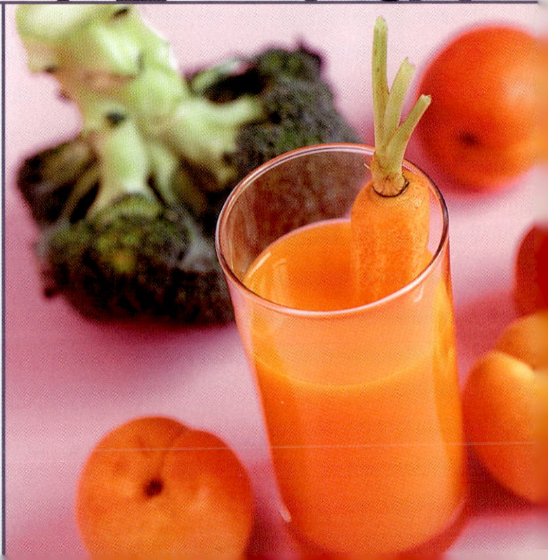

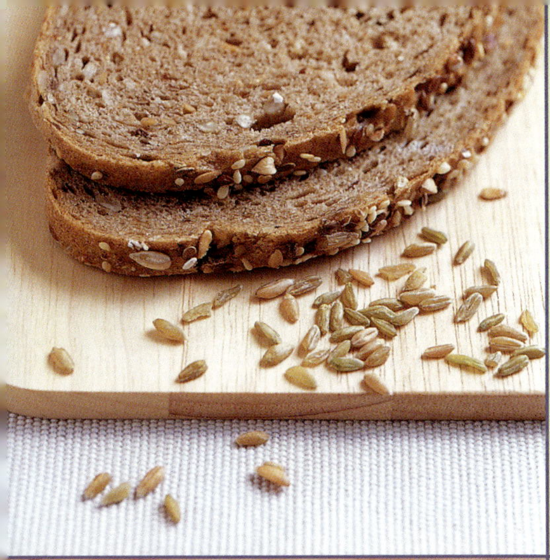

➤ Komplexe Kohlenhydrate aus Vollkorngetreide spenden langfristig Energie, schützen vor Heißhungerattacken, und die Ballaststoffe fördern die Verdauung.

Ein Kalziumdefizit macht müde und reizbar. Die besten Fitmacher: Milchprodukte, Käse, Vollkornbrot, dunkelgrünes Gemüse, Nüsse und Hülsenfrüchte. ◄

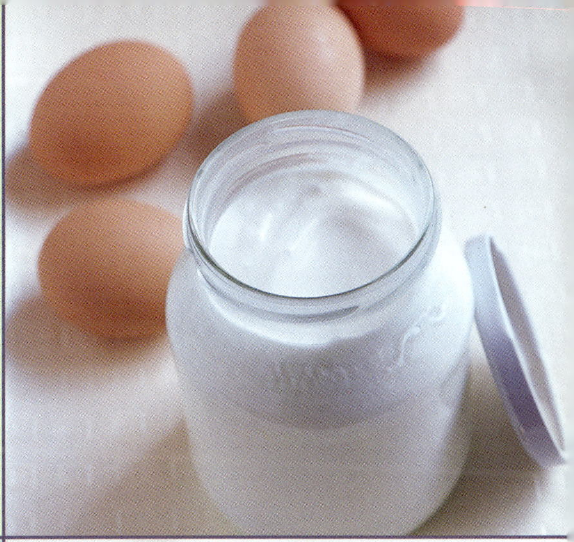

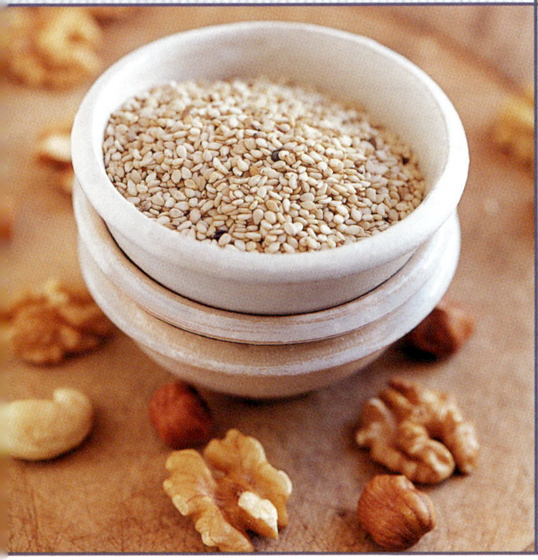

➤ Nüsse und Samen sind prima als Snack zwischendurch. Sie mobilisieren die kleinen grauen Zellen, heben die Konzentrationsfähigkeit und schützen vor Durchhängern.

Die B-Vitamine aus Erbsen, Linsen, Bohnen und Co. regulieren den Abbau von Eiweiß, Fett und Kohlenhydraten und beruhigen die Nerven. ◄

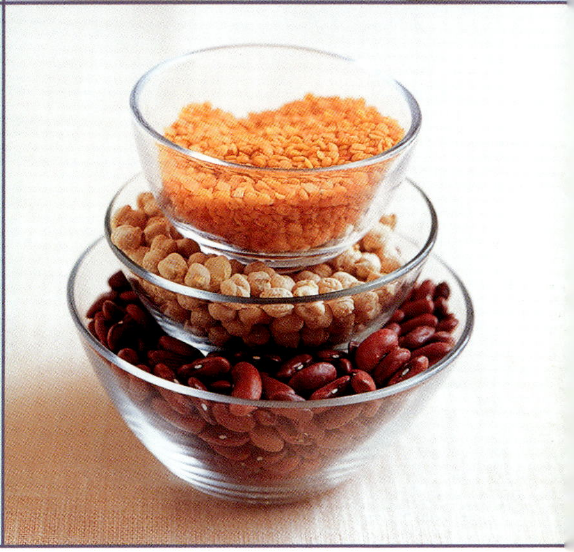

Power & Genuss

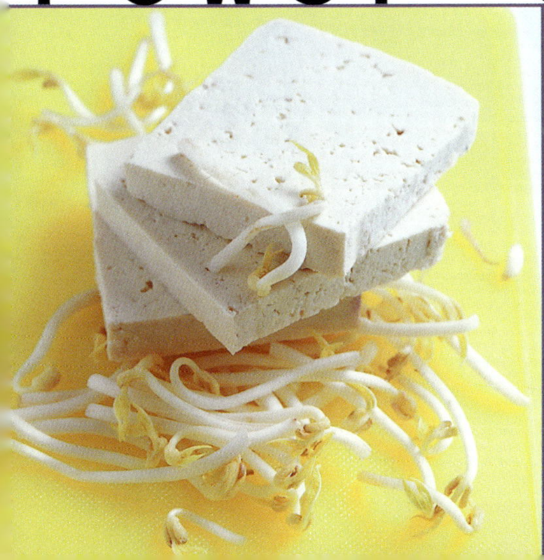

➤ Hochwertiges pflanzliches Eiweiß, Kalzium für stabile Knochen, Phyto-Östrogene gegen PMS – Sojaprodukte in jeder Form sind für Frauen einfach ideal.

Magnesium ist das Antistress-Mineral schlechthin. Feigen, Bananen, Nüsse, Vollkornprodukte, dunkelgrünes Gemüse und Fisch glätten auch hohe Stresswogen. ◄

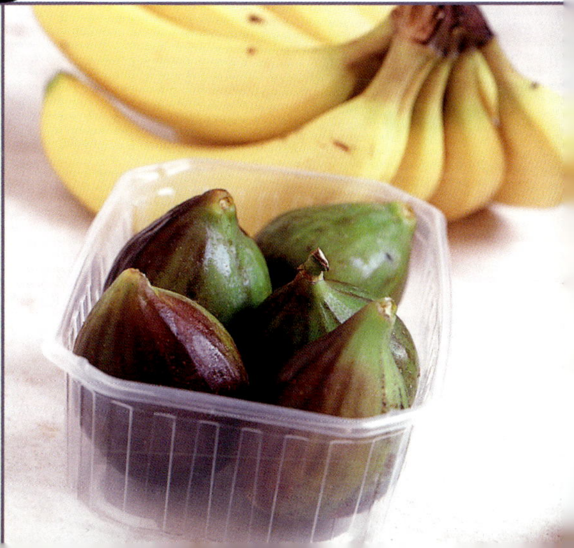

Schlank mit Spaß und Genuss

Body and Soul – das sind die beiden Säulen unseres Lebens, die gleichberechtigt nebeneinander stehen und denen gleichermaßen Beachtung geschenkt werden muss. Ein gesunder Körper kränkelt, wenn die Seele vernachlässigt wird. Und umgekehrt schlagen körperliche Beschwerden aufs Gemüt.
Body and Soul – das sind auch die beiden Säulen, die bei den Themen »Wunschfigur« und »Diät« gleichberechtigt nebeneinander stehen. Was nützt eine Wespentaille, wenn durch den stetigen Verzicht die Stimmung auf einen Tiefpunkt sinkt? Was hilft ein sonniges Gemüt, wenn zu viele Pfunde das Leben beschwerlich machen und der Gesundheit schaden?

Haben Sie das »richtige« Gewicht?

Zu dick oder zu dünn? Zu schwer oder zu leicht? Was empfinden Sie beim Blick in den Spiegel? Versuchen Sie, sich von Schönheitsidealen zu lösen, und eifern Sie nicht den 20-Jährigen Models nach. Stellen Sie sich doch erst einmal die Frage nach ihrem »Wohlfühlgewicht«. Bei welchem Gewicht und mit welchen Rundungen fühlen Sie sich wirklich wohl, sind Sie rundum mit sich zufrieden? Seien Sie möglichst realistisch.

Natürlich hat die Wissenschaft längst Formeln für die Beurteilung unseres Körpergewichts parat. Lange Zeit verwendete man den so genannten Broca-Index. Dahinter verbirgt sich eine sehr einfache Formel, nach der gilt: Normalgewicht ist gleich Körpergröße in Zentimetern minus 100. Für das Idealgewicht werden noch einmal zehn Prozent abgezogen.

Broca-Index:
Normalgewicht = Körpergröße (cm) - 100.

Für einen schnellen Check und als Orientierungshilfe ist dieser Broca-Index in Ordnung, allerdings ist sein Rahmen für eine aussagekräftige Beurteilung viel zu eng gesteckt. Zudem werden kleine Personen danach oft als zu schwer eingestuft, Übergewicht bei großen Menschen wird hingegen nur selten erkannt.
Deshalb wird heute für die Bewertung des Körpergewichts meist der so genannte Body-Mass-Index (BMI) herangezogen. Dieser setzt das Körpergewicht in ein Verhältnis zur Körpergröße und wird nach der folgenden Formel berechnet:

$$\text{BMI} = \frac{\text{Körpergewicht (kg)}}{(\text{Körpergröße (m)})^2}$$

Beispiel: bei 170 cm Körpergröße und 70 kg Körpergewicht liegt der BMI bei 24.
Der BMI sollte, so die Wissenschaftler, zwischen 19 und 25 liegen. Allerdings ist ein geringfügig höherer Wert kein Grund für eine strenge Diät. Er kann aber durchaus Anlass sein, darüber nachzudenken, einige Pfunde oder Kilos abzubauen. Bei einem wesentlich höheren BMI hingegen sollten Sie unbedingt abspecken – Ihrer Gesundheit, Ihrem Lebensgefühl und Ihrem Wohlbefinden zuliebe.

Warum Diäten nichts bringen

Bestimmt haben Sie auch bereits eine oder mehrere Diäten hinter sich – und wahrscheinlich am eigenen Leib erfahren, dass diese selten von dauerhaftem Erfolg gekrönt sind. Zwar nimmt man ab – nach der Diät aber rasch wieder zu.
Der Grund: Diäten bedeuten meist Verzicht und Frust, machen keinen Spaß, sind von kurzer Dauer. Im Anschluss daran lebt und isst man wie zuvor – das mühsam erreichte Idealgewicht ist nach wenigen Wochen wieder überschritten. Noch schlimmer ist, dass die Waage dann oftmals einen höheren Wert zeigt als vor der Diät.

Der Grund für diesen »Jo-Jo-Effekt«: Während einer Diät schaltet der Körper einen Schongang ein, er verbraucht weniger Energie. Nach der Diät bleibt dieser Schongang noch eine Weile erhalten. Bekommt der Körper dann wieder die zuvor gewohnte Nahrungsmenge, ist dies schlichtweg zu viel.
Deshalb lauten die Empfehlungen heute: Vergessen Sie Verzicht, leben und essen Sie mit Spaß und Genuss. Nur: Essen und trinken Sie das Richtige in der richtigen Menge. Dann sind Wunschgewicht, Wohlbefinden und Gesundheit gleichermaßen garantiert.

Apfel oder Birne?

Sind Sie ein Apfel- oder ein Birnentyp? Gemeint ist nicht, ob Sie lieber Äpfel oder lieber Birnen mögen. Gefragt ist, an welchen Stellen sich bei Ihnen die Fettpölsterchen angesammelt haben. Dieses so genannte Fettverteilungs-Muster hat nämlich ebenfalls einen wichtigen Einfluss darauf, ob Ihr Übergewicht gleichzeitig ein Gesundheitsrisiko bedeutet.
Sitzt der Speck eher auf den Hüften oder um die Taille herum? Ein Blick in den Spiegel verrät es. Die »Rettungsringe« um Bauch oder Brust stellen tatsächlich ein Risiko für die Gesundheit dar. Verteilen sich die Pölsterchen allerdings gleichmäßig über Oberschenkel und Po, dann handelt es sich eher um ein kosmetisches Problem. Die Charakterisierung in »Apfeltyp« und »Birnentyp« ist sehr anschaulich, wissenschaftlich korrekt spricht man vom WHR-Quotienten (Waist-to-Hip-Ratio), der den Taillenumfang in Verhältnis zum Hüftumfang stellt.

$$\text{WHR} = \frac{\text{Taillenumfang (cm)}}{\text{Hüftumfang (cm)}}$$

Bei Frauen sollte der WHR-Quotient nicht mehr als 0,8 betragen, bei Männern nicht mehr als 1,0. Liegt der Wert darüber, sind Sie ein Apfeltyp, Ihr Fettgewebe hat sich hauptsächlich im Bereich der Taille und des Bauches angesammelt. Dies ist nicht gut, denn die Fettzellen am Bauch geben verstärkt Fettsäuren ins Blut. Dies kann das Risiko für Diabetes, Krebs oder Herz-Kreislauf-Erkrankungen erhöhen. Wenn Sie laut Messergebnis ein Apfeltyp sind, sollten Sie sich auf jeden Fall von einem Arzt untersuchen lassen. Eine Gewichtsreduktion ist angezeigt.

Wohlproportioniert!

Generell tragen Ernährungs- und Lebensgewohnheiten langfristig und dauerhaft dazu bei, das Gewicht zu reduzieren und die Wunschfigur zu halten.
Dabei spielen Lebensfreude und Gesundheitsbewusstsein, Genuss von Mahlzeiten UND eine generell bewusste aber nicht dogmatische Lebensmittelauswahl eine Rolle.
Glauben Sie nur nicht, dass Sie bisher alles »falsch« gemacht haben, und Ihre Essgewohnheiten oder Ihre Lebensweise komplett ändern müssen, um gesund und figurbewusst zu leben. Entdecken Sie einfach für sich, wie Sie durch kleine Variationen des täglichen Trotts Ihren Alltag aufpeppen können. Erfüllen Sie sich Wünsche, und lassen Sie es sich richtig gut gehen. Decken Sie neue Talente auf. Vielleicht entdecken Sie Ihre sportliche Seite, obwohl bisher »Sport ist Mord« Ihr Motto war. Vielleicht können Sie plötzlich Obst und Gemüse nicht mehr widerstehen, obwohl Sie bisher für einen kleinen süßen Schokosnack noch alles hätten stehen und liegen lassen. Entdecken Sie, was noch alles in Ihnen steckt – vor allem das große Potenzial an Lebensfreude und Genuss!

Führer durch den Diäten-Dschungel

Wie bereits beschrieben, bringen die meisten Diäten wenig. Allerdings gibt es – wie stets – auch hier einige Ausnahmen.

Atkins-Diät

Kohlenhydratreduzierte, fett- und eiweißreiche Kost ohne Beschränkung der Energiezufuhr. Verbot von Milch und Milchprodukten außer Käse.
Zu reichliche Aufnahme von Fett und Cholesterin, Mangel an Ballaststoffen, Vitaminen und Mineralien.
Gesundheitsgefährdend durch zu reichliche Fettaufnahme.

Blutgruppen-Diät

Auswahl bestimmter, detailliert festgelegter Lebensmittel nach persönlicher Blutgruppe.
Bei richtiger Auswahl ist eine gemischte gesunde Kost möglich.
Keine Gesundheitsgefährdung, allerdings sind die der Diät zugrunde liegenden Theorien wissenschaftlich nicht haltbar.

Brigitte-Diät

Ausgewogene, energiereduzierte Mischkost mit vielseitigen, beliebig kombinierbaren Rezepten.
Empfehlenswerte Diät, die allerdings in Fleisch und Blut übergehen muss, soll der Erfolg von Dauer sein.

FdH – »Friss die Hälfte«

Schlichte Halbierung der Portionen.
Einfach in der Durchführung, allerdings planlos und ohne Lerneffekt bezüglich einer »gesunden Ernährung«.
Auf Dauer nicht empfehlenswert, da ein Nährstoffmangel auftreten kann und der Lerneffekt fehlt.

Formula-Diäten

Ernährung in Form trinkfertiger Mahlzeiten, angerührt aus Fertigpulver.
Einfach in der Durchführung, allerdings sehr eintönig und kaum längere Zeit durchzuhalten.
Nicht empfehlenswert, da ein Mangel an Frischkost und eine zu reichliche Aufnahme von stark verarbeiteten Stoffen vorliegt. Zudem fehlt jeglicher Lerneffekt.

Low-Fat-Diät

Modifizierte Fettaufnahme durch gezielte Lebensmittelauswahl und fettarme Zubereitungsmethoden.
Abwechslungsreiche Kost mit hohem Anteil an Kohlenhydraten.
Sehr empfehlenswert bei richtiger Speisenauswahl und –zusammensetzung.
Guter Lerneffekt; verspricht dauerhaften Erfolg.

Heilfasten

Verzicht auf jegliche feste Nahrung. Erlaubt sind nur Mineralwasser, Tee, Gemüsebrühe und eventuell leichte Obst- bzw. Gemüsesäfte.
Einfaches Prinzip, allerdings nur unter ärztlicher Aufsicht durchzuführen.
Nicht empfehlenswert, da Gesundheitsrisiken nicht ausgeschlossen werden können und keinerlei Lerneffekte vorhanden sind.

Immun-Diät

Energiereduzierte und eiweißbetonte Mischkost, bei der nicht das Abnehmen im Vordergrund steht, sondern die Stärkung der Abwehrkräfte.
Abwechslungsreiche Ernährung mit geringem Kochaufwand.
Empfehlenswert, da der Lerneffekt gut ist.

Mittelmeer-Diät

Abwechslungsreiche, energiereduzierte Kost mit reichlich Obst, Salaten, Olivenöl und gegrilltem Fisch.
Lässt sich einfach umsetzen, in südlichen Ländern sogar im Urlaub.
Empfehlenswert, da kohlenhydratbetonte Ernährung mit gutem Lerneffekt.

Pudel-Plan

Kohlenhydratreiche und fettarme Diät, entwickelt vom Ernährungspsychologen Prof. Dr. Volker Pudel.
Auswahl fettarmer Nahrungsmittel, sonst wenige Einschränkungen.
Sehr empfehlenswertes dauerhaftes Ernährungskonzept.

Schalttage

An ein bis zwei Tagen einer »normalen« Ernährungswoche stehen einzelne Nahrungsmittel wie Reis, Obst, Molke oder Kartoffeln im Mittelpunkt, daneben werden nur wenige weitere Lebensmittel verzehrt.
Einfache, praktische Durchführung.
Bedingt empfehlenswert, da zwar der Stoffwechsel entlastet wird, aber kein Lerneffekt bezüglich gesunder Ernährung vorhanden ist.

Trennkost

Trennung kohlenhydratreicher und eiweißreicher Lebensmittel innerhalb einzelner Mahlzeiten. Reichliche Auswahl von Gemüse und Salaten.
Anfangs aufwändig, weil Kenntnisse über Zugehörigkeit der Lebensmittel zu den verschiedenen Gruppen erworben werden müssen.
Empfehlenswerte, ausgewogene Dauerernährung, sofern ausreichend fettarme Milchprodukte verwendet werden.

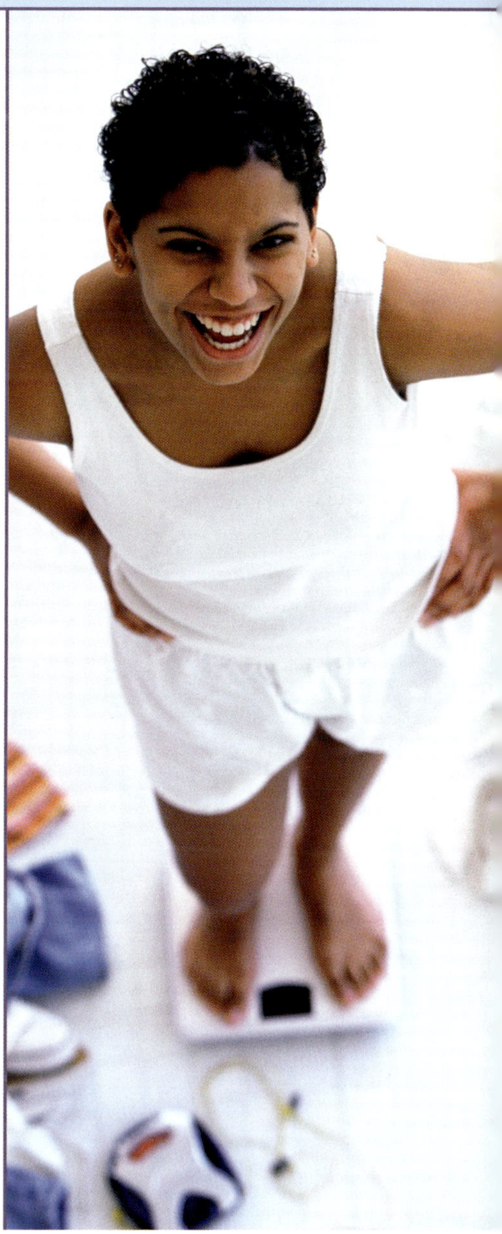

Basiswissen gesunde Ernährung

Wer sich ausgewogen und gesund ernährt, lebt glücklicher – so lautet das Motto des jungen Jahrtausends. Was aber bedeutet das? Was versteckt sich hinter dem Begriff »gesunde Ernährung«? Was »dürfen« wir essen, um gesund zu bleiben, unser Gewicht zu halten oder einige überflüssige Kilos loszuwerden? Gibt es ein Maß, wie viele Kilos wir überhaupt auf die Waage bringen »dürfen«, ohne unserer Gesundheit zu schaden? Ist eine Figur à la Claudia Schiffer oder Arnold Schwarzenegger erstrebenswert? Oder sind die Anstrengungen auf dem Weg dahin, Verzicht und Seelennot viel zu groß? Viele Fragen, die sich jedoch ganz einfach beantworten lassen: Wer fit ist beim Thema Ernährung, geht fit und gesund durchs Leben. Wer sich auskennt und sich abwechslungsreich ernährt, kann ohne Reue genießen. Die Pfunde schmelzen fast wie von selbst dahin und kommen auch garantiert nicht wieder.

Energie zum Leben und Schlafen

Wir brauchen täglich Lebensenergie – zum Atmen, für jede Bewegung. Dafür müssen wir essen und trinken, denn alles, das wir aufnehmen, wird von unserem Körper »verbrannt«, um daraus die lebensnotwendige Energie zu gewinnen.
Doch wie viel Energie brauchen wir, brauchen Sie? Im Durchschnitt verbrennt jeder Mensch am Tag um die 2000 Kalorien und mehr. Ob Ihr ganz persönlicher Wert niedriger oder höher liegt, und ob die von Ihnen aufgenommene Energie der verbrauchten entspricht, können Sie leicht durch einen gelegentlichen (!) Blick auf die Waage prüfen. Ein noch besseres Maß aber ist der Sitz von Röcken und Hosen. Wenn der Bund stetig enger wird, nehmen Sie mehr Kalorien auf, als Ihr Körper verbrennt. Das Zuviel lagert Ihr Körper ein – in Form von Fett.
Ob Obst oder Gemüse, Brot, Milch oder Fleisch – alle Lebensmittel bestehen aus vielen einzelnen Bausteinen, von denen aber nur vier Grundbausteine Energie liefern: Fett, Alkohol, Eiweiß und Kohlenhydrate. Ein Gramm Fett liefert etwa neun Kilokalorien (kcal), ein Gramm Alkohol etwa 7 Kilokalorien. Eiweiß und Kohlenhydrate versorgen Sie mit je etwa vier Kilokalorien pro Gramm.

Fett – wie viel ist zu viel?

Wer auf sein Gewicht achtet, muss diesem Nährstoff besondere Aufmerksamkeit schenken. Zwar braucht unser Körper Fett, zu viel davon jedoch kann dick und krank machen. Fett steckt in tierischen ebenso wie in pflanzlichen Lebensmitteln. Es ist in Butter und Öl oder als Fettrand am Schinken gut sichtbar, verbirgt sich aber auch in Nüssen, Oliven und vielem mehr. Jedes Fett besteht aus vielen Einzelbausteinen, bei denen man »gesättigte Fettsäuren« (überwiegend in tierischen Fetten) von »einfach ungesättigten Fettsäuren« (z.B. in Olivenöl) und »mehrfach ungesättigten Fettsäuren« (z.B. in Sonnenblumenöl) unterscheidet. Von jeder Art sollten wir ungefähr die gleiche Menge aufnehmen. Da wir jedoch gewöhnlich viel zu viel tierisches Fett essen, hilft nur eines: Sparen. Alle sichtbaren Fette und fettreiche Lebensmittel wie Kuchen, Sahne, Schokolade etc. meiden. Bei Suppen und Saucen Fett abschöpfen, bei Fisch, Fleisch und Milchprodukten (Käse!) fettarme Sorten wählen. Wichtig ist auch, bei der Zubereitung Fett sparsam zu verwenden. Fettarme Garmethoden sind Grillen oder Braten in beschichteten Pfannen, Garen in Mikrowelle, Tontopf, Bratschlauch oder Alufolie.

Kohlenhydrate – die Kraftmaschinen

Unsere Ernährung soll reich an Kohlenhydraten sein – auch und gerade, wenn es um Fitness und Figur geht. Kohlenhydrate sind Brennstoff für Muskeln und Gehirn, Nervennahrung und Stimmungsmacher. Alle Kohlenhydrate sind aus verschiedenen Zuckerbausteinen zusammengesetzt.

➤ »Einfachzucker« sind einzelne Zuckermoleküle. Hierzu gehören Trauben- und Fruchtzucker, wie sie im Obst vorkommen.

➤ »Zweifachzucker« bestehen aus zwei Zuckermolekülen. Hierzu gehören Milch- und Malzzucker, außerdem Rohr- und Rübenzucker (unser Haushaltszucker).

➤ Bei »Mehrfachzuckern«, so genannten »komplexen Kohlenhydraten«, haben sich mehrere Moleküle zu langen Ketten zusammengeschlossen. Dazu gehören Stärke und die gesundheitsfördernden Ballaststoffe.

Alle Kohlenhydrate – mit Ausnahme der Ballaststoffe – dienen unserem Körper als Energiequelle. Dafür müssen die Ketten jedoch wieder in einzelne Bausteine aufgespalten werden. Einfachzucker wandern sofort ins Blut, Mehrfachzucker werden nach und nach zerlegt und sind eine lang anhaltende Energiequelle. Es ist wichtig, die richtigen Kohlenhydrate aufzunehmen.

Ballaststoffe – kein unnötiger Ballast

Ballaststoffe fördern unsere Gesundheit, erfüllen wichtige Aufgaben bei der Verdauung, beugen Karies vor und senken den Cholesterinspiegel. Und sie machen wunderbar lange satt und verzögern die Aufnahme der Kohlenhydrate ins Blut. Ein weiterer Vorteil ballaststoffreicher Lebensmittel: Sie enthalten meist wenig Fett und Zucker und entsprechend wenig Kalorien. Dafür bringen sie viel Volumen auf den Teller – langen Sie also ordentlich zu.

Ballaststoffe kommen nur in pflanzlichen Lebensmitteln vor, und dort in den Zellwänden. Deshalb stecken im Vollkornbrot mehr Ballaststoffe als im Weißbrot und im Naturreis mehr als in geschältem weißem Reis.

Eiweiß – Grundlage des Lebens

Eiweiß steckt in jeder Zelle, erfüllt die unterschiedlichsten Aufgaben und ist für unseren Körper unverzichtbar. Allerdings gibt es nicht einen einheitlichen Eiweißstoff, sondern viele verschiedene, die sich aus 20 verschiedenen Bausteinen, den Aminosäuren, zusammensetzen.

Eiweiß steckt in fast allen Lebensmitteln: In tierischen wie Milch und Milchprodukten, Fleisch und Fisch, aber auch in pflanzlichen wie Brot, Reis, Hülsenfrüchten und Kartoffeln, Nüssen und Samen.

Die meisten von uns essen zu viel tierisches Eiweiß. Unser Körper baut den Überschuss zwar ab, Leber und Nieren werden dabei jedoch unnötig belastet. Deshalb sollte die Eiweißaufnahme ebenso wie die Fettaufnahme reduziert werden.

Vitamine & Co.: Winzlinge mit großer Bedeutung

Neben den Energielieferanten gibt es eine Reihe anderer unverzichtbarer Stoffe in unserer Nahrung. Vor allem sind dies die verschiedenen Vitamine, Mineralstoffe und sekundären Pflanzenstoffe, die für unsere Gesundheit, unsere Fitness und unser Wohlbefinden sorgen. Jeder Mangel macht uns schlapp und irgendwann krank.

Die meisten dieser Stoffe müssen wir über Speisen und Getränke aufnehmen, da unser Körper sie nicht selbst herstellen kann. Zudem sind wir auf einen regelmäßigen Nachschub angewiesen.

Weil diese mikroskopisch kleinen Vitalstoffe sehr empfindlich und nicht in all den verschiedenen Nahrungsmittelgruppen gleichermaßen vertreten sind, einige Tipps für eine möglichst gute Versorgung:

➤ Abwechslungsreich genießen! Obst und Gemüse, Vollkorngetreide sowie Milch und Milchprodukte liefern Wertvolles in ausreichender Menge. Bei einseitiger Ernährung hingegen – etwa bei Schlankheitsdiäten – ist die Versorgung mangelhaft.

➤ Frisches bevorzugen.

➤ Auf schonende Behandlung achten. Die Winzlinge sind empfindliche Gesellen – Licht und Luft, Wärme und Wasser können sie zerstören.

➤ Häufig Obst und Gemüse essen – zwei Drittel davon am besten roh.

➤ Bei Brot, Reis und Nudeln möglichst oft die Vollkornvariante wählen.

Basics »Gewichtsreduktion«

Ganz gleich wie und wann Sie starten, berücksichtigen Sie die vielen Anregungen, die Ihnen dieses Buch bietet. Wahrscheinlich kennen Sie viele der Tipps, aber Sie erschienen Ihnen immer zu »simpel«. Vielleicht fehlt Ihnen dabei der gewisse Kick und das Versprechen, in kurzer Zeit gertenschlank zu werden.

Probieren Sie sie trotzdem: Nicht ohne Grund »überleben« all diese klassischen Empfehlungen jede Mode-Diät und stellen die Basis jeder Erfolgs-Diät dar. Üben Sie sich zusätzlich in Geduld und einem gewissen Maß an Disziplin, dann werden Sie Ihren Weg zur Wunschfigur mit viel Genuss, Erfolg und Selbstsicherheit beschreiten können.

Das sollten Sie noch wissen:

1. Lassen Sie nie das Frühstück ausfallen, denn die erste Mahlzeit am Morgen ist entscheidend, ob Ihr Stoffwechsel auf Hochtouren oder Sparflamme läuft.
Außerdem starten Sie nach der nächtlichen Fastenperiode viel schwungvoller in den Tag und das Gedächtnis funktioniert besser.

2. Greifen Sie zwischendurch zu frischem Obst oder Gemüsesticks, trinken Sie täglich mindestens 2,5 Liter kalorienfreie bzw. -arme Flüssigkeit und planen Sie regelmäßige Snacks ein, damit Sie erst gar nicht von Heißhungeranfällen heimgesucht werden. Wenn Sie allerdings auch bisher problemlos mit drei Hauptmahlzeiten über den Tag kommen, bleiben Sie dabei!

3. Im Winter hält der Organismus eisern an seinen Reserven fest, Sie werden trotz intensiver Bemühungen kaum Körpergewicht verlieren. Eine Umwandlung von Fett- in Muskelmase ist aber in jedem Fall möglich. Formen Sie Ihre Figur durch Sport und Bewegung!

Die Ernährungspyramide

Soweit zur Theorie, hier die wichtigsten Praxistipps. Die Ernährungspyramide auf der rechten Seite lässt deutlicht erkennen, welchen Part die einzelnen Lebensmittel und Lebensmittelgruppen in unserer Ernährung spielen sollten. Auf einen Blick sehen Sie, bei welchen Lebensmitteln Sie reichlich zugreifen können und welche Sie besser in kleineren Mengen verzehren.

➤ Getreide und Getreideprodukte wie Nudeln und Reis in den Mittelpunkt stellen. Möglichst oft die Vollkornvariante wählen!

➤ Obst und Gemüse reichlich auf den Tisch bringen, möglichst oft als Rohkost!

➤ Milch, Milchprodukte und Käse mit Bedacht und in nicht zu großen Mengen essen. Auf den jeweiligen Fettgehalt achten.

➤ Fisch, Fleisch und Eier nur gelegentlich servieren und eher als Beilage betrachten. Nicht jeden Tag Fleisch und Wurst essen, aber ein- oder zweimal pro Woche Fisch einplanen.

➤ Fette sparsam verwenden und Süßigkeiten nur in Maßen genießen.

Die Ernährungspyramide

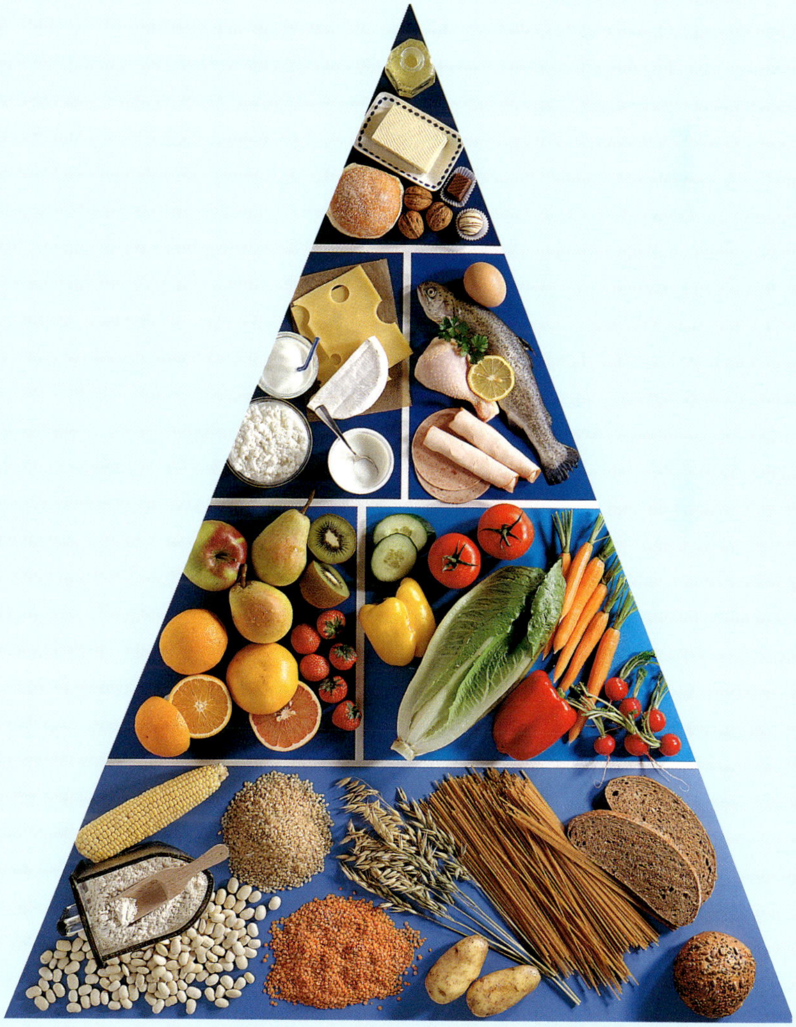

Just relax & eat

10 FRAGEN AN SIE

Kleine Checkliste Ihrer Ernährungsgewohnheiten

1. Stehen bei Ihnen täglich frisches Obst und/oder Gemüse auf dem Speiseplan?
2. Trinken Sie mindestens 1,5 Liter kalorienarme Getränke am Tag?
3. Greifen Sie beim Würzen eher zu frischen Kräutern als zum Salzstreuer?
4. Können Sie ohne schlechtes Gewissen ein Stück Kuchen essen oder ein erfrischendes Eis schlecken?
5. Gehören eine beschichtete Bratpfanne, ein Tontopf und ein Dämpfeinsatz zu Ihrer bevorzugten Küchenausstattung?
6. Genießen Sie lieber Naturreis als weißen Reis?
7. Spielen Fleisch, Wurst und Fisch auf Ihrem Teller eher eine Nebenrolle?
8. Nehmen Sie sich Zeit für Ihre Mahlzeiten – auch wenn Sie allein am Tisch sitzen?
9. Verzichten Sie nur ungern auf Ihr Frühstück – kommen ohne einfach nicht auf Trab?
10. Schmecken Ihnen leichte Dressings und Saucen einfach besser als Mayonnaise und dicke Mehlschwitzen?

Schlank und fit mit den richtigen Lebensmitteln

Ausreichende Bewegung und eine bedachte Wahl der Lebensmittel für den täglichen Speiseplan – das sind die Grundlagen für Ihr Wohlbefinden, Ihre Gesundheit und Fitness. Die Mischung macht's: Ein Übermaß einzelner Zutaten macht krank, und jeder Verzicht bedeutet möglicherweise Verlust von Lebensfreude und Genuss. All unsere Speisen und Getränke bestehen aus vielen einzelnen Stoffen, die nur im Team zur Höchstform auflaufen.
Checken Sie Ihre Ernährungsgewohnheiten mit Hilfe des nebenstehenden Fragebogens.

Ihr Ergebnis

Je häufiger Sie bei den 10 Fragen mit »Ja« geantwortet haben, desto besser sind Ihre Ernährungsgewohnheiten. Taucht häufiger ein »Nein« auf, wird sich das bestimmt bald ändern, wenn Sie die anregenden Rezepte aus diesem Buch erst einmal ausprobiert haben!

Essen und leben Sie sich schlank

Vielleicht hilft es Ihnen, die Seite zu kopieren und an einen Küchenschrank oder einen anderen gut sichtbaren Platz zu hängen.

➤ Genießen Sie vielseitig, aber nicht zu viel.

➤ Es gibt weder gute noch schlechte und schon gar keine verbotenen Lebensmittel. Es kommt auf Menge, Auswahl und Kombination an.

➤ Behalten Sie Ihr persönliches Wunschgewicht im Auge, steigen Sie aber keinesfalls täglich auf die Waage.

➤ Sorgen Sie für ausreichend Bewegung – im Alltag ebenso wie beim Sport am Abend oder Wochenende. Ihr Stoffwechsel wird auf Touren gebracht, der Kalorienverbrauch steigt.

➤ Mindestens zwei Liter am Tag trinken, vor allem Mineralwasser und andere kalorienfreie bzw. kalorienarme Getränke, etwa Gemüsesäfte und ungezuckerte Fruchtsäfte als Schorle.

➤ Mehrere kleine Mahlzeiten am Tag sind besser als drei große.

➤ Starten Sie mit einem vollwertigen Frühstück in den Tag, und füllen Sie so den Energiespeicher nach der Nacht wieder auf.

➤ Wählen Sie schonende Garmethoden wie Dämpfen und Dünsten, Grillen, Garen im Tontopf, in Folie oder in der Mikrowelle sowie Braten in wenig Fett.

➤ Bei Gemüse und Salaten üppig zugreifen. Möglichst oft als Rohkost mit fettarmem Dressing genießen oder durch Dämpfen, Dünsten und Pfannenrühren schonend garen.

➤ Mindestens 150 bis 200 Gramm Obst pro Tag genießen.

➤ Kartoffeln, Reis, Nudeln und Getreide sind wertvolle Kohlenhydrat-Lieferanten und sollten häufig auf Ihrem Teller liegen. Bei Nudeln und Reis möglichst oft zur Vollkornvariante greifen, darin stecken mehr Ballaststoffe, Vitamine und Mineralien.

➤ Kartoffeln fettarm zubereiten, Pommes, Chips & Co. meiden.

➤ Milch und Milchprodukte wie Käse liefern reichlich Eiweiß und Kalzium. Greifen Sie bevorzugt zu fettarmen Varianten. Sahne mit Bedacht genießen.

➤ Bei Fleisch und Fisch fettarme Sorten und eine fettarme Zubereitung wählen, sichtbares Fett entfernen. Paniertes und Frittiertes meiden.

➤ Nur etwa zwei Eier pro Woche genießen.

➤ Fette in kleinen Mengen und mit Bedacht wählen. Sichtbare Fette entfernen, bei Milch, Käse etc. fettarme Sorten bevorzugen.

➤ Sparsam salzen, eher mit Kräutern und Gewürzen als mit Salz würzen.

➤ Süßes ist okay, aber bevorzugen Sie Fett- und Zuckerarmes, etwa Quark-, Joghurt- oder Geleespeisen. Häufig Früchte zum Süßen verwenden.

Kein guter »Futterverwerter«?

Haben sich die überflüssigen Pfunde auf Ihren Hüften angesammelt, weil Sie einfach gerne essen, dabei aber gut auf Obst und Gemüse verzichten können? Oder haben Sie es satt, ständig mit diesem Klischee konfrontiert zu werden. Ernähren Sie sich gesund und verstehen gar nicht, warum sich die Pölsterchen so hartnäckig halten?
Haben Sie das Gefühl, schon allein wenn Sie an Ihre Lieblingsspeisen denken, vermehrt sich die Leibesfülle? Vielleicht haben Sie einfach schon so viele Diäten hinter sich, dass Ihr Organismus nur noch auf Sparflamme arbeitet und einen Großteil der aufgenommenen Energie in Körperfett umwandelt.
Vielleicht stehen Sie auch chronisch unter Stress: Ganz egal, ob dieser durch den Job, die Familie oder Ihren überzogenen Perfektionismus bedingt ist: Stress blockiert die Fettverbrennung.
Möglicherweise bewegen Sie sich einfach auch nur nicht mehr so viel wie früher, weil Sie einfach keine Zeit mehr haben.

Finden Sie Ihren Weg zur Wunschfigur

Viele Ursachen können dahinter stecken, wenn Sie trotz gesunder Ernährung nicht abnehmen, und dass die Waage heute mehr Gewicht anzeigt, als noch vor drei, fünf, zehn oder 15 Jahren. Und es gibt genauso viele Ansätze, Körpergewicht wieder abzubauen! Weil zudem jeder Mensch einen individuell »anders tickenden« Stoffwechsel hat, kann Ihnen dieses Buch keine Pauschalempfehlungen geben, durch welche Ernährungsweise Sie am besten abnehmen oder Ihr Gewicht halten können.
Unsere Empfehlung: Probieren Sie die Ratschläge für mehr Lust und Laune, Ruhe und Aktivität, die Informationen zur Fett sparenden Zubereitung und die vitalstoffreichen Gerichte aus. Erkennen Sie, welche der Tipps für Sie praktikabel und hilfreich sind, und welche nicht. Finden Sie so Ihren ganz persönlichen Weg zum Wunschgewicht.

Aktiv gegen überflüssiges Fett

Frauen weisen je nach Altersgruppe einen durchschnittlichen Körperfettanteil von 22 bis 30 Prozent auf (können Sie z.B. beim Arzt oder im Fitness-Studio messen lassen). Dieser spielt genau wie Body-Mass-Index und WHR-Quotient eine wichtige Rolle bei der Beurteilung »zu dick« oder »zu dünn«. Denn die Figur allein lässt noch keine Aussage darüber zu. Bei einem Körperfettanteil von mehr als 30 Prozent sollte eine Gewichtsreduktion ins Auge gefasst werden. Während Crash-Diäten den Körperfettanteil noch wachsen und die Muskelmasse schrumpfen lassen, ist Bewegung ein zuverlässiges Mittel zum Zweck.
Sportlich Aktive haben es erheblich leichter als Couchpotatoes, das Wunschgewicht inklusive eines passablen Körperfettanteils zu erreichen und eine schlanke Figur zu halten. Denn sportliche Aktivitäten sind mit einer intensiveren Atmung verbunden. Und je mehr Sauerstoff zu Verfügung steht, desto besser funktionieren sowohl der Nährstofftransport als auch die Fettverbrennung. Das wirkt sich auf Ihre Stimmung und Unternehmungslust deutlich aus: Sie fühlen sich rundum wohl und so energiegeladen, dass Sie im Job wie privat zu Höchstform auflaufen könnten.
Außerdem wächst die beanspruchte Muskelmasse – was nicht bedeuten muss, dass Sie dicke Muskelpakete aufbauen. Je größer der Anteil an Muskelmasse, desto höher ist Ihr täglicher Energiebedarf. Ganz unabhängig davon, ob Sie an diesem Tag trainieren oder nicht.
Optimal: Bewegen Sie sich drei- bis viermal wöchentlich mindestens 30 Minuten – um die Fettverbrennung anzukurbeln reicht es aus, wenn Sie flott spazieren gehen, walken oder radeln. Verausgabung und Erschöpfung sind nicht das Ziel!

Keine Lust?

Haben Sie »eigentlich« große sportliche Ambitionen, aber Ihr innerer Schweinehund hatte bisher immer die passenden Ausreden parat, Sie vom Training abzuhalten? Dann entdecken Sie den Sport doch ganz neu. Missachten Sie Ihren Perfektionismus und lassen Sie sich nicht entmutigen, weil Sie nicht gleich wieder an alte Leistungen anknüpfen können. Sie wissen, was in Ihnen steckt, aber Sie wissen auch, dass schon nach nur einmonatiger Pause Muskulatur und Atmung, Kraft- und Ausdauerleistung langsam regeneriert werden müssen.
Setzen Sie auf gute Laune statt auf Leistung, bauen Sie langsam Herz-Kreislauf-System und den Muskelapparat wieder auf. Testen Sie, ob Ihnen aktuelle Trendsportarten zusagen, gehen Sie tanzen oder was auch immer Sie nicht unter Druck setzt! Rappeln Sie sich auf, Sie werden es nicht bereuen.

Keine Zeit?

Sie haben keine Zeit, sportlich aktiv zu werden? Dann nehmen Sie sich die Zeit! Sich nach Herzenslust zu bewegen, in der Mannschaft, zu Musik, bei actionreichen Sportarten oder ruhigen Entspannungsübungen den Körper zu spüren, tut einfach gut – Körper, Gesundheit und Geist. Am Anfang fällt es fast immer schwer, sich zu den regelmäßigen Übungen zu überwinden. Sie brauchen Disziplin und Durchhaltevermögen. Doch wenn Sie die ersten drei Wochen konsequent sind, werden Sie bald schon gar nicht mehr auf ein Minimum an Bewegung verzichten wollen.

Welcher Sport ist der richtige?

Es gibt nicht »die richtige Sportart«. Gut tut, was Freude macht und worauf Sie Lust haben. Sie können auch verschiedene Sportarten ausüben. Je abwechslungsreicher die Ansprüche an Muskelpartien, Ausdauer und Kraft, desto intensiver wird die Figur gestrafft und desto fitter werden Sie sich fühlen. Aber übernehmen Sie sich nicht, der Enthusiasmus, mit dem man sich in etwas Neues stürzt, verleitet geradezu dazu. Planen Sie drei- bis viermal wöchentlich eine halbe bis eine Stunde Bewegung ein. Erst nach 30 bis 40 Minuten greift der Organismus auf seine Fettreserven zurück, um daraus Energie zu gewinnen.
Trainieren Sie mit mäßigem Tempo und bei mittlerer Belastung. Wenn Sie aus der Puste kommen, ist das meist ein Zeichen dafür, dass Sie sich zu sehr anstrengen. Das kostet Kohlenhydrate – Muskelkraft und Blutzucker – lockt aber nicht das Fett.
Nicht nur Ausdauersportarten sind geeignet, um Gewicht abzubauen. Durch Krafttraining können Sie Fett gegen Muskelmasse »austauschen«, und bei intensiver Übung arbeitet der Fettstoffwechsel noch einige Stunden nach dem Training auf höherem Niveau. Diesen so genannten »Nachbrenneffekt« können Sie intensiv nutzen, wenn Sie die ersten 60 bis 90 Minuten nach dem Sport nichts essen. Trinken Sie aber ein großes Glas Apfelschorle und viel Wasser, um Mineralien- und Flüssigkeitsverluste auszugleichen. Sollten Sie unterzuckert sein, müssen Sie allerdings etwas essen.
Gestalten Sie Ihr Training abwechslungsreich. Wählen Sie beim Radeln, Walken oder Joggen immer wieder andere Strecken. Lassen Sie sich im Fitnessstudio alle vier bis sechs Wochen einen neuen Trainingsplan erstellen. Besuchen Sie zunächst den Anfänger-, später dann einen Fortgeschrittenenkurs. Trainieren Sie mal mehr Ihre Ausdauer, dann wieder mehr ihre Muskulatur. Denn wenn sich Routine einschleicht, besteht die Gefahr, den Spaß an der Sache zu verlieren. Außerdem haben konstante Übungsfolgen nach einiger Zeit auch keinen Effekt mehr auf Muskulatur und Fettverbrennung. Sie brauchen neue Impulse.

Low-Fat-Tipps für die Küchenpraxis

Alle Rezepte in diesem Buch basieren auf Low-Fat-Prinzipien. Wir legen Ihnen die folgenden Fettspartipps ans Herz, wenn Sie durch gezielte Auswahl von Gar- und Zubereitungsmethoden sowie der Lebensmittel Ihren Fettkonsum reduzieren möchten.

➤ Verwenden Sie beschichtete Töpfe und Pfannen. Sie sind aus Aluminium und mit den Kunststoffen Teflon, SilverStone, Supra oder Autograph beschichtet, was den Vorteil hat, dass man kaum Fett verwenden muss und trotzdem nichts kleben bleibt.

➤ Bevorzugen Sie fettarme Garmethoden wie Grillen, Dämpfen, Dünsten, Schmoren oder Garen im Wok.

➤ Wählen Sie bei Milch und Milchprodukten grundsätzlich die Halbfettstufe: Milch, Dickmilch, Joghurt und Kefir mit 1,5 Prozent Fettanteil, Magerquark mit 0,1 Prozent Fett i.Tr., saure Sahne (10 % Fett i.Tr.) oder Schmand (20 % Fett i.Tr.) statt Sahne (30 % Fett i.Tr.) bei der Zubereitung von Saucen und Dips. Frischkäse der Rahmstufe bzw. fettreduzierte Sorten statt Doppelrahmstufe und »extra-sahnig«.

➤ Rühren Sie Magerquark mit Mineral- oder Leitungswasser cremig. Noch »sahniger« wird er, wenn Sie etwas Joghurt unterrühren.

➤ Zum Kochen, Braten und Backen so oft wie möglich Öl statt Butter oder Margarine verwenden. Die Fettsäuren pflanzlicher Öle werden für verschiedenste Körperfunktionen benötigt, sie machen nicht »fett« – sofern sie in Maßen eingesetzt werden.

➤ Verwenden Sie verschiedene Öle und Essige mit ausgeprägtem Eigengeschmack, Sie werden automatisch weniger verbrauchen. Dosieren Sie Öle immer mit dem Teelöffel, um den Überblick über die eingesetzte Ölmenge zu behalten.

➤ Statt Saucen mit Sahne anzudicken, pürieren Sie das mitgegarte Gemüse. Die Sauce wird cremig und sehr aromatisch.

➤ Eine weitere Alternative zur Sahne sind ein Spritzer Kondensmilch oder ungesüßte Sojamilch zum Verfeinern. Wenn im Rezept Sauerrahm angegeben ist, entfetten Sie die Sauce durch Verwendung von Buttermilch oder Kefir, Joghurt und Dickmilch mit jeweils 1,5 % Fett. Damit die Milchprodukte beim Einrühren in die heiße Sauce nicht gerinnen, geben Sie z.B. den Joghurt in eine kleine Schüssel und verrühren ihn mit 3 bis 4 EL heißer Sauce. Diese Mischung in die Sauce rühren, aber nicht mehr aufkochen lassen.

➤ Wenn Sie auf Butter oder Margarine nicht verzichten möchten, verwenden Sie diese Fettaufstriche sparsam. Je weicher das Streichfett, desto dünner können Sie es aufs Brot schmieren: Butter frühzeitig aus dem Kühlschrank nehmen! Ohne Bedenken können Sie auch die Halbfett-Varianten verwenden.

➤ Bevorzugen Sie fettarme Beilagen. Bratkartoffeln, Pommes frites, Rösti und Gratins trüben Ihre Fettbilanz. Besser geeignet sind Pellkartoffeln oder Salzkartoffeln, Nudeln, Reis und andere Getreidebeilagen.

➤ Runden Sie den Geschmack von gedünstetem oder blanchiertem Gemüse mit frischen Kräutern ab, statt vor dem Servieren einen Stich Butter daranzugeben.

➤ Holen Sie die Fritteuse nur ganz selten aus dem Schrank. Eine prima Alternative zu Pommes frites sind kleine Kartoffelwürfel, die Sie auf einem leicht eingeölten Blech im Backofen rundum knusprig backen.

➤ Wenn Sie frittieren oder braten, lassen Sie das Gargut hinterher auf Küchenpapier gut abtropfen.

Powerwoche zum Durchstarten

Eine Woche voller Köstlichkeiten und kleiner Leckereien gegen lästige Pfunde. Um Ihnen den Einstieg zu erleichtern, haben wir musterhaft zusammengestellt, wie so eine kulinarische Schlemmerwoche »Aktiv gegen das Fett« aussehen könnte. (Jeweils Frühstück | Snack | Mittagessen | Snack | Abendessen.) Selbstverständlich können Sie die Gerichte und Snacks nach Herzenslust und Gusto kombinieren und austauschen. Die Portionsgröße der Beilagen sollten Sie von Ihrem Hunger abhängig machen. Obst können Sie nach Herzenslust zusätzlich verspeisen.

Die Zutaten einiger Rezepte sind saisongebunden. Tauschen Sie das Gemüse oder die Früchte einfach gegen aktuell angebotene Sorten aus. So schmeckt der *Apfelquark* zum Beispiel auch mit Banane oder Mango statt Beeren, aus dem *Knusprigen Ananassalat* können Sie auch einen Nektarinensalat machen, und die *Gebratenen Nudeln* schmecken auch mit Mungobohnensprossen, fein gewürfeltem Paprika, Peperoni, Brokkoliröschen und vielen anderen Gemüsesorten.

- **Montag** | Apfelquark mit Beeren | Vollkornbrot mit Ziegenkäsecreme | Scharfer Reis | 1 Birne | Forellencreme mit Ketakaviar und Bauernbrot
- **Dienstag** | Würzige Camembertcreme, dazu Vollkornbrot | Aprikosenzauber | Eisbergsalat mit Kefir-Dressing, dazu Vollkornbrot mit 1 Scheibe Käse | 1/2 Ananas | Möhren-Spinat-Tortilla
- **Mittwoch** | Orangenquark mit Schokoladenraspel | Knuspriger Ananassalat | Lachs in Tomaten-Kokos-Sauce, dazu 1 Vollkornbrötchen oder Vollkornreis | 1 Muffin mit Cornflakes | Pellkartoffeln mit grünem Quark
- **Donnerstag** | Fruchtsalat mit Bananenschaum | Möhrenfrischkäse auf Vollkornbrötchen | Gebratenes Thai-Gemüse, dazu Basmatireis | 3 Knusperkekse | Linguine mit Catfisch
- **Freitag** | Mango-Joghurt mit Cashewkernen | Käsesnack mit Mungosprossen | Gebratene Nudeln | Cremiger Pfirsichshake | Kartoffelsalat mit Krabbendressing
- **Samstag** | Melonenjoghurt mit Reisflocken | 2 Nektarinen | Brasilianischer Gemüsetopf mit Süßkartoffeln | 3 Knusperkekse | Kräutergnocchi
- **Sonntag** | 1 Apfeltasche, Buttermilch-Möhren | 1 bunter Obstspieß | Putenröllchen, Apfelscheiben mit Thymian und Ingwer | 1 Muffin mit Cornflakes | Tomatensuppe mit Garnelen

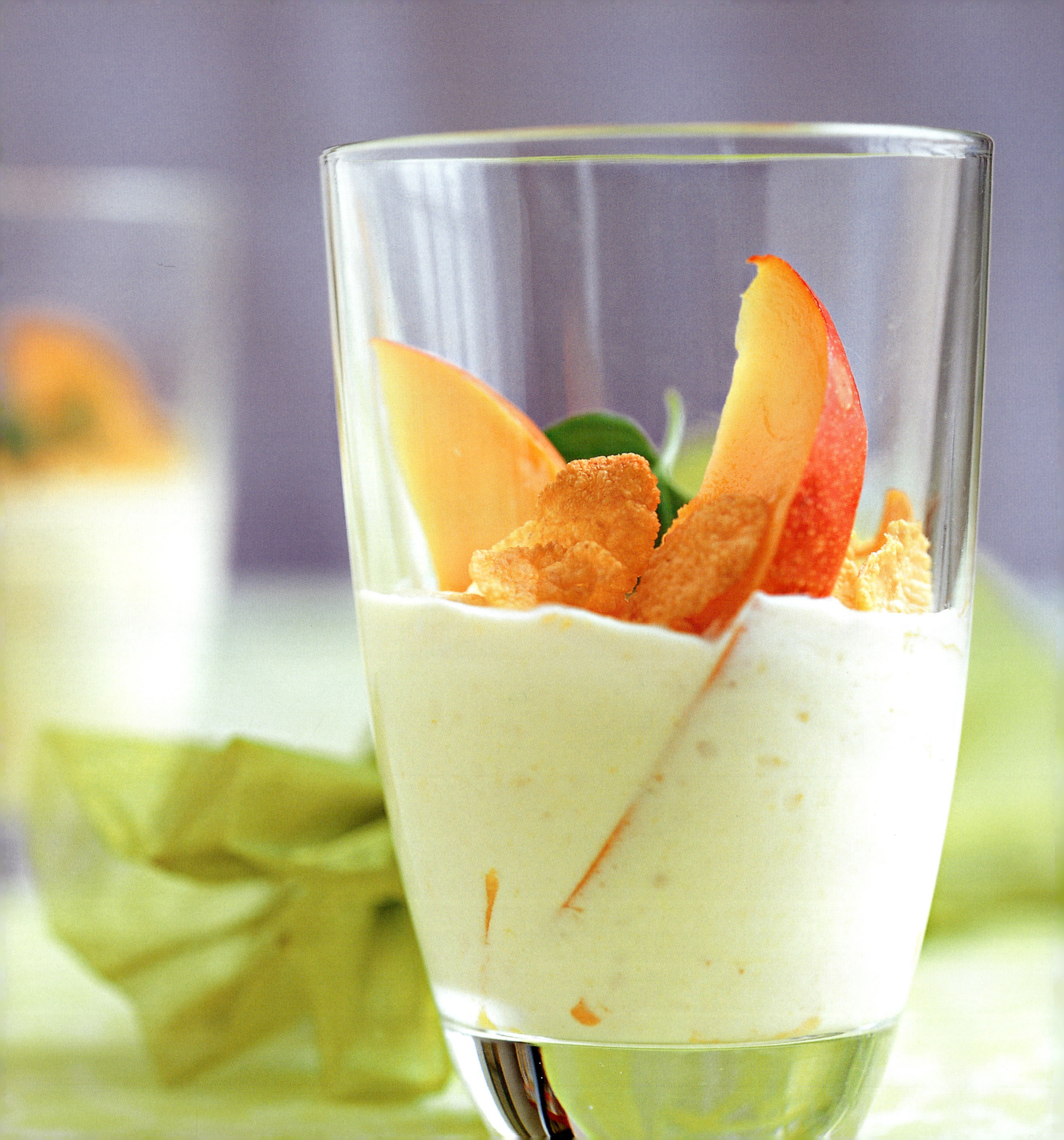

FIX & FRÜH

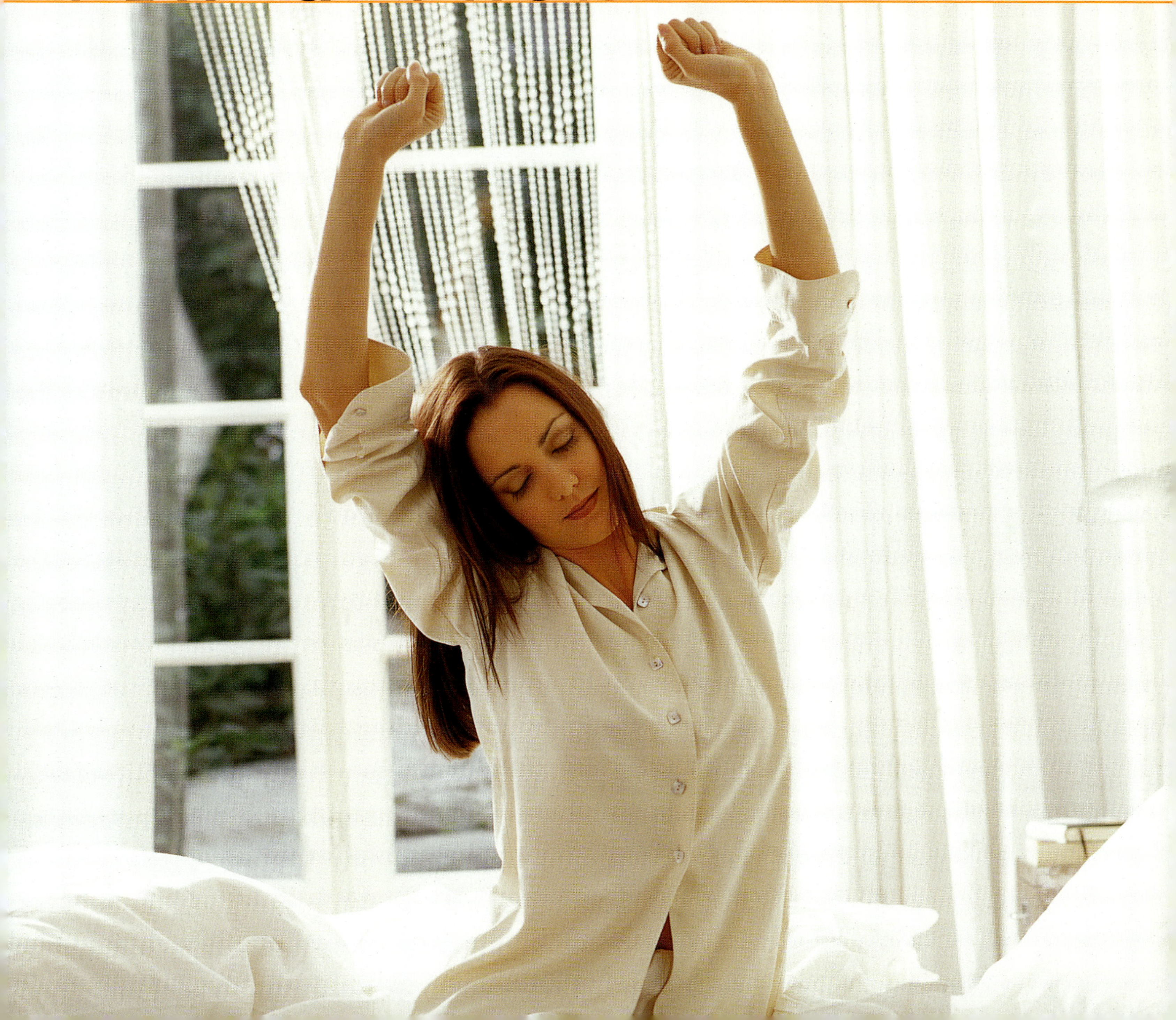

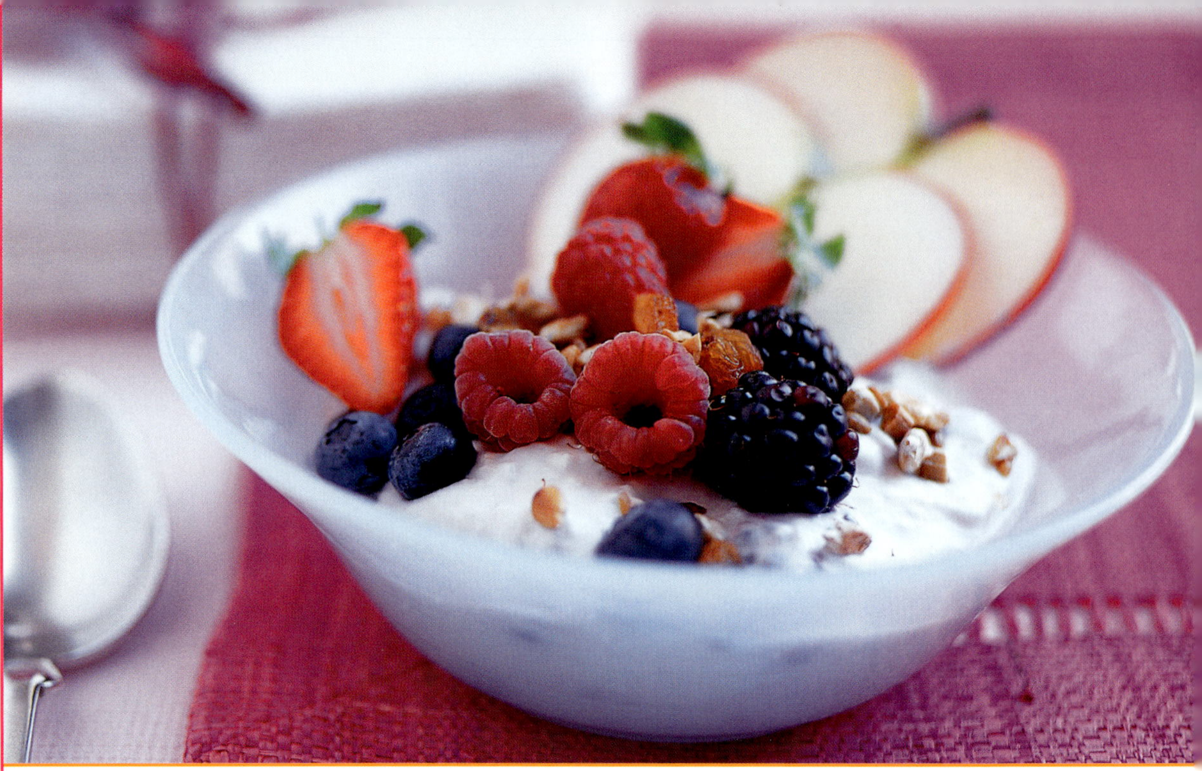

Apfelquark mit Beeren

➤ ***Zutaten für 2 Personen:***
1 EL Sonnenblumenkerne | 1 mittelgroßer Apfel (z.B. Cox Orange oder Berlepsch, etwa 150 g) | 2 EL ungeschwefelte Rosinen | 200 g Magerquark | 1 EL Honig oder Zucker | 300 g Beeren, z.B. Erdbeeren, Himbeeren, Brombeeren oder Heidelbeeren

Zubereitungszeit: 15 Minuten
Pro Portion ca.: 235 kcal | 15 g Eiweiß | 1 g Fett | 41 g Kohlenhydrate

➤ ***Zubereitung:***

_1. Die Sonnenblumenkerne grob hacken, in einer beschichteten Pfanne bei schwacher Hitze ohne Fett goldbraun rösten und beiseite stellen. Den Apfel schälen und fein raspeln. Die Rosinen heiß waschen, abbrausen und trockentupfen.

_2. Den Quark mit dem Honig oder Zucker verrühren. Die Rosinen und Apfelraspel unterrühren. Die Beeren vorsichtig waschen, verlesen, gut abtropfen lassen und unter den Apfelquark heben.

_Mit den Sonnenblumenkernen bestreuen.

_***Wohlfühltipp:*** Die verschiedenen Bioflavonoide, die in den Waldbeeren enthalten sind, insbesondere Anthocyanidine, können scheinbar der Zerstörung von Kollagen vorbeugen. Das hält die Hautstruktur länger straff und stärkt auch die Wände der Blutgefäße – gut gegen Krampfadern und zur Stärkung der Venen.

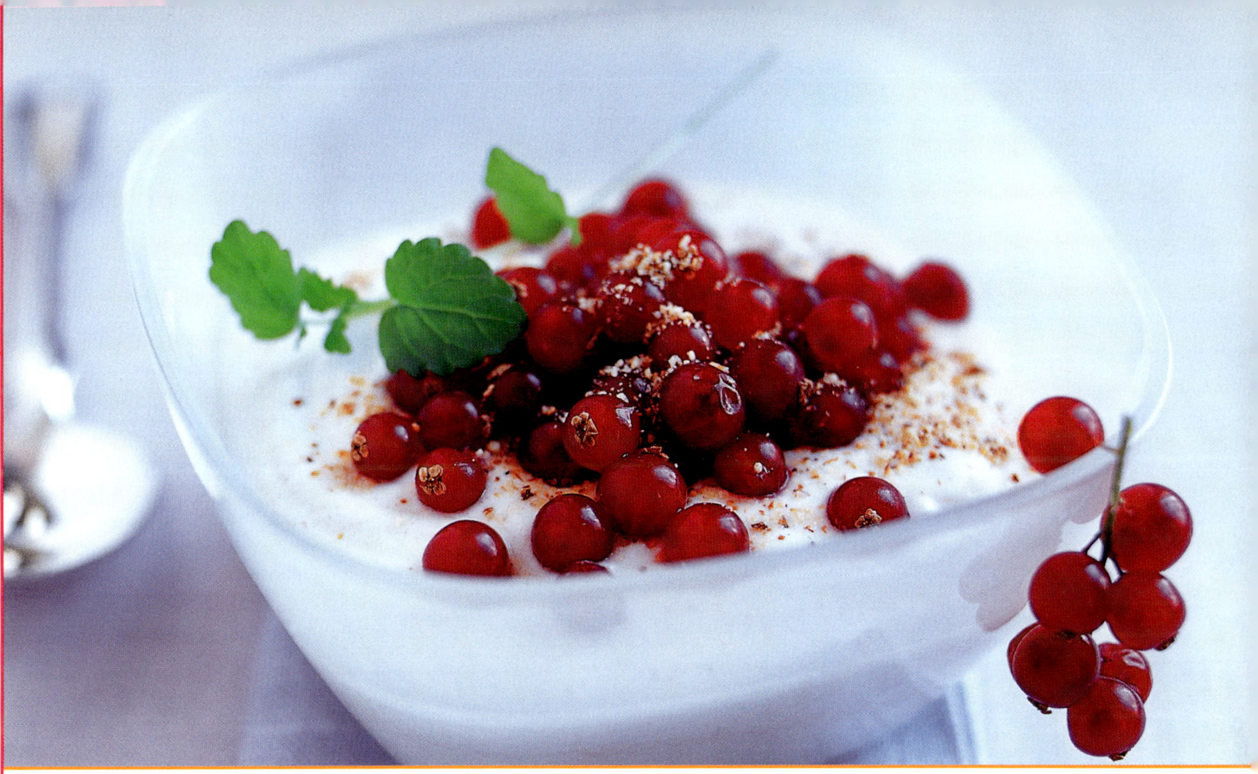

Johannisbeeren mit Zimt-Joghurt

➤ ***Zutaten für 2 Personen:***
1 EL gemahlene Haselnüsse |
200 g rote oder schwarze Johannisbeeren |
200 g fettarmer Joghurt |
2 EL Honig oder Zucker |
1 TL gemahlener Zimt

Zubereitungszeit: 10 Minuten
Pro Portion ca.: 175 kcal |
6 g Eiweiß | 5 g Fett |
26 g Kohlenhydrate

➤ ***Zubereitung:***

_1. Die Haselnüsse in einer beschichteten Pfanne bei schwacher Hitze ohne Fett goldbraun rösten und beiseite stellen. Die Johannisbeeren waschen, gut abtropfen lassen und von den Stielen zupfen. Ein paar Beeren zur Dekoration beiseite legen. Die restlichen Beeren mit einer Gabel leicht zerdrücken.

_2. Den Joghurt mit dem Honig oder Zucker, dem Zimt und den Haselnüssen verrühren und die pürierten Beeren unter den Joghurt heben. In zwei Schüsselchen verteilen und mit den restlichen Beeren dekorieren.

_*Wohlfühltipp:* Die säuerlichen Winzlinge sind wahre Vitamin-C-Bomben – die schwarzen Johannisbeeren mit 200 mg Vitamin C pro 100 g noch mehr als die roten (40 mg/100 g). Außerdem sind sie reich an Beta-Carotin. Schon 100 g schwarze Johannisbeeren decken ein Viertel des Tagesbedarfs, von den roten müssten Sie vier Mal so viel essen.

Mango-Joghurt mit Cashewkernen

➤ ***Zutaten für 2 Personen:***
1 reife Mango | 1–2 TL Honig oder Zucker | 100 g fettarmer Joghurt | 1 EL Cashewkerne

Zubereitungszeit: 10 Minuten
Pro Portion ca.: 110 kcal | 3 g Eiweiß | 3 g Fett | 18 g Kohlenhydrate

➤ ***Zubereitung:***

_1. Die Mango schälen und das Fruchtfleisch in Spalten vom harten Kern schneiden. Die Hälfte des Fruchtfleischs mit dem Honig oder Zucker und dem Joghurt pürieren.

_2. Das übrige Fruchtfleisch in Würfel schneiden und unter den Joghurt mischen. Die Cashewkerne hacken und unterrühren.

_***Variante:*** Wenn Sie eine Hand voll Cornflakes darüber streuen – es gibt auch zuckerfreie Sorten – wird aus dem leichten Mango-Joghurt ein leckeres Knusper-Frühstück.

Orangenquark mit Schokoladenraspel

➤ ***Zutaten für 2 Personen:***
2 EL Orangengelee | 250 g Magerquark | 3 Orangen | 2 dunkelblaue Feigen (ersatzweise Pflaumen oder andere Früchte der Saison) | 2 TL Schokoladenraspel

Zubereitungszeit: 15 Minuten
Pro Portion ca.: 260 kcal | 19 g Eiweiß | 2 g Fett | 42 g Kohlenhydrate

➤ ***Zubereitung:***

_1. Das Orangengelee mit dem Quark glatt rühren. Die Orangen schälen, in einzelne Spalten teilen – wer geübt ist, kann die einzelnen Fruchtfilets zwischen den Trennhäutchen herausschneiden – und den dabei abtropfenden Saft auffangen. Eventuell die Kerne entfernen und die Orangenfilets in kleine Würfel schneiden.

_2. So viel des aufgefangenen Saftes unter den Quark rühren, dass dieser schön cremig wird. Die Orangenstücke unterziehen und den Quark in zwei Schüsselchen verteilen. Die Feigen vorsichtig waschen oder abreiben, trockentupfen und in dünne Spalten schneiden. Den Orangenquark mit den Feigen dekorieren und mit den Schokoladenraspel bestreuen.

Melonenjoghurt mit Reisflocken

➤ ***Zutaten für 2 Personen:***
6 getrocknete Aprikosen | 4 EL Reisflocken | 150 ml Milch | 1/4 Galia-Melone | 2 EL Honig oder Zucker | 150 g fettarmer Joghurt | 2 TL gehackte Pistazien

Zubereitungszeit: 15 Minuten
Pro Portion ca.: 310 kcal | 9 g Eiweiß | 3 g Fett | 60 g Kohlenhydrate

➤ ***Zubereitung:***

_1. Die Aprikosen in kleine Würfel schneiden und mit den Reisflocken vermischen. Mit der Milch übergießen und 10 Minuten quellen lassen.

_2. Die Melone entkernen, schälen und in etwa 1 cm große Würfel schneiden. Die Reisflocken, den Honig oder Zucker und den Joghurt vermischen. In zwei Schüsselchen verteilen und mit den Pistazien bestreuen.

_***Tipp:*** Der Orangenquark lässt sich gut vorbereiten und schmeckt auch als Dessert für 3–4 Personen. Die Schokoladenraspel sollten allerdings erst unmittelbar vor dem Servieren darüber gestreut werden.

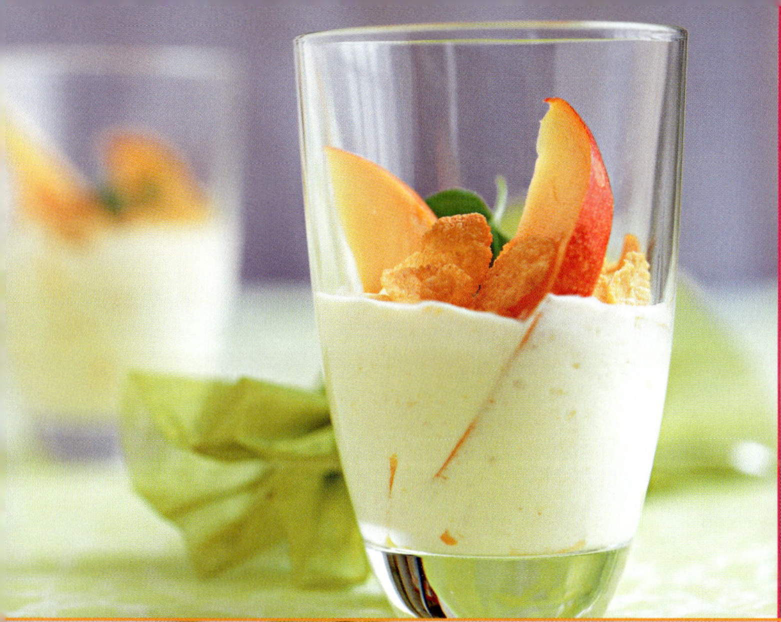

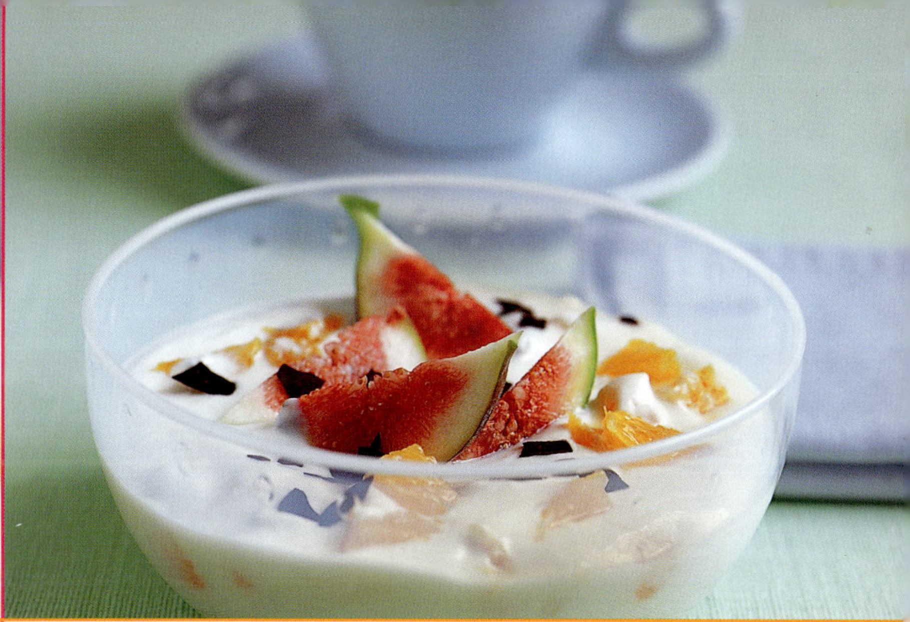

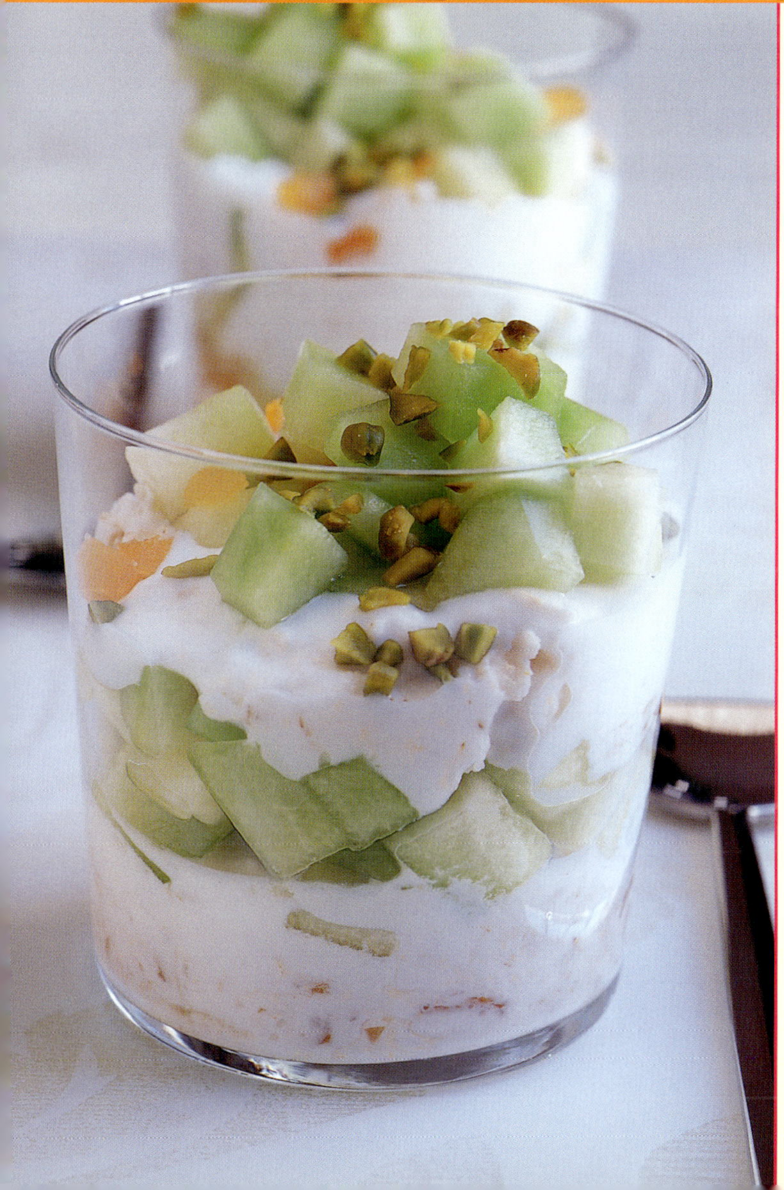

TIPP

Mahlzeiten ausfallen lassen, …

dieser Verzicht kann verheerende Folgen haben!

- Kein Frühstück? Da programmiert der Stoffwechsel auf Energie sparendes Haushalten und lässt den Verbrennungsmotor nur mit halber Kraft arbeiten. Mehr Fett als vorgesehen wird in den Fettzellen eingelagert. Um das zu vermeiden, spätestens gegen 10 Uhr eine Kleinigkeit essen.
- Ein fehlendes Mittagessen verführt zu Naschereien zwischendurch. Und weil diese oft zuckerhaltig sind, sättigen sie nicht, sondern steigern sogar noch das Verlangen nach Süßem.
- Ein Verzicht auf das Abendessen schadet nicht, sofern Sie tagsüber regelmäßig und ausreichend gegessen haben.

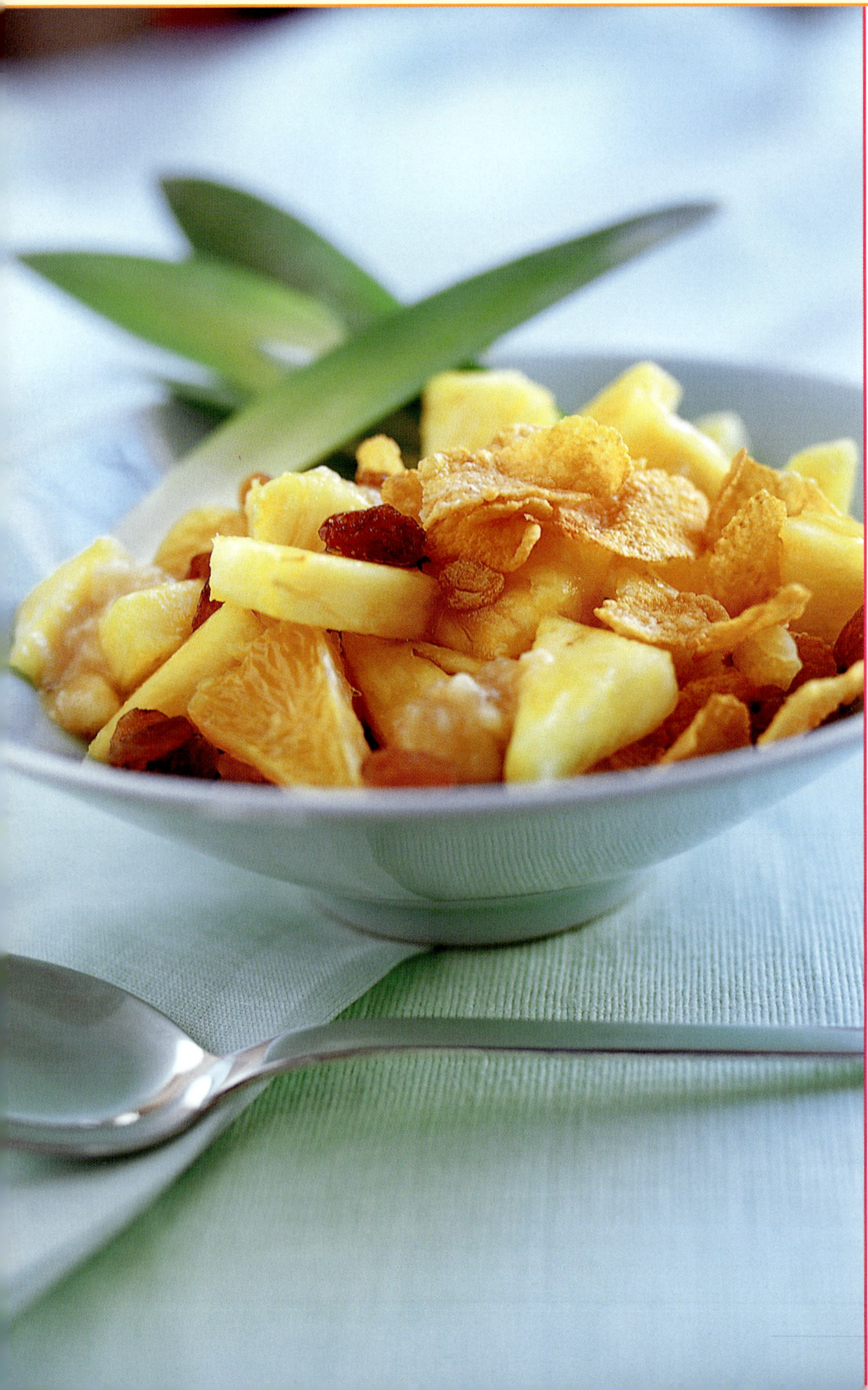

Knuspriger Ananassalat

➤ ***Zutaten für 2 Personen:***
2 Orangen | 2 EL Rosinen | 1/2 Ananas (etwa 150 g Fruchtfleisch) | 1 Banane | 2 TL Honig oder Zucker | 4 EL Cornflakes

Zubereitungszeit: 10 Minuten
Pro Portion ca.: 165 kcal | 2 g Eiweiß | 0 g Fett | 40 g Kohlenhydrate

➤ ***Zubereitung:***

_1. Den Saft von 1 Orange auspressen. Die zweite Orange schälen, in einzelne Spalten teilen – wer geübt ist, kann die einzelnen Fruchtfilets zwischen den Trennhäutchen herausschneiden – und den dabei abtropfenden Saft auffangen. Eventuell die Kerne entfernen und die Orangenfilets in kleine Würfel schneiden. Die Rosinen heiß waschen, abbrausen und trockentupfen. Den Orangensaft und die Orangenstücke mit den Rosinen vermischen und 5 Minuten quellen lassen.

_2. Inzwischen die Ananas schälen, von den braunen »Augen« und dem harten Strunk befreien und in 1 cm große Stücke schneiden. Die Banane schälen, mit einer Gabel zerdrücken und zusammen mit den Ananasstücken sofort unter den Orangensalat mischen. Den Orangensalat in zwei Schälchen verteilen, mit dem Honig beträufeln oder mit Zucker und mit den Cornflakes bestreuen.

Fruchtsalat mit Bananenschaum

➤ ***Zutaten für 2 Personen:***
1 Stück Ingwer (haselnussgroß) | 4 Nektarinen | 1 EL Zitronensaft | 2 kleine Bananen | 100 g fettarmer Joghurt

Zubereitungszeit: 10 Minuten
Pro Portion ca.: 190 kcal | 4 g Eiweiß | 1 g Fett | 43 g Kohlenhydrate

➤ ***Zubereitung:***

_1. Den Ingwer schälen und fein würfeln. Die Nektarinen waschen, vom Kern befreien und in Würfel schneiden. Mit dem Zitronensaft mischen und auf zwei tiefe Dessertteller verteilen.

_2. Die Bananen schälen. Mit dem Joghurt und dem Ingwer mindestens 1 Minute pürieren. Den Bananenschaum über den Nektarinensalat geben.

Orangen-Grapefruit-Müsli

➤ ***Zutaten für 2 Personen:***
2 Orangen | 1 Grapefruit | 200 g Kefir oder fettarmer Joghurt | 2 EL Ahornsirup oder Zucker | 6 EL gemischte Getreideflocken | 1 EL Leinsamen | 1 EL gehackte Pistazienkerne

Zubereitungszeit: 10 Minuten
Pro Portion ca.: 320 kcal | 10 g Eiweiß | 7 g Fett | 55 g Kohlenhydrate

➤ ***Zubereitung:***

_1. Die Zitrusfrüchte schälen und in einzelne Spalten teilen, den abtropfenden Saft auffangen. Kefir, Ahornsirup oder Zucker und Zitrussaft verrühren. Getreideflocken, Leinsamen und die Zitrusfrüchte auf zwei Teller verteilen. Den Kefir darüber gießen und mit den Pistazien bestreuen.

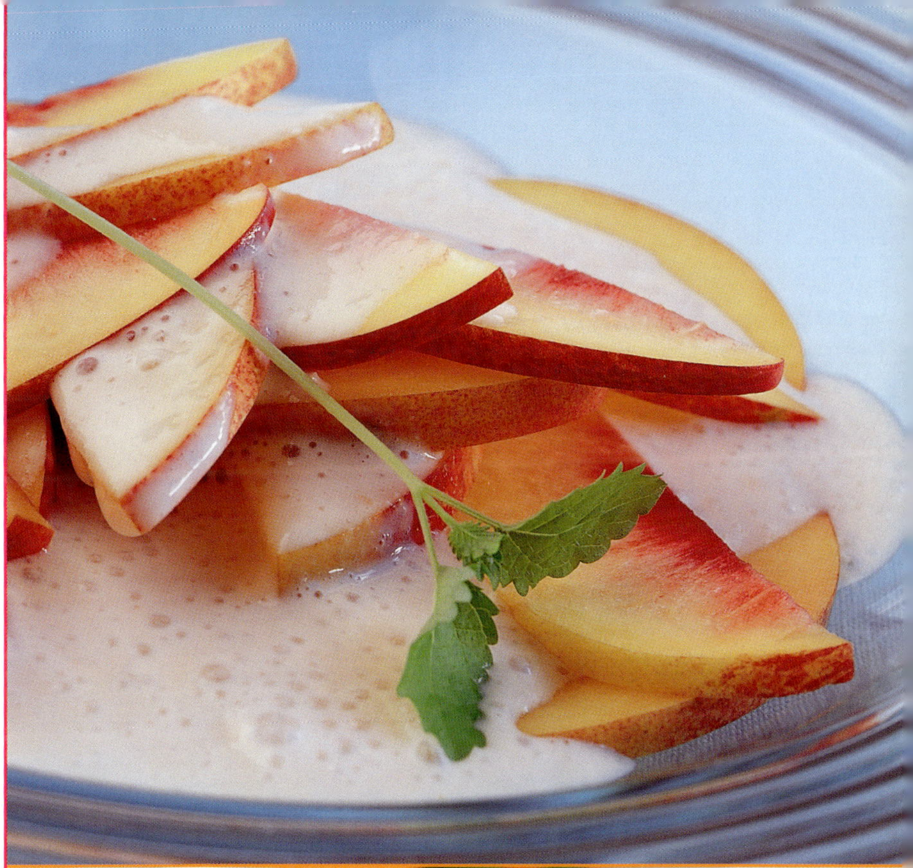

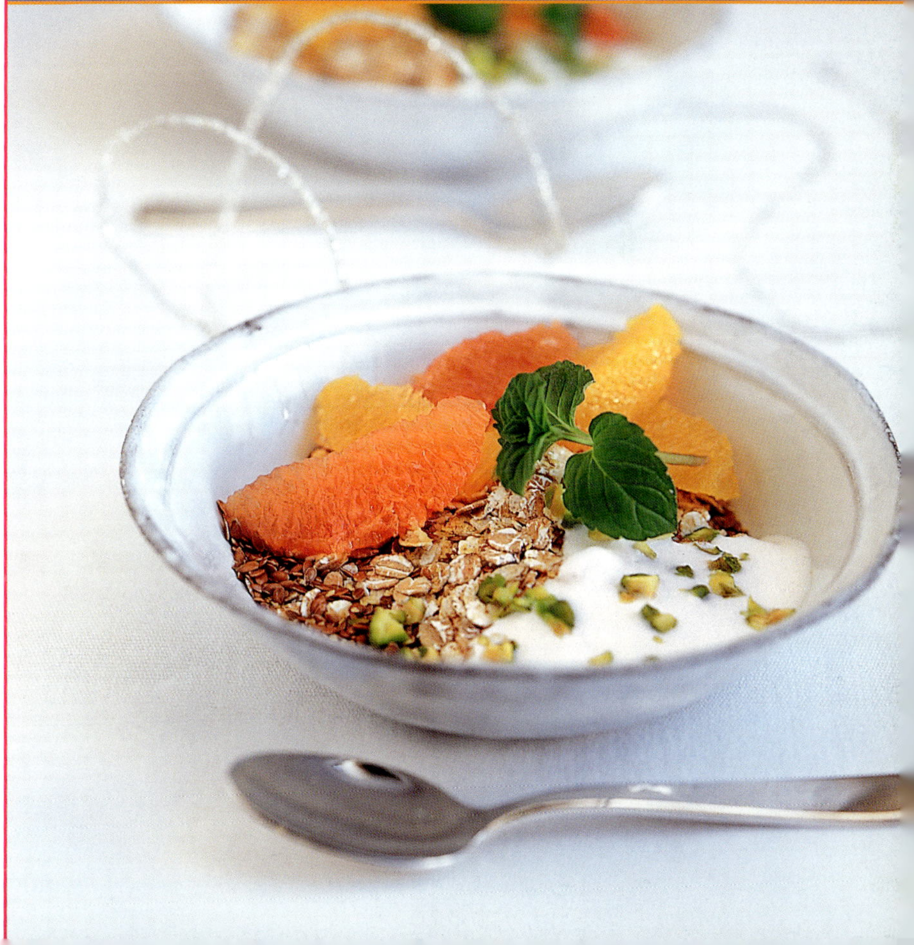

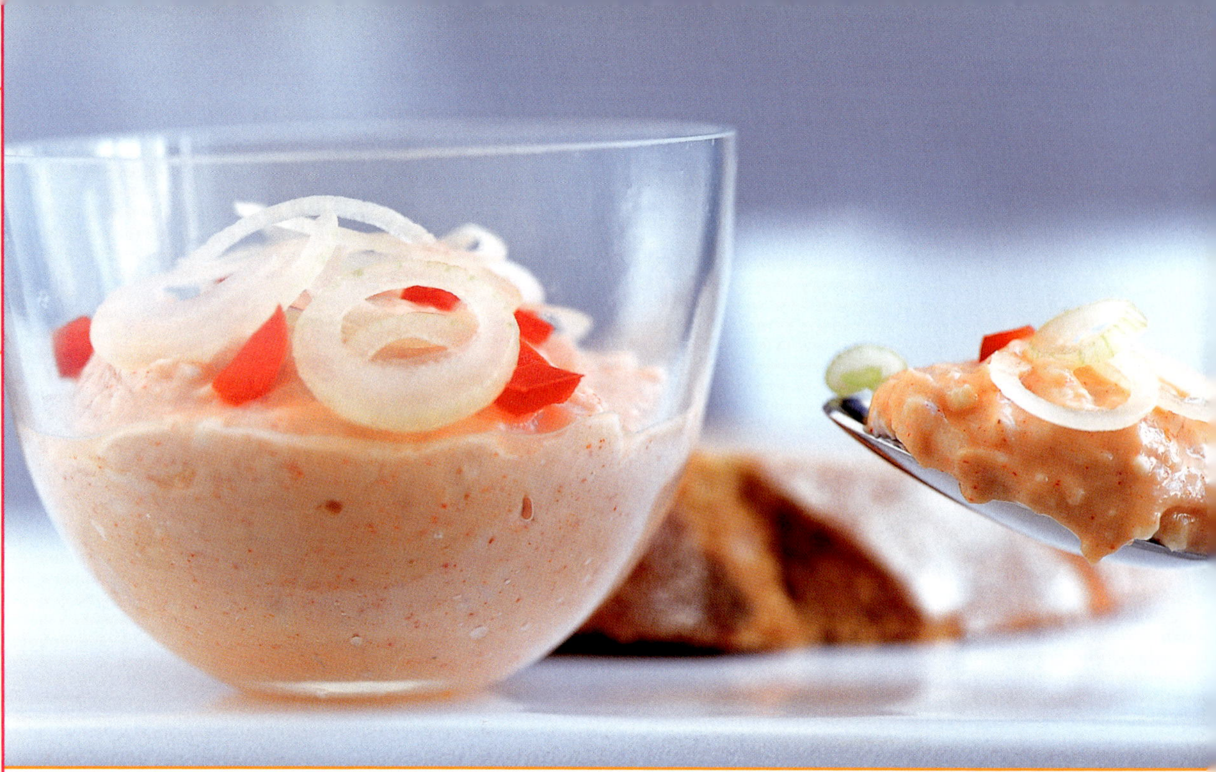

Würzige Camembertcreme

➤ ***Zutaten für 2 Personen:***
50 g Camembert (30 % Fett i. Tr.) | 100 g Magerquark | 2–3 EL Mineralwasser | 1 TL rosenscharfes Paprikapulver | Salz, Pfeffer | 1 kleine rote Paprikaschote (geputzt gewogen etwa 100 g) | 1/2 weiße Zwiebel

Zubereitungszeit: 15 Minuten
Pro Portion ca.: 110 kcal | 14 g Eiweiß | 4 g Fett | 5 g Kohlenhydrate

➤ ***Zubereitung:***

_1. Den Camembert und den Quark mit einem Pürierstab zu einer cremigen Masse verrühren. Dabei nach und nach so viel Mineralwasser zugeben, dass die Masse cremig, aber nicht flüssig wird. Mit dem Paprikapulver, Salz und Pfeffer abschmecken.

_2. Die Paprikaschote halbieren, putzen, waschen, in kleine Würfel schneiden und unter die Camembertcreme mischen. Die Zwiebel schälen, in dünne Ringe schneiden und die Creme damit garnieren.

_*Tipp:* Dieser würzige Brotaufstrich schmeckt am besten auf kräftigem Bauernbrot, passt aber auch hervorragend zu Pellkartoffeln und aufs kalte Buffet.

_***Wohlfühltipp:*** Ingwer heizt dem Stoffwechsel tüchtig ein! Setzen Sie sich morgens oder am Vorabend eine Themoskanne Ingwertee an, und trinken Sie diesen in kleinen Portionen über den Tag verteilt: Etwa 6 cm Ingwer in Scheiben schneiden, mit kochend heißem Wasser übergießen und mindestens sechs Stunden ziehen lassen.

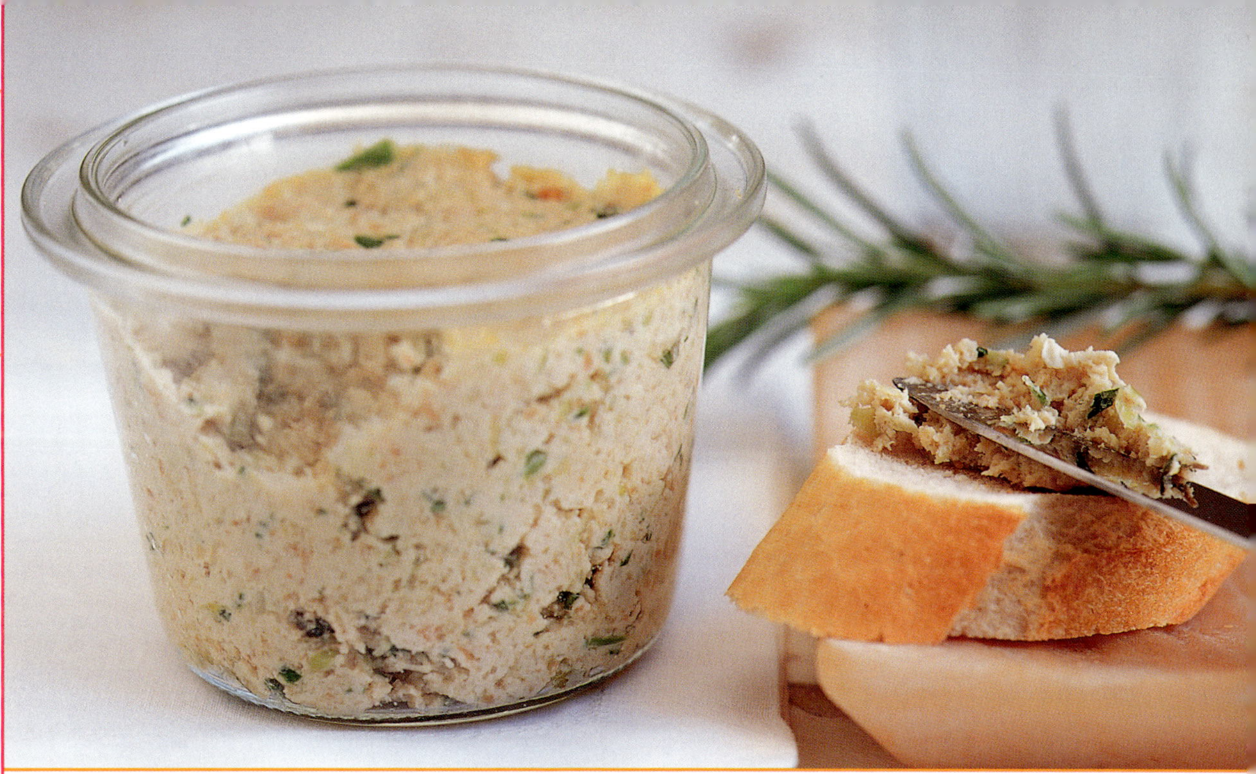

Putenstreichwurst

➤ ***Zutaten für 2 Gläser à 200 g (insgesamt ca. 20 Portionen):***
1 Brötchen vom Vortag | 350 g mageres Putenfleisch | 1 Zwiebel | 1 Bund Suppengrün | 2 EL Öl | 3 EL trockener Sherry | Salz, Pfeffer
Zum Abschmecken:
2 Kräuter bzw. Kräutermischungen oder Gewürze nach Wahl (z.B. Kräuter der Provence, italienische Kräutermischung, Rosmarin oder Sambal Oelek)
Was Sie sonst noch brauchen:
2 kleine Einmachgläser à 200 ml

Zubereitungszeit: 50 Minuten
Plus Backzeit: 1 Stunde
Pro 100 g ca.: 245 kcal | 23 g Eiweiß | 6 g Fett | 15 g Kohlenhydrate

➤ ***Zubereitung:***

_1. Das Brötchen in kaltem Wasser einweichen. Das Putenfleisch von Sehnen und Fett befreien. Die Zwiebel schälen und in Ringe schneiden. Das Suppengrün putzen, waschen und in sehr kleine Stücke schneiden.

_2. Das Öl in einer beschichteten Pfanne erhitzen. Das Fleisch und die Zwiebelringe darin bei schwacher Hitze anbraten, herausnehmen und beiseite stellen. In derselben Pfanne das Gemüse anbraten, mit dem Sherry ablöschen und noch 2 Minuten garen.

_3. Das Brötchen gut ausdrücken. Das Brötchen, das Fleisch und das Gemüse durch die feine Scheibe des Fleischwolfs drehen oder mit einem Pürierstab fein zerkleinern. Die Masse kräftig mit Salz und Pfeffer würzen. Den Backofen auf 200° vorheizen.

_4. Je die Hälfte der Fleischmasse mit Kräutern oder einer Würzmischung nach persönlichen Vorlieben würzen. Jede Portion in ein heiß ausgespültes Gläschen füllen und glatt streichen. Einen Bräter 3 cm hoch mit Wasser füllen, die offenen Gläschen hineinstellen und im Backofen (unten, Umluft 180°) in 1 Stunde garen. Die Gläser anschließend sofort mit Twist-off-Deckeln verschließen.

_*Tipp:* Gut verschlossen kann die Putenstreichwurst bis zu 3 Wochen im Kühlschrank aufbewahrt werden.

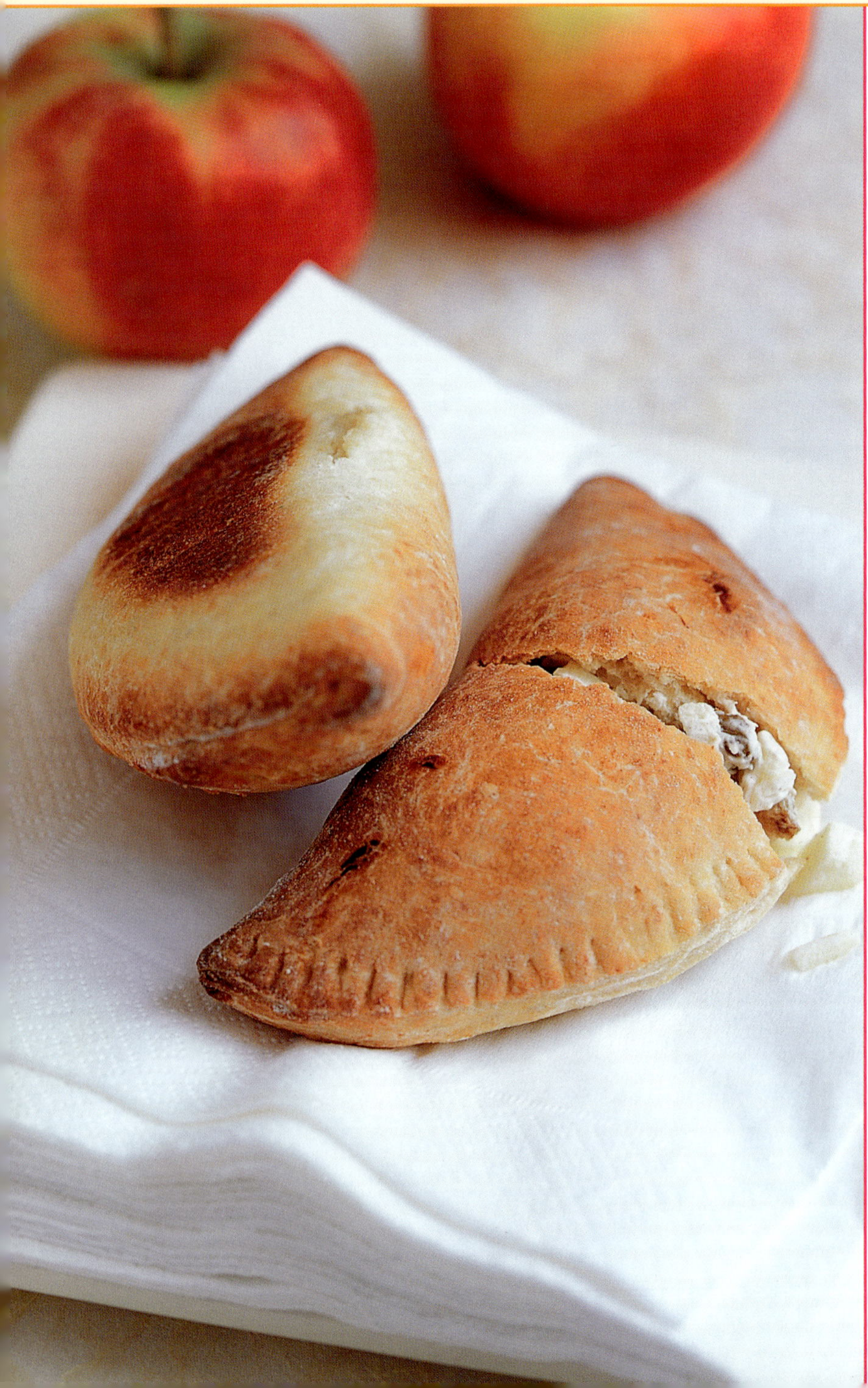

Apfeltaschen

➤ ***Zutaten für 8 Stück:***
200 g Weizenmehl (Type 1050) | 1/2 Würfel Hefe (21 g) | 3 TL Zucker | 125 ml lauwarme Milch | 2 EL Öl | 1 Prise Salz | 125 g Magerquark | 1/4 TL gemahlener Zimt | 50 g Rosinen | 350 g Äpfel | 2 EL Zitronensaft

Zubereitungszeit: 40 Minuten
Plus Ruhezeit: 1 Stunde
Pro Stück ca.: 170 kcal | 6 g Eiweiß | 3 g Fett | 30 g Kohlenhydrate

➤ ***Zubereitung:***

_1. Das Mehl in eine Schüssel geben. Eine Mulde in die Mitte drücken, die Hefe hineinbröckeln und mit 1 TL Zucker, 1–2 EL Milch und etwas Mehl verrühren. Dünn mit Mehl bestäuben und zugedeckt 10 Minuten ruhen lassen.

_2. Die restliche Milch, das Öl und Salz zum Vorteig geben und alles zu einem glatten Teig verkneten. Der Teig sollte nicht kleben und sich vom Schüsselrand lösen. Je nach Konsistenz eventuell noch etwas Mehl oder einige Tropfen Wasser zugeben. Den Teig zugedeckt an einem warmen Ort 40 Minuten gehen lassen, bis er sein Volumen verdoppelt hat.

_3. Den Quark mit dem Zucker und Zimt verrühren. Die Rosinen heiß waschen, in warmem Wasser etwas quellen lassen. Die

Äpfel vierteln, schälen und entkernen, in kleine Würfel schneiden und sofort mit dem Zitronensaft beträufeln. Die Rosinen trockentupfen und zusammen mit den Äpfeln unter den Quark heben.

_4. Den Hefeteig auf der Arbeitsfläche noch einmal durchkneten. In 8 Portionen teilen, diese zu Kugeln formen und etwa 3 mm dick zu großen Kreisen ausrollen. Jeweils etwas Apfel-Quark-Mischung in die Mitte geben, die Kreise zu Halbkreisen zusammenklappen und die Ränder mit einer Gabel zusammendrücken.

_5. Den Backofen auf 200° vorheizen. Die Apfeltaschen auf ein mit Backpapier belegtes Blech setzen und zugedeckt weitere 10 Minuten ruhen lassen. Die Apfeltaschen im Ofen (Mitte, Umluft 180°) in 20–25 Minuten goldbraun backen.

_*Variante:* Noch besser schmecken die Apfeltaschen, wenn Sie sie ganz dünn mit einer Puderzuckerglasur überziehen: 100 g Puderzucker mit 1–2 EL Zitronensaft glatt rühren, und die Taschen noch warm damit bestreichen. Wenn Sie den Zitronensaft etwas erwärmen, löst sich der Zucker besser!

_*Tipp:* Eine glänzendere Oberfläche erhalten die Apfeltaschen, wenn Sie sie vor dem Backen dünn mit Eigelb oder Milch bestreichen. Sie trocknen dann auch während des Backens nicht aus.

TIPP

4 Tipps gegen Heißhunger

1. Hunger oder einfach nur Appetit? Trinken Sie ein Glas Wasser und warten Sie 5 Minuten, bevor Sie zum Snack greifen.
2. Trinken Sie vor dem Essen ein Glas warmen Tee oder Gemüsebrühe. Die Wärme sorgt für ein wohliges Gefühl und beruhigt. Sie essen automatisch weniger.
3. Essen Sie alle zwei bis drei Stunden eine Kleinigkeit – Snack oder leichte Hauptmahlzeit. So kann der Blutzuckerspiegel nicht derart absinken, dass er Heißhungerattacken auslöst.
4. Tricksen Sie den Appetit aus: Drücken Sie den Mittelfinger 10–20 Sekunden in die kleine Vertiefung zwischen Nase und Oberlippe.

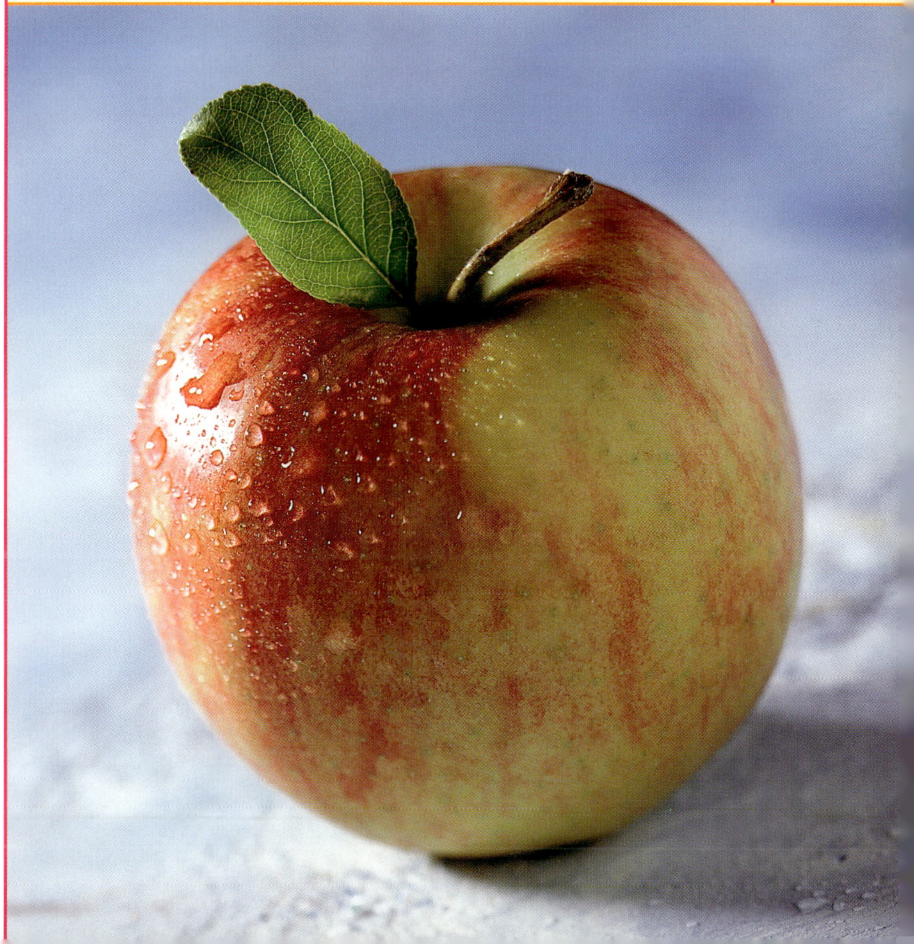

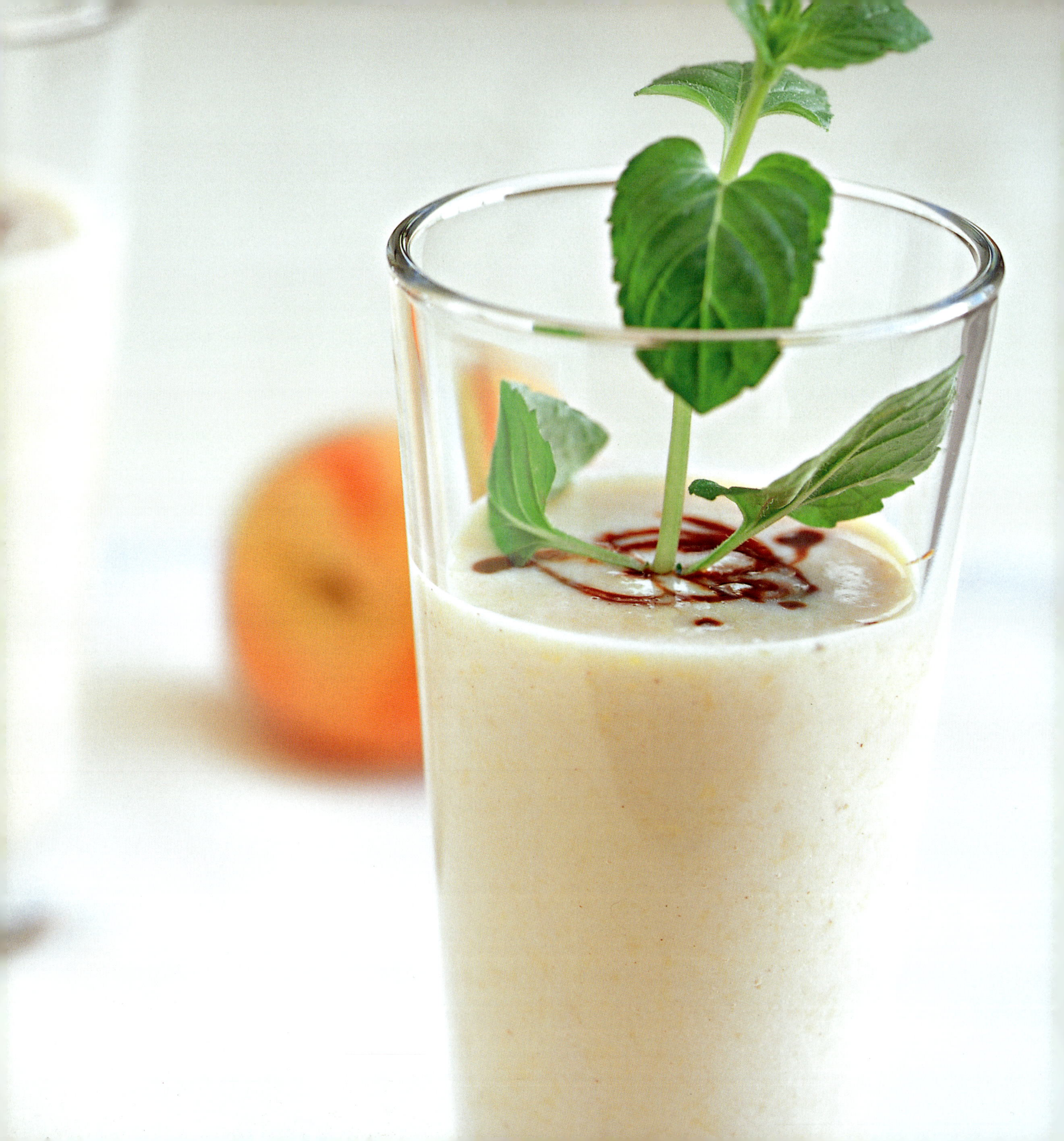

LOCKER & FLOCKIG

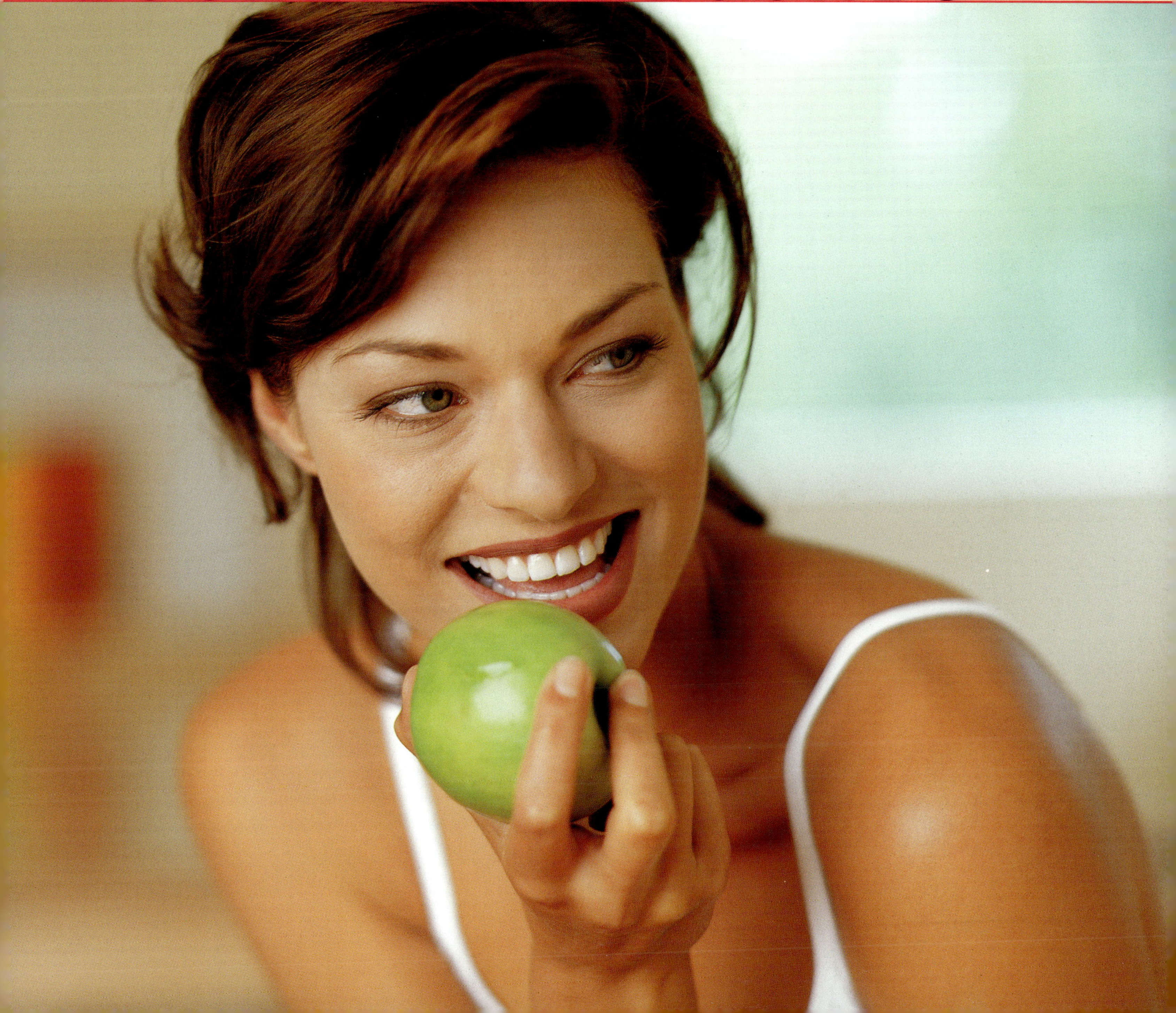

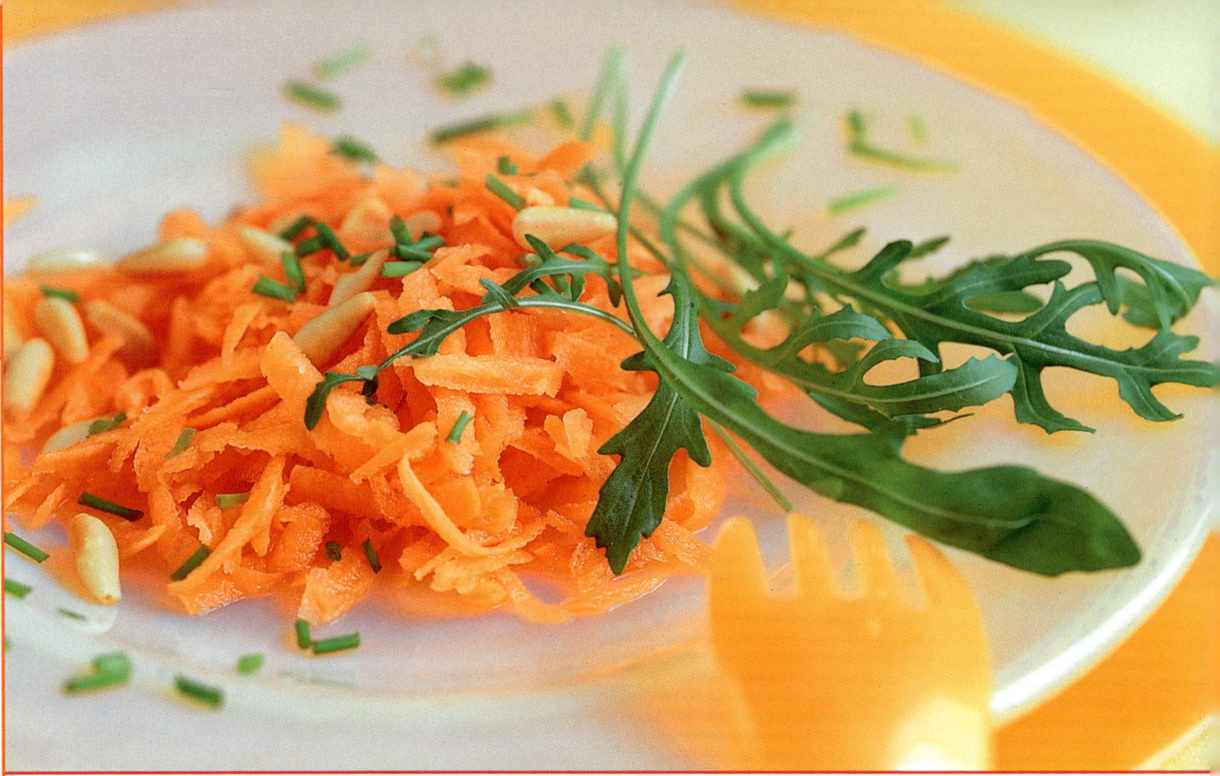

Möhrenrohkost mit Pinienkernen

➤ ***Zutaten für 2 Personen:***
1/2 Bund Schnittlauch | 2 EL Aceto Balsamico | Salz, weißer Pfeffer | 2 EL Öl | evtl. scharfer Senf | 250 g Möhren | 1 EL Pinienkerne | 1 Hand voll Rucola oder Feldsalat

Zubereitungszeit: 20 Minuten
Pro Portion ca.: 155 kcal | 2 g Eiweiß | 13 g Fett | 8 g Kohlenhydrate

➤ ***Zubereitung:***

_1. Den Schnittlauch waschen, trockenschütteln und in feine Röllchen schneiden. Mit dem Essig, Salz und Pfeffer verquirlen, bis sich das Salz ganz gelöst hat. Erst dann das Öl kräftig unterrühren. Das Dressing mit Senf abschmecken.

_2. Die Möhren waschen, putzen und grob raspeln. Die Möhrenraspel im Dressing 10 Minuten marinieren. Inzwischen die Pinienkerne hacken und in einer kleinen beschichteten Pfanne bei schwacher Hitze goldbraun rösten. Vom Herd nehmen und beiseite stellen.

_3. Den Rucola oder Feldsalat waschen, trockenschütteln und die Salatblätter dekorativ auf zwei Tellern verteilen. Die Möhrenrohkost auf den Salatblättern anrichten und mit den Pinienkernen bestreuen.

_*Tipp:* Eine gute Vinaigrette zuzubereiten, ist eine Kunst für sich. Doch wenn sie Ihnen einmal nach Ihrem Geschmack gelungen ist, gelingt sie auch immer wieder. So gelingt die Konsistenz garantiert: 1. Zunächst den Essig mit den Gewürzen verrühren, bis sich diese gelöst haben, und erst dann das Öl mit einem Schneebesen unterschlagen. 2. Verwenden Sie Senf als Emulgator. Dieser bindet die ungleichen Phasen Essig und Öl und verleiht dem Dressing ein würziges Aroma.

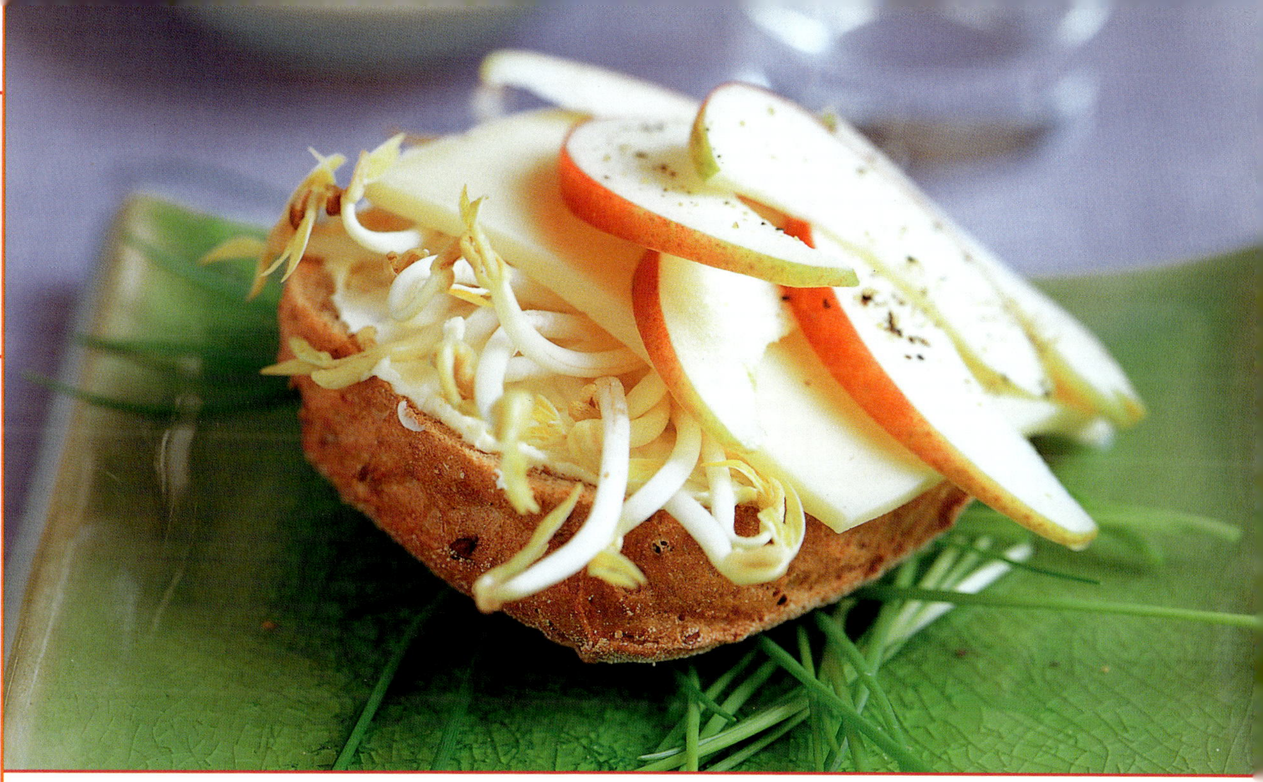

Käsesnack mit Mungosprossen

Zutaten für 2 Personen:
30 g Mungobohnensprossen | Salz | 3 EL Aceto Balsamico | 2 dünne Scheiben Appenzeller (ca. 60 g) | 1 kleiner Apfel (ca. 150 g) | 2 Mehrkornbrötchen (à ca. 70 g) | 2 TL Halbfettbutter oder -margarine | Pfeffer aus der Mühle

Zubereitungszeit: 15 Minuten
Pro Portion ca.: 340 kcal | 15 g Eiweiß | 15 g Fett | 38 g Kohlenhydrate

Zubereitung:

_1. Die Sprossen waschen, in sprudelnd kochendem Salzwasser 1–3 Minuten blanchieren. Mit einem Schaumlöffel herausnehmen, mit eiskaltem Wasser abschrecken, etwas abtropfen lassen und etwa 5 Minuten im Aceto Balsamico marinieren.

_2. Die Käsescheiben entrinden und halbieren. Den Apfel schälen, das Kerngehäuse entfernen, vierteln und in schmale Spalten schneiden. Die Brötchen halbieren und dünn mit der Butter oder Margarine bestreichen. Die Sprossen in einem Sieb abtropfen lassen und auf den Brötchenhälften verteilen. Jeweils mit einer halben Scheibe Käse bedecken, einige Apfelspalten darauf verteilen und alles mit Pfeffer übermahlen. Die restlichen Apfelspalten dazuessen.

_*Wohlfühltipp:* Keimende Samen sättigen, liefern aber kaum Kalorien. Zusätzlich versorgen sie den Körper mit Vitalstoffen in hoher Konzentration, z.B. Eisen und Kalzium sowie Folsäure, Vitamin C und B-Vitaminen.

_*Gesundheitstipp:* Sprossen und Keimlinge sind kleine Kraftwerke, prall gefüllt mit Vitaminen und Enzymen. Keimlinge von Alfalfa, Mungobohnen, Sojabohnen, Linsen, Roggen, Weizen, Hafer und Gerste können Sie selber ziehen. Aufgrund der steigenden Nachfrage bieten mittlerweile viele Supermärkte und Gemüsehändler ebenfalls eine Auswahl frischer Sprossen an.

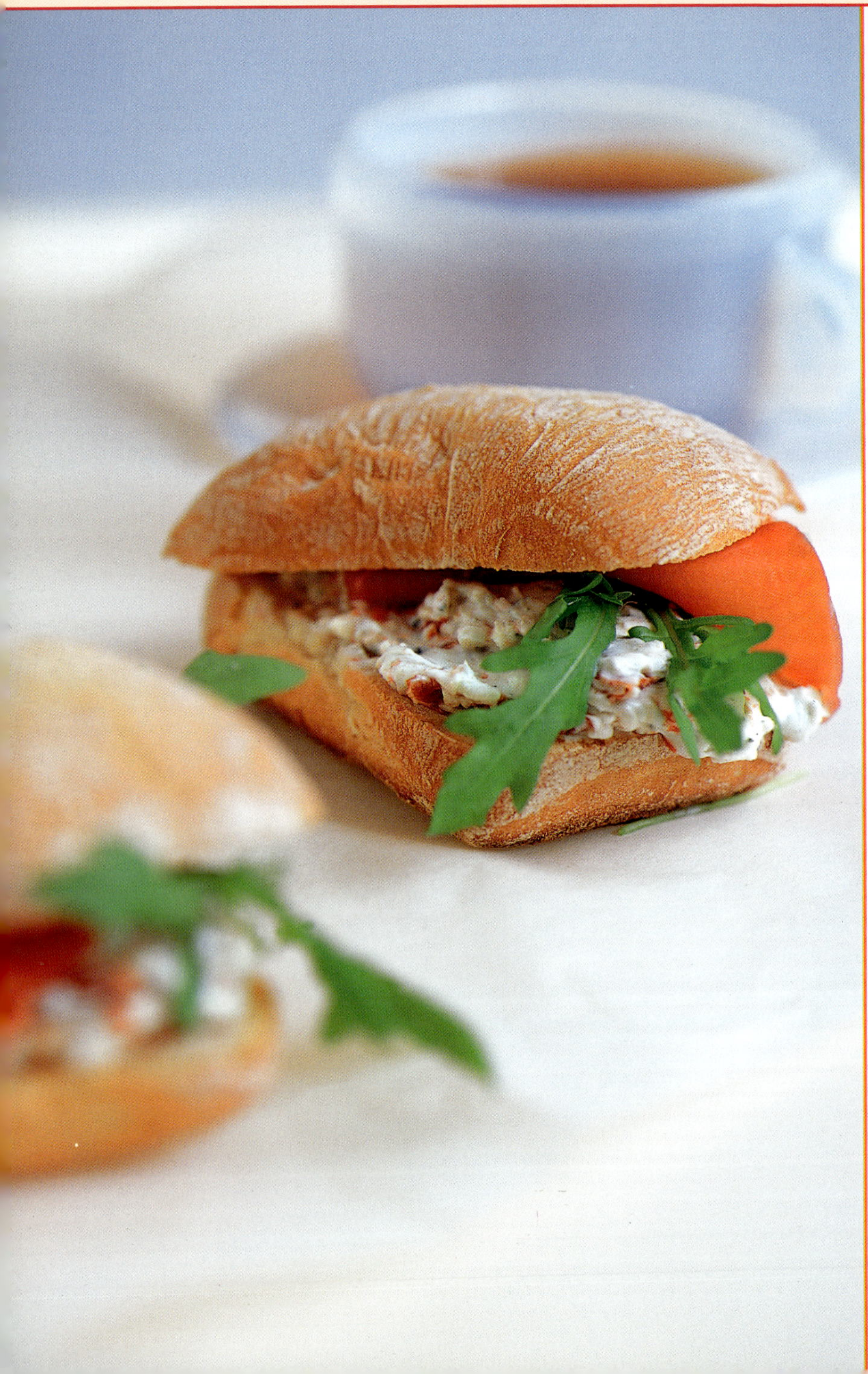

Ciabattini-Sandwich

➤ ***Zutaten für 2 Personen:***
2 Ciabattini (à ca. 60 g) | 25 g Blauschimmelkäse (z.B. Gorgonzola oder Bavaria Blue) | 50 g fettarmer Frischkäse (je nach Sorte 5–16 g Fett pro 100 g) | 4 getrocknete Tomaten in Öl | 6–8 Blätter Rucola | 2 Scheiben Lachsschinken | Pfeffer aus der Mühle

Zubereitungszeit: 15 Minuten
Pro Portion ca.: 275 kcal | 15 g Eiweiß | 7 g Fett | 41 g Kohlenhydrate

➤ ***Zubereitung:***

_1. Die Ciabattini der Länge nach aufschneiden. Den Blauschimmelkäse mit dem Frischkäse gut verrühren. Die Tomaten gut abtropfen lassen oder kurz mit Küchenpapier abtupfen, in kleine Würfel schneiden und unter die Käsemasse mischen. Die Käsemischung jeweils auf der unteren Hälfte der Ciabattini verstreichen.

_2. Den Rucola waschen, trockenschütteln und auf dem Käse-Sandwich verteilen. Jeweils mit einer Scheibe Lachsschinken bedecken, mit Pfeffer übermahlen und die zweite Brötchenhälfte aufsetzen. Die Brote fest zusammendrücken.

Möhren-Frischkäse auf Vollkornbrötchen

➤ ***Zutaten für 2 Personen:***
1 große Möhre | 1 Orange |
3 Datteln (ersatzweise Feigen) |
1 TL Öl (Weizenkeimöl) |
4 EL Frischkäse (je nach Sorte 5–16 g Fett pro 100 g) |
1 Prise Muskatnuss | Salz, Pfeffer |
2 Vollkornbrötchen (à ca. 70 g) |
4 Blättchen Minze

Zubereitungszeit: 10 Minuten
Pro Portion ca.: 315 kcal | 13 g Eiweiß | 8 g Fett | 47 g Kohlenhydrate

➤ ***Zubereitung:***

_1. Die Möhre waschen, putzen und fein raspeln. Die Orange schälen und in kleine Würfel schneiden. Die Datteln halbieren, entkernen und in kleine Würfel schneiden. Die Möhre mit der Orange, den Datteln, dem Öl und dem Frischkäse gut verrühren. Mit Muskatnuss würzen und mit Salz und Pfeffer abschmecken.

_2. Die Vollkornbrötchen aufschneiden und die Hälften toasten. Den Möhren-Frischkäse darauf streichen und mit den Minzeblättchen garnieren.

TIPP

➤ Wohlfühltipp: Ciabattini sind kleine italienische Brote mit besonders viel Kruste. Echte italienische Ciabatta werden mit viel Olivenöl gebacken, das Innere ist deswegen ziemlich sättigend und hat ein feines Eigenaroma.

➤ Wenn Sie Vollkornbrötchen oder Fladen mit hohem Roggenmehlanteil statt der mit hellem Mehl gebackenen Ciabattini verwenden, »kickt« das Plus an Ballaststoffen und Mineralien Ihre Stimmung und erhöht die Konzentrationsfähigkeit.

➤ Genusstipp: Sowohl die Ciabattini-Sandwiches wie auch die Vollkornbrötchen mit Frischkäse lassen sich prima vorbereiten und ins Büro, zum Picknick oder auf die Radtour mitnehmen. Wenn sie etwas durchgezogen sind, entwickeln sie sogar noch mehr Aroma.

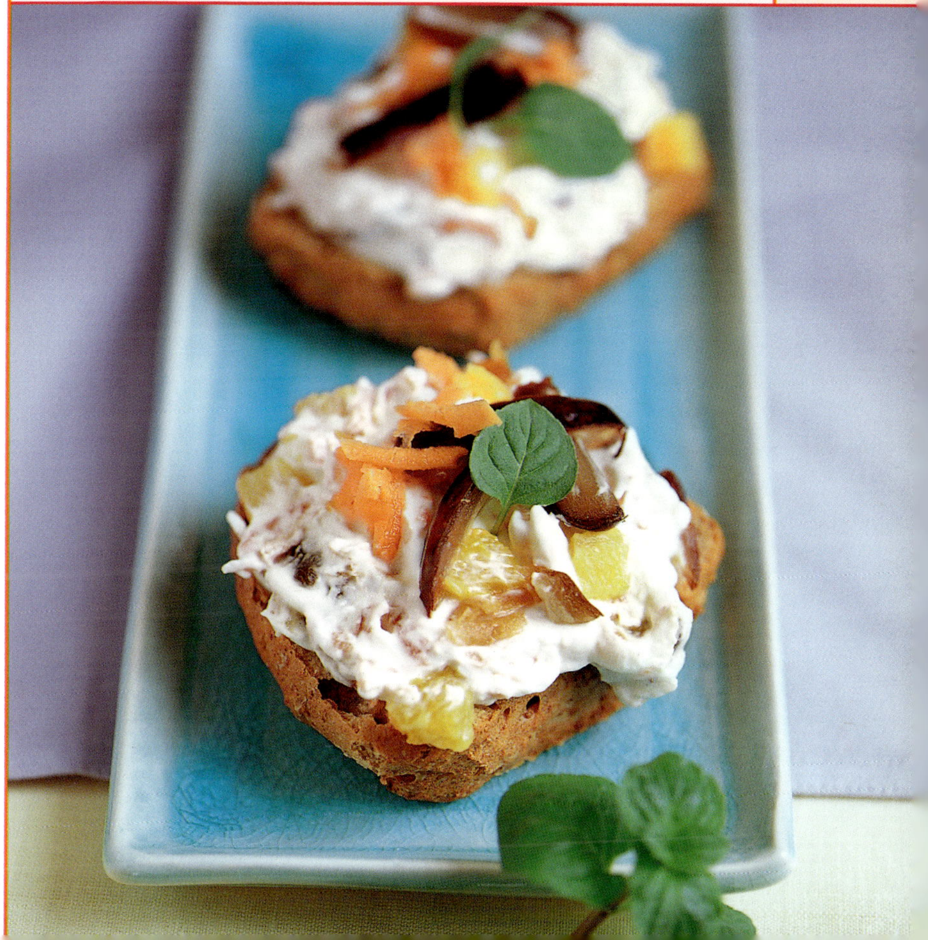

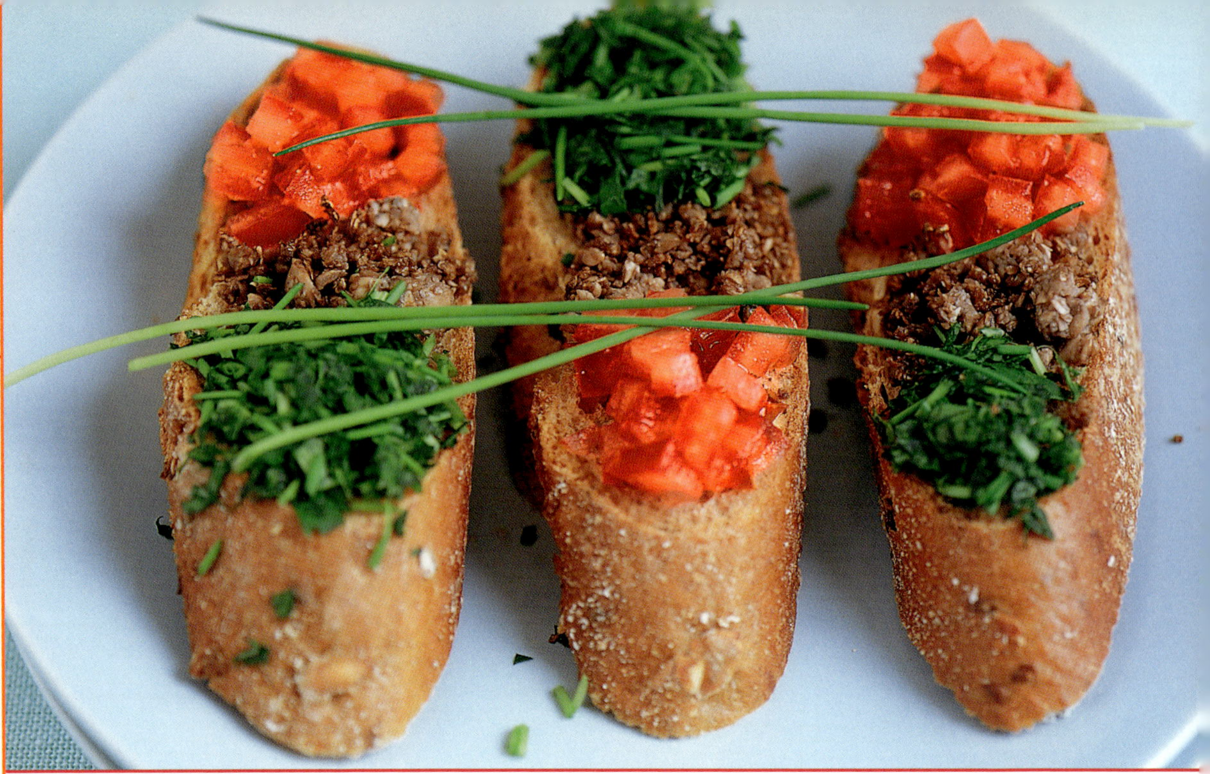

Bunte Pilz-Tomaten-Brote

➤ ***Zutaten für 2 Personen:***
1/2 Bund Schnittlauch |
1/2 Bund Basilikum |
250 g Tomaten | 1 1/2 TL Öl |
Salz, weißer Pfeffer |
4 große oder 8 kleine Champignons |
1/2 Roggen- oder Vollkorn-Baguette | 1 Knoblauchzehe

Zubereitungszeit: 25 Minuten
Pro Portion ca.: 220 kcal |
8 g Eiweiß | 8 g Fett |
29 g Kohlenhydrate

➤ ***Zubereitung:***

_1. Den Schnittlauch und das Basilikum waschen und trockenschütteln. Den Schnittlauch in Röllchen, das Basilikum in feine Streifen schneiden und die Kräuter mischen.

_2. Die Tomaten waschen, halbieren, von den Stielansätzen und Kernen befreien und in kleine Würfel schneiden. Mit 1 TL Öl, Salz und Pfeffer würzen. Die Champignons mit Küchenpapier sauber abreiben, putzen und sehr fein hacken.

_3. Mit dem restlichen Öl eine kleine beschichtete Pfanne dünn ausstreichen. Das Öl erhitzen, die Pilze andünsten und bei mittlerer Hitze 4–5 Minuten unter Rühren braten. Die Pilze mit Salz und Pfeffer würzen und etwas abkühlen lassen.

_4. Das Baguette in 6–8 Scheiben schneiden und im Toaster leicht rösten. Den Knoblauch schälen, und die Brotscheiben damit einreiben. Jede Scheibe abwechselnd mit den Pilzen, den Tomaten und den Kräutern belegen.

_ ***Wohlfühltipp:*** Haben Sie sich gerade so richtig geärgert oder aufgeregt und würden sich jetzt am liebsten mit einem Stück Schokolade oder einem kleinen Snack trösten? Um Stress abzubauen, beißen Sie lieber in eine Karotte, einen Apfel, ein Stück Kohlrabi oder eine feste Birne. Kauen kann den Aggressionsabbau sehr effektiv unterstützen!

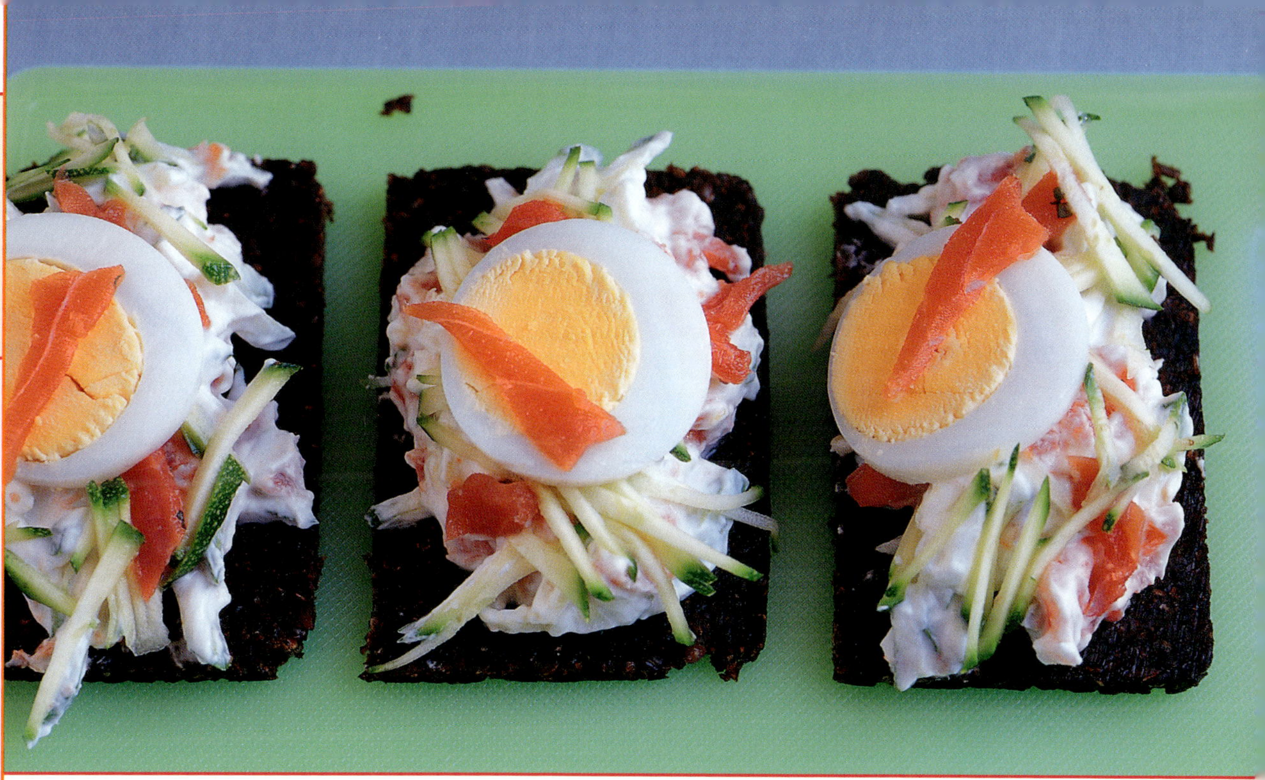

Lachscreme auf Pumpernickel

➤ *Zutaten für 2 Personen:*
1 Ei | 1/2 sehr kleiner Zucchino (etwa 75 g) |
75 g Magerquark |
50 g Seelachs-Schnitzel (aus dem Glas) | 1 TL Zitronensaft |
Pfeffer |
4 Scheiben Pumpernickel

Zubereitungszeit: 10 Minuten
Pro Portion ca.: 220 kcal |
18 g Eiweiß | 6 g Fett |
24 g Kohlenhydrate

➤ *Zubereitung:*

_1. Das Ei in 8–10 Minuten hart kochen. Den Zucchino waschen, putzen und mit der Schale grob raspeln. Die Raspel mit dem Quark, den Lachs-Schnitzel und dem Zitronensaft verrühren. Mit Pfeffer würzen.

_2. Den Pumpernickel mit der Lachscreme bestreichen. Das Ei kalt abschrecken, pellen, etwas abkühlen lassen, in Scheiben schneiden und die Brote damit garnieren. Mit Pfeffer bestreuen und servieren.

_*Variante – weil das Auge ja mitisst:* Zwei Scheiben Pumpernickel mit zwei Drittel der Creme bestreichen. Jeweils eine Scheibe Pumpernickel darauf legen und den Rest der Creme obenauf streichen. Mit den Eischeiben dekorieren.

_*Wohlfühltipp:* Die Schilddrüse – regulierendes Organ im Energiestoffwechsel – ist auf eine gute Jodversorgung angewiesen. Diese ist nur durch Verwendung von Jodsalz sowie regelmäßigen Verzehr von Seefisch zu erreichen. Besonders jodreich sind Schellfisch, Seelachs, Scholle, Kabeljau und Rotbarsch.

Pflaumenquark auf Mehrkornbrot

➤ ***Zutaten für 2 Personen:***
1 EL Kürbiskerne |
100 g Magerquark |
2–3 EL Mineralwasser |
1 EL Zitronensaft |
1 EL Zucker |
6 entsteinte, getrocknete Pflaumen |
4 Scheiben Mehrkornbrot

Zubereitungszeit: 10 Minuten
Pro Portion ca.: 353 kcal | 16 g Eiweiß |
4 g Fett | 63 g Kohlenhydrate

➤ ***Zubereitung:***

_1. Die Kürbiskerne hacken, in einer kleinen beschichteten Pfanne ohne Fett bei schwacher Hitze rösten und beiseite stellen. Den Quark mit Mineralwasser, dem Zitronensaft und dem Zucker cremig rühren.

_2. Die Pflaumen in Streifen schneiden und unter den Quark rühren. Zwei Scheiben Brot mit zwei Dritteln des Pflaumenquarks bestreichen. Jeweils eine Scheibe Brot darauf legen, den restlichen Quark darauf verteilen und mit den Kürbiskernen bestreuen.

_*Wohlfühltipp:* Aufgrund ihres hohen Magnesiumgehalts sorgen Nüsse für ein stabiles Nervenkostüm und helfen, im Stress einen kühlen Kopf zu bewahren.

Avocadosandwich

➤ ***Zutaten für 2 Personen:***
1 kleine Avocado |
2–3 EL Zitronensaft |
Pfeffer aus der Mühle |
50 g Hüttenkäse |
1 TL Meerrettich | Salz |
4 Scheiben Roggenbrot

Zubereitungszeit: 10 Minuten
Pro Portion ca.: 490 kcal | 19 g Eiweiß |
18 g Fett | 62 g Kohlenhydrate

➤ ***Zubereitung:***

_1. Die Avocado halbieren, den Kern entfernen und das Fruchtfleisch mit einem Teelöffel aus der Schale lösen. Mit dem Zitronensaft und Pfeffer pürieren bzw. mit einer Gabel zerdrücken und alles gut mischen.

_2. Den Hüttenkäse mit dem Meerrettich verrühren und mit Salz und Pfeffer abschmecken. Locker mit der Avocadocreme vermischen und 2 Scheiben Roggenbrot mit zwei Dritteln der Creme bestreichen. Jeweils eine Scheibe Brot darauf setzen und die restliche Creme darauf verteilen.

_*Wohlfühltipp:* Avocados wirken Hunger stillend und fördern – trotz ihres hohen Fettgehalts! – die Fettverbrennung.

Tatarhäppchen mit Pesto

➤ ***Zutaten für 2 Personen:***
4 Kirschtomaten | 1 EL Aceto Balsamico |
2 kleine Schalotten | 1 EL fettarmer Joghurt |
75 g Rindertatar | 1 EL Pesto (aus dem Glas) | Salz, Pfeffer |
2 Scheiben Vollkorntoastbrot |
einige Blättchen Basilikum

Zubereitungszeit: 15 Minuten
Pro Portion ca.: 165 kcal | 12 g Eiweiß |
7 g Fett | 14 g Kohlenhydrate

➤ ***Zubereitung:***

_1. Die Kirschtomaten waschen und halbieren. Den Aceto Balsamico auf einen kleinen Teller geben, die Tomaten mit der Schnittseite nach unten darauf verteilen und einige Minuten marinieren.

_2. Die Schalotten schälen und fein würfeln. Mit dem Joghurt und dem Tatar gut verrühren. Das Pesto unterrühren und mit Salz und Pfeffer kräftig würzen.

_3. Die Toastscheiben knusprig rösten, jede Scheibe vierteln. Das Tatar auf den Brotvierteln verteilen und mit einem Messer dekorativ einkerben. Die Basilikumblättchen waschen und trockentupfen. Jedes Tatarhäppchen mit einer Tomatenhälfte und einem Basilikumblättchen garnieren.

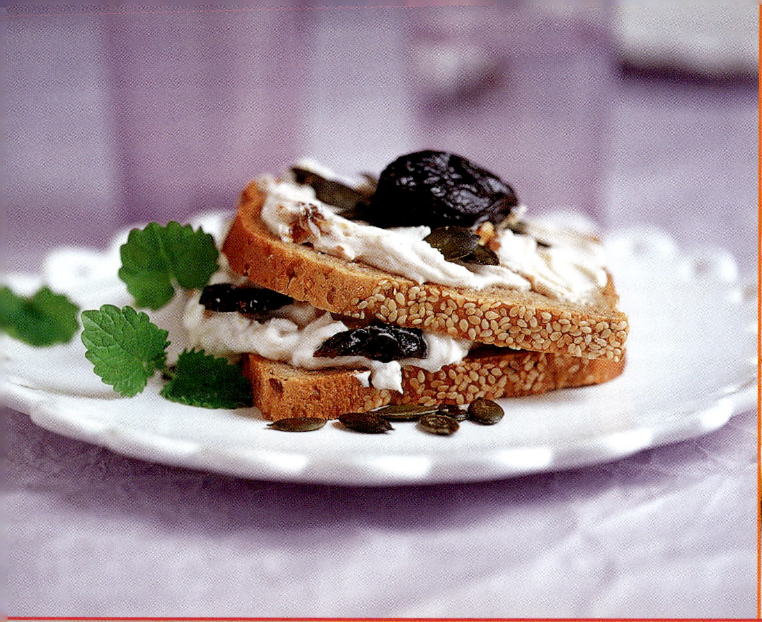
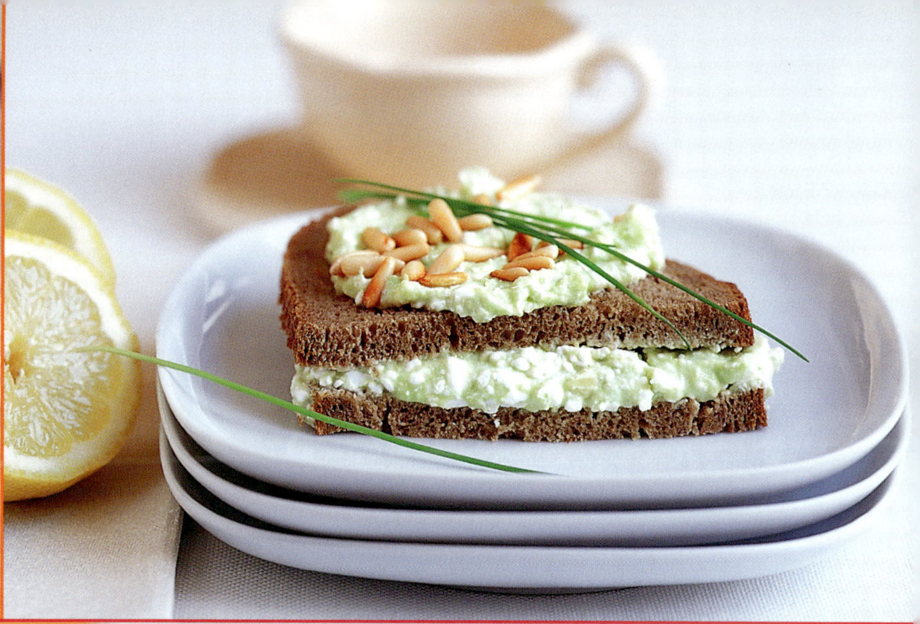
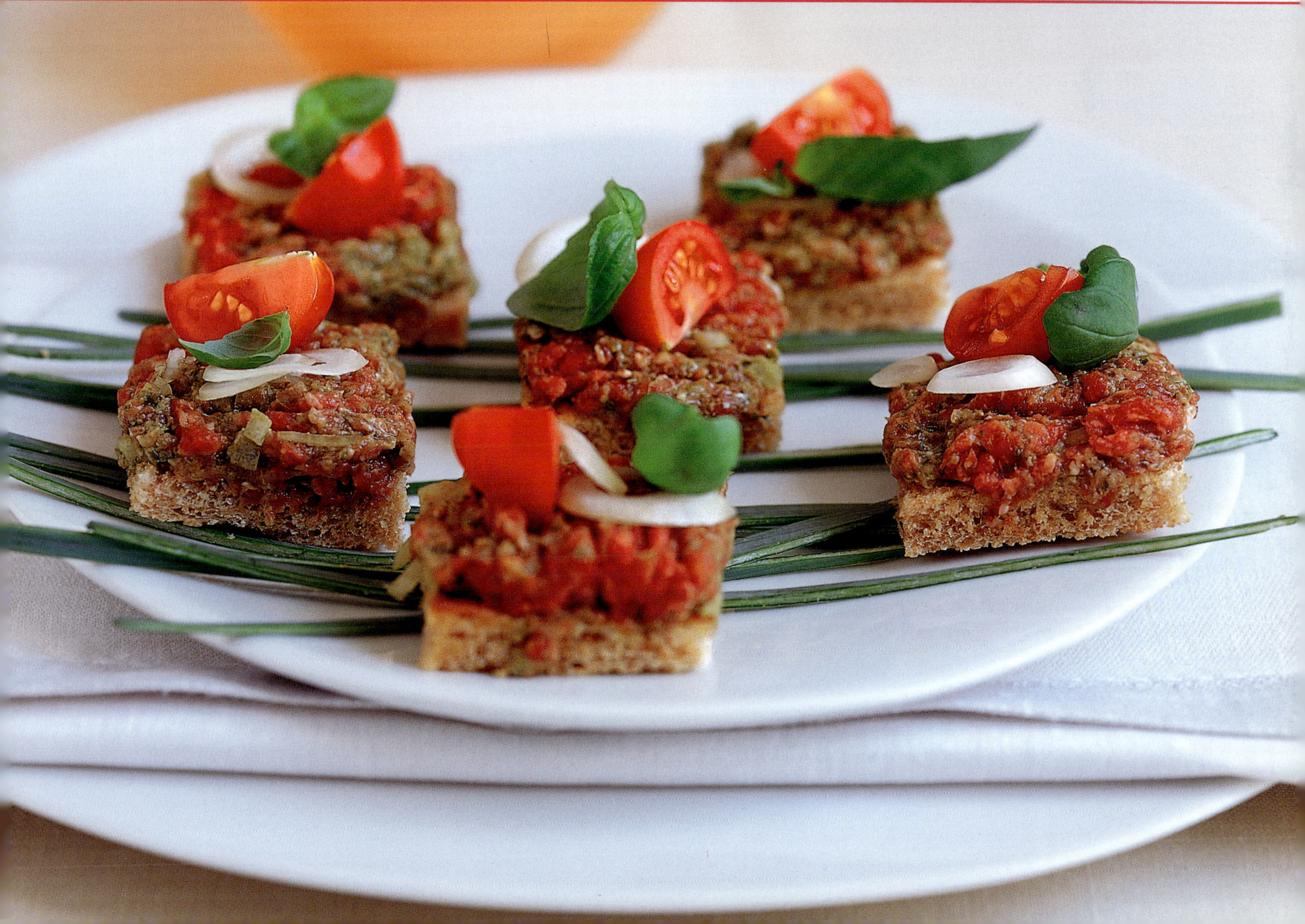

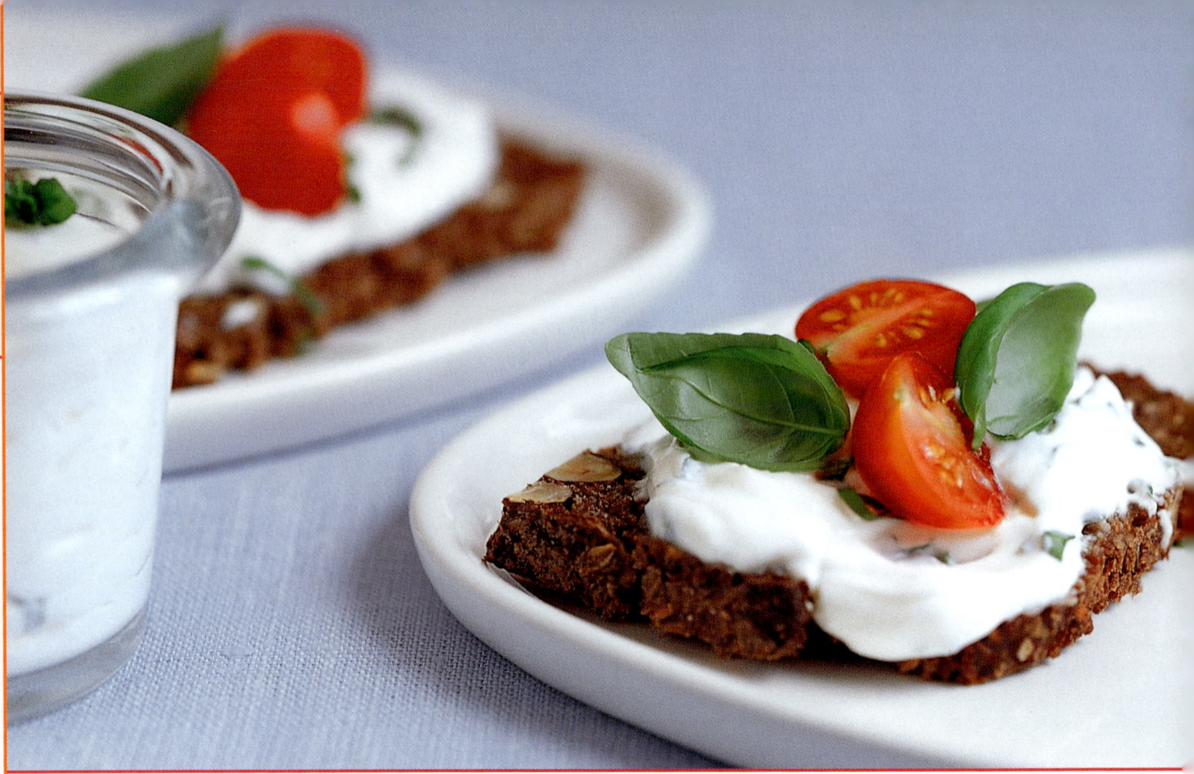

Vollkornbrot mit Ziegenkäsecreme

➤ ***Zutaten für 2 Personen:***
60 g Ziegenfrischkäse (45 % Fett i. Tr.) | 60 g fettarmer Joghurt | 1/2 TL pflanzliches Bindemittel (Packungsangaben beachten, Reformhaus) | weißer Pfeffer | 3–4 Zweige Basilikum | 6 Kirschtomaten | 1–2 EL Aceto Balsamico | 4 Scheiben Vollkornbrot

Zubereitungszeit: 10 Minuten
Plus Kühlzeit: 15 Minuten
Pro Portion ca.: 310 kcal | 16 g Eiweiß | 8 g Fett | 45 g Kohlenhydrate

➤ ***Zubereitung:***

_1. Den Ziegenfrischkäse mit dem Joghurt und dem Bindemittel glatt rühren und mit weißem Pfeffer würzen. Das Basilikum waschen und trockenschütteln. Einige Blättchen zum Garnieren beiseite legen, die restlichen in feine Streifen schneiden und unter die Käse-Joghurt-Creme mischen. Zugedeckt 15 Minuten kalt stellen.

_2. Inzwischen die Kirschtomaten waschen und halbieren oder vierteln. Den Aceto Balsamico auf einen kleinen Teller geben, die Tomaten mit der Schnittseite nach unten darauf verteilen und einige Minuten marinieren.

_3. Die Brotscheiben mit der Käsecreme bestreichen. Mit den Tomaten und dem Basilikum garnieren und mit Pfeffer würzen.

_***Tipp:*** Ziegenfrischkäse ist von sehr weicher Beschaffenheit und zergeht quasi auf der Zunge. Das Aroma ist von leichter Strenge – auch wem der Käse pur nicht schmeckt, wird das kräftige Aroma in Aufläufen und Aufstrichen schätzen.

_***Genusstipp:*** Besonders lecker schmeckt die Käsecreme auf Walnussbrot, Kürbiskernbrot oder Sonnenblumenkernbrot.

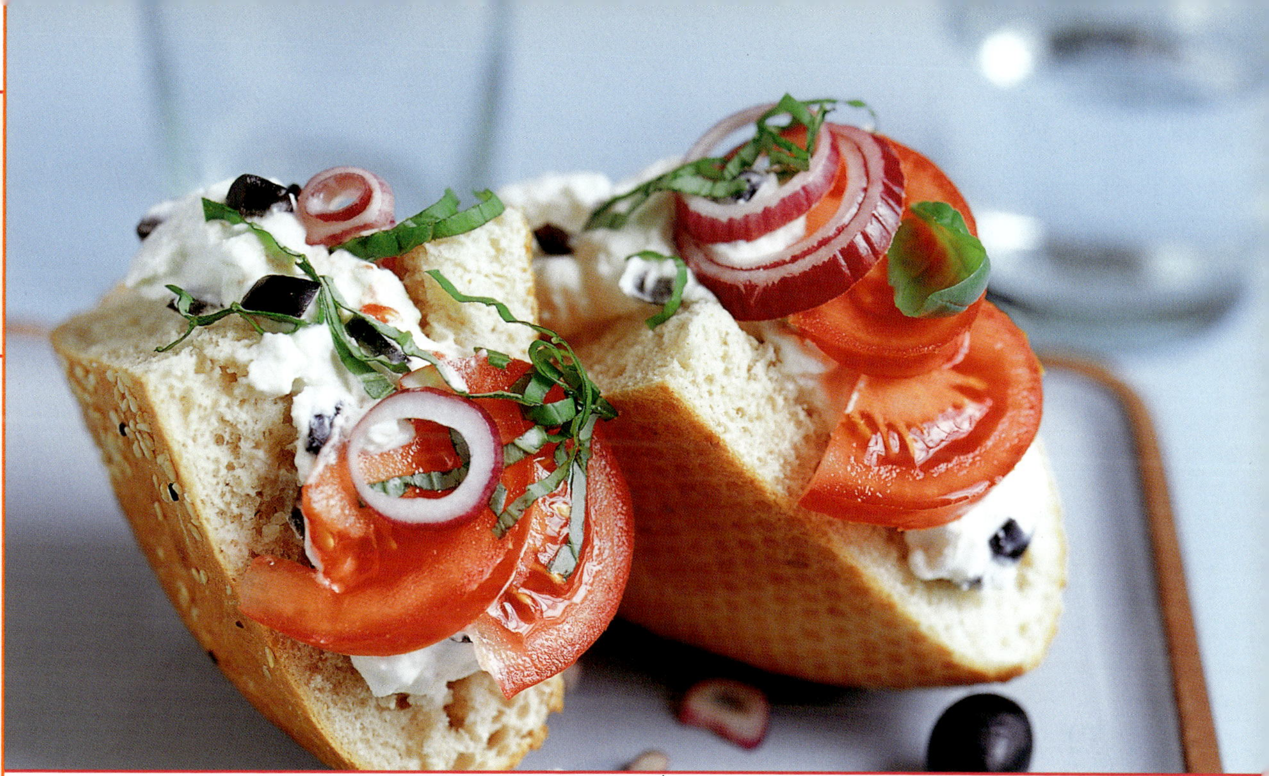

Pita-Ecken mit Feta

➤ Zutaten für 2 Personen:
1/2 Fladenbrot |
75 g Feta | 1 TL Öl |
3 EL fettarmer Joghurt |
4 entsteinte schwarze Oliven |
1 rote Zwiebel | 1 Tomate |
4 Basilikumblätter | Salz, Pfeffer

Zubereitungszeit: 10 Minuten
Pro Portion ca.: 440 kcal |
17 g Eiweiß | 14 g Fett |
60 g Kohlenhydrate

➤ Zubereitung:

_1. Den Backofen auf 200° vorheizen. Das halbe Fladenbrot nochmals quer halbieren und jedes Stück von der Mitte aus bis zum Rand einschneiden, so dass eine Tasche entsteht. Mit etwas Wasser besprenkeln und im Backofen (Mitte, Umluft 180°) aufbacken.

_2. Inzwischen den Feta mit einer Gabel etwas zerdrücken und mit dem Öl und dem Joghurt gut verrühren. Die Oliven fein würfeln und untermischen. Die Zwiebel schälen und in feine Ringe schneiden. Die Tomate waschen, den Stielansatz entfernen und die Tomate in Scheiben schneiden. Das Basilikum waschen, trockentupfen und in feine Streifen schneiden.

_3. Die Brottaschen mit der Käsemischung füllen. Mit der Zwiebel, den Tomaten und Basilikum garnieren, mit Salz und Pfeffer würzen.

_*Tipp:* Fladenbrot wird in verschiedenen Größen angeboten, am gängigsten sind die runden Brote mit einem Durchmesser von ca. 30 cm. In türkischen Läden bekommen Sie auch halbe Fladen. Alternativ können Sie einfach ein kleines Fladenbrot (ca. 12 cm Ø), so genannte Pide, verwenden.

_Das Aufbacken im Ofen entfällt, wenn Sie kleine abgepackte Pita-Brote aus dem Supermarkt verwenden, die einfach nur im Toaster aufgebacken werden.

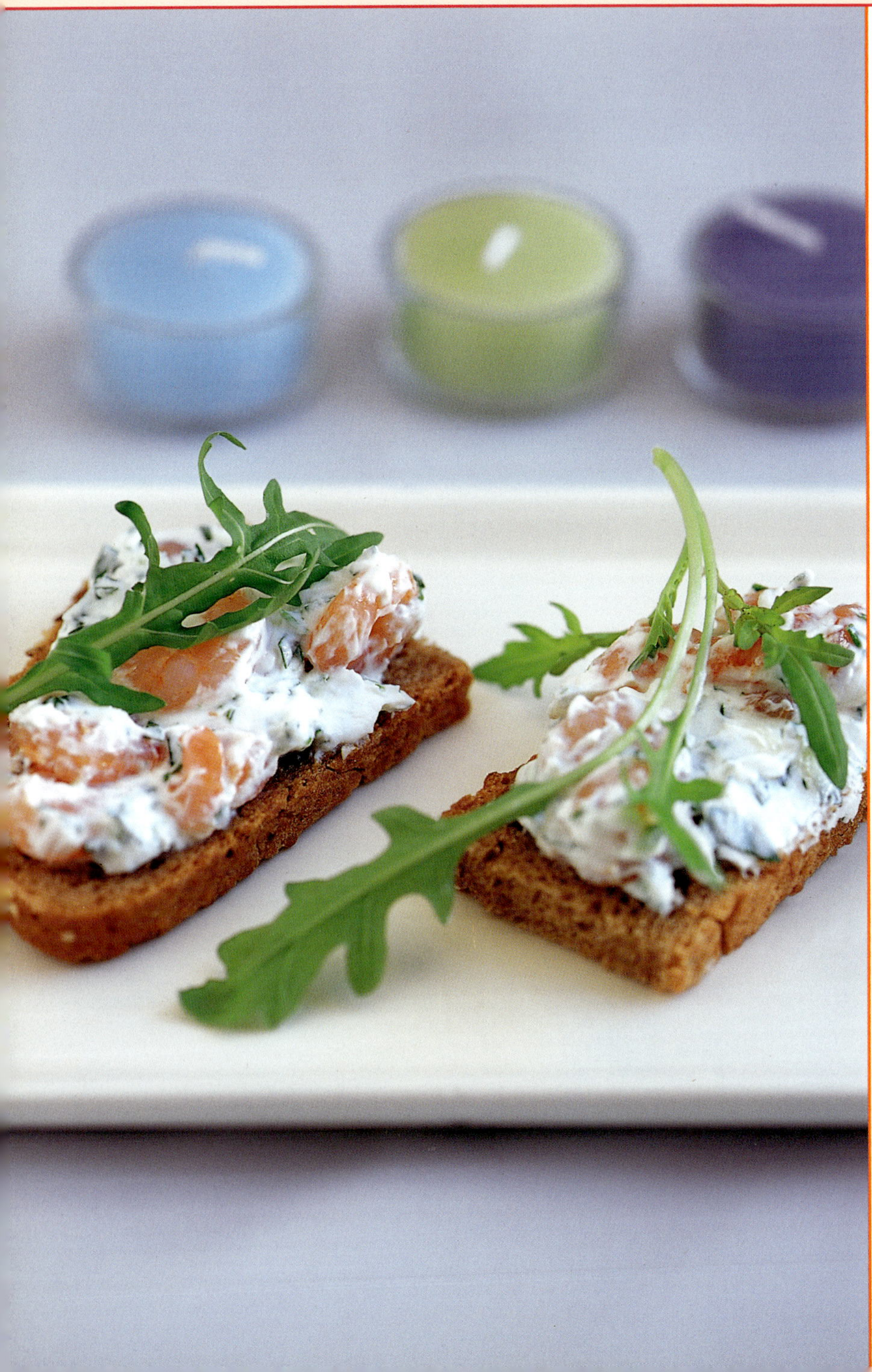

Crostini mit Garnelen

➤ ***Zutaten für 2 Personen:***
100 g geschälte, gekochte Garnelen | 1 EL Zitronensaft | 2 Zweige glatte Petersilie (ersatzweise 1 EL gehackte Petersilie) | 1/4 Bund Schnittlauch | 2 EL Ricotta | Salz, weißer Pfeffer | 6–8 Blätter Rucola | 2–3 Scheiben Vollkornbrot | 1 Knoblauchzehe

Zubereitungszeit: 10 Minuten
Pro Portion ca.: 190 kcal | 16 g Eiweiß | 4 g Fett | 22 g Kohlenhydrate

➤ ***Zubereitung:***

_1. Die Garnelen in einem Sieb kalt abbrausen, gut abtropfen lassen, in eine Schüssel geben und mit dem Zitronensaft beträufeln. Die Petersilie und den Schnittlauch waschen, trockenschütteln und hacken beziehungsweise in Röllchen schneiden. Mit dem Ricotta gut vermischen, mit etwas Salz und Pfeffer würzen und vorsichtig mit den Garnelen vermengen.

_2. Den Rucola waschen, trockenschütteln und verlesen, dabei die groben Stiele entfernen. Die Brotscheiben toasten. Die Knoblauchzehe schälen, halbieren und die Brotscheiben damit einreiben. Die Garnelen-Mischung darauf verteilen und mit den Rucolablättchen garnieren.

_***Tipp:*** Ricotta ist ein relativ fettarmer Frischkäse aus Molkeneiweiß. Ersatzweise können Sie körnigen Frischkäse, Hüttenkäse, verwenden.

Krabben auf Pumpernickel

➤ *Zutaten für 2 Personen:*
50 g Magerquark | 4 EL fettarmer Joghurt | Salz, Pfeffer | 4 Scheiben Pumpernickel | 2 EL Schnittlauchröllchen | 1 Karambole | 125 g gekochte und geschälte Krabben

Zubereitungszeit: 10 Minuten
Pro Portion ca.: 200 kcal | 20 g Eiweiß | 2 g Fett | 25 g Kohlenhydrate

➤ *Zubereitung:*

_1. Den Quark, den Joghurt, Salz und Pfeffer zu einer glatten Creme verrühren. Den Pumpernickel damit bestreichen und mit den Schnittlauchröllchen bestreuen.

_2. Die Karambole in sternförmige Scheiben schneiden. Etwa 3 Scheiben der Karambole in Würfel schneiden, locker mit den Krabben mischen und auf die Brote verteilen. Die Brote auf zwei Tellern anrichten und mit den Frucht-Sternen und Schnittlauch garniert servieren.

_*Genusstipp:* Das Krabbenfleisch harmoniert auch hervorragend mit Dill. Verwenden Sie statt des Schnittlauchs 3–4 Stängel Dill: waschen, trockenschütteln, die Blättchen abzupfen und unter die Quarkcreme mischen.

TIPP

Ideale Snacks

➤ **Ideal, vitalstoffreich und fettfrei:** Frische Früchte nach Saison und persönlicher Vorliebe.

➤ **Knackig und frisch:** Möhren, Paprikaschoten, Kohlrabi, Sellerie und andere Gemüsesorten.
(Aufgrund des geringen Kohlenhydratanteils ohne Wirkung bei Konzentrationsmangel und Müdigkeit)

➤ **Herzhaft und sättigend:** Vollkornbrot mit pflanzlichem Aufstrich, Frischkäse, Kräuterquark oder einem fettfreien Aufstrich (s. Seite 95) und Tomaten, Gurken, Paprika oder frische Kräuter. Knäckebrot mit Hüttenkäse oder zu Fruchtquark.

➤ **Schnell und konzentrationsfördernd:** 1 Banane, 1 Hand voll Nüsse oder Samen, z.B. Walnüsse, Pistazien, Kürbiskerne oder Studentenfutter.

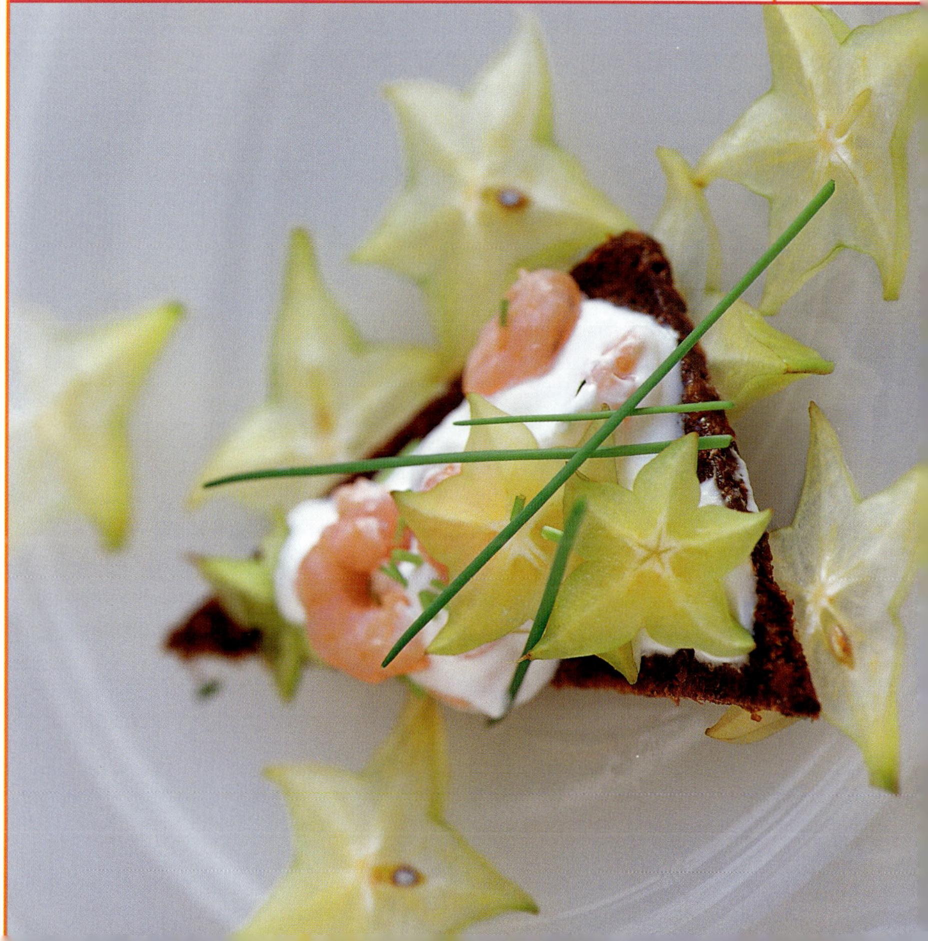

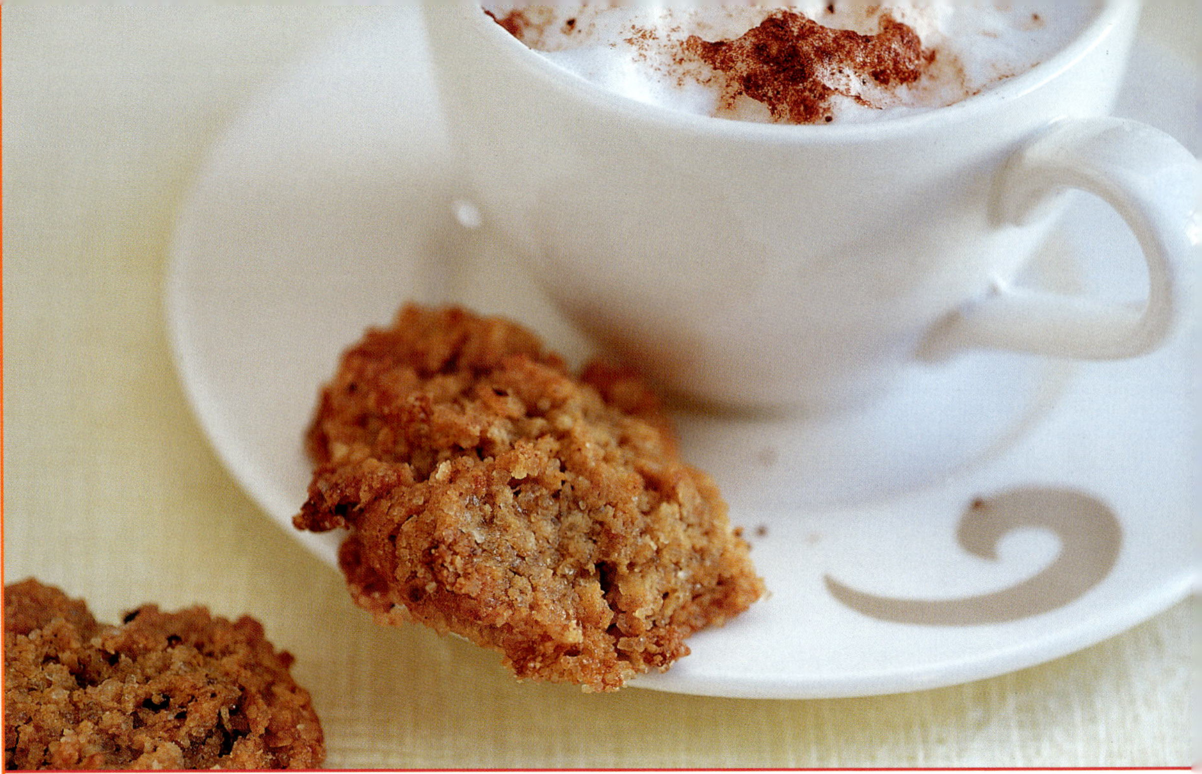

Knusperkekse

➤ ***Zutaten für 32 Stück:***
100 g Halbfettbutter oder -margarine | 85 g feine Haferflocken | 140 g Zucker | 1 Msp. Salz | 2 EL Mehl | 1 Ei | 1 TL Vanillezucker
Was Sie sonst noch brauchen: Backpapier für das Blech

Zubereitungszeit: 25 Minuten
Plus Backzeit: 5 Minuten
Pro Stück ca.: 44 kcal | 1 g Eiweiß | 2 g Fett | 7 g Kohlenhydrate

➤ ***Zubereitung:***

_1. Den Backofen auf 200° vorheizen. Die Butter oder Margarine bei schwacher Hitze schmelzen lassen. Die Haferflocken hinzufügen und unter Rühren darin bei mittlerer Hitze goldgelb bräunen.

_2. Die Haferflocken in eine Rührschüssel geben und mit dem Handrührgerät den Zucker, das Salz, Mehl, das Ei und den Vanillezucker unterrühren. Ein Blech mit Backpapier auslegen und im Abstand von etwa 5 cm je 1 TL Teig darauf setzen. Die Kekse im Backofen (Mitte, Umluft 200°) 5 Minuten backen.

_3. Die Knusperkekse ganz auskühlen lassen und dann sofort in eine gut schließende Dose legen. Andernfalls werden die Kekse schnell weich.

_***Wohlfühltipp:*** Haferflocken enthalten mehr hochwertiges Eiweiß als andere Getreide. Auch ihr Gehalt an den wertvollen, ungesättigten Fettsäuren – unverzichtbar, weil sie den Stoffwechsel »schmieren« – ist für ein Getreide ungewöhnlich hoch. Weiteres Plus: Haferflocken machen schnell und anhaltend satt und fördern die Verdauung.

_***Wohlfühltipp:*** Gestresst? Heißhunger auf Süßes? Zucker plus Fett plus Stresshormone lähmen den Fettabbau gleich dreifach. Lachen Sie lieber. Lächeln vermindert die Konzentration der Stresshormone im Blut, vertreibt Ihre niedergeschlagene Stimmung und bringt reichlich frischen Sauerstoff in den Körper. Gut für die kleinen grauen Zellen sowie die Fettverbrennung!

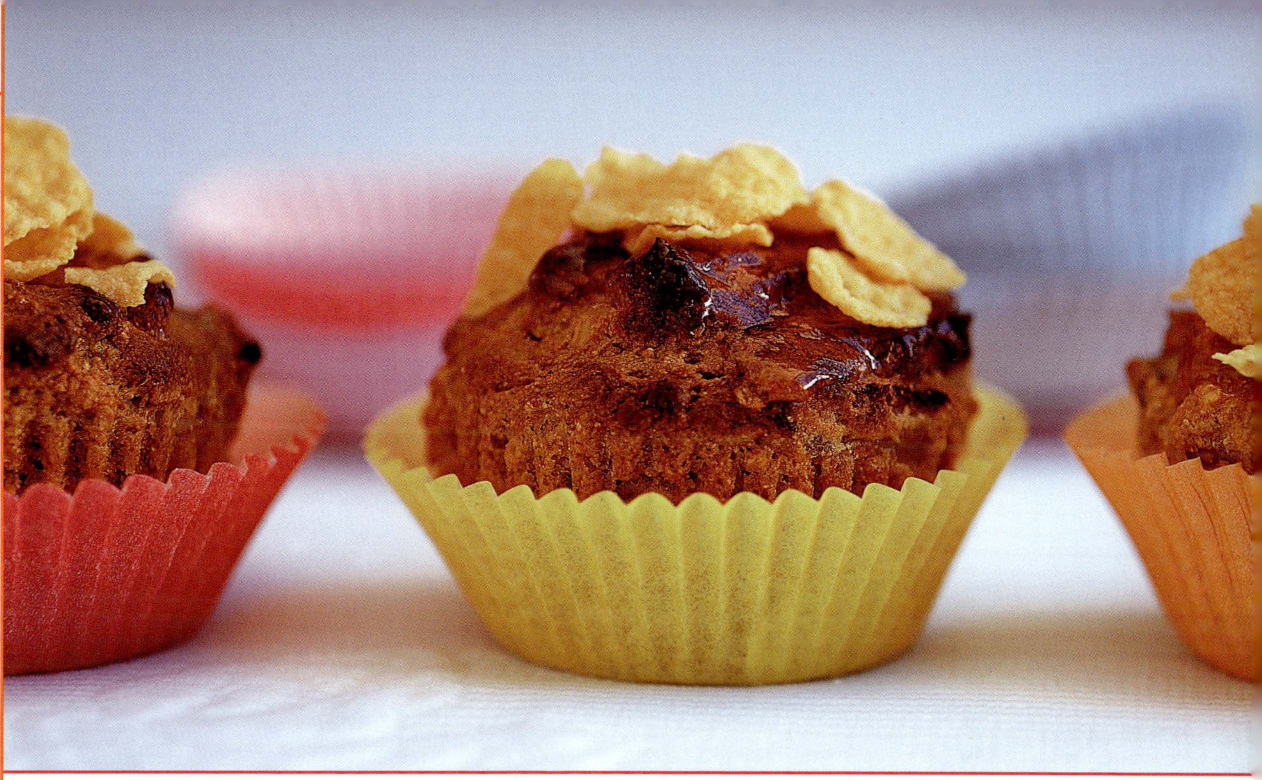

Muffins mit Cornflakes

➤ ***Zutaten für 12 Stück:***
8 getrocknete Aprikosen |
2 mittelgroße Möhren |
2 Eier | 4 EL Honig |
50 g gehackte Mandeln |
abgeriebene Schale von 1/2 unbehandelten Orange |
150 g Weizenmehl (Type 1050) |
2 TL Backpulver
Was Sie sonst noch brauchen:
1 Muffinblech | Fett für die Form oder 12 Papier-Backförmchen |
2 EL Aprikosenkonfitüre |
25 g Cornflakes

Zubereitungszeit: 20 Minuten
Plus Backzeit: 20 Minuten
Pro Stück ca.: 125 kcal |
4 g Eiweiß | 4 g Fett |
20 g Kohlenhydrate

➤ ***Zubereitung:***

_1. Den Backofen auf 200° vorheizen. Die Aprikosen in feine Streifen schneiden. Die Möhren waschen, putzen und fein raspeln. Die Möhren mit den Eiern und dem Honig verquirlen. Die Aprikosen, die Mandeln und die Orangenschale unterrühren.

_2. Das Mehl und das Backpulver mischen, durch ein Sieb auf die Möhrenmasse geben und mit dem Handrührgerät zu einem festen Teig verrühren.

_3. Die Vertiefungen des Muffinblechs dünn einfetten bzw. die Papierförmchen nebeneinander in eine Auflaufform setzen. Den Teig in die Vertiefungen des Muffinblechs bzw. in die Papierförmchen füllen und im Backofen (Mitte, Umluft 180°) in 20 Minuten goldbraun backen.

_4. Die Muffins auf einem Kuchengitter etwas auskühlen lassen. Inzwischen die Aprikosenkonfitüre in einem kleinen Topf mit 2 EL Wasser bei schwacher Hitze erwärmen, bis sie flüssig ist. Die Muffins mit der Konfitüre bestreichen, mit Cornflakes bestreuen und diese leicht andrücken.

_ ***Tipp:*** Machen Sie mit einem Holzstäbchen die Garprobe, bevor Sie die Muffins aus dem Ofen nehmen: Bleibt Teig daran haften, müssen sie noch ein paar Minuten backen, bleibt das Stäbchen sauber, sind die Muffins fertig.

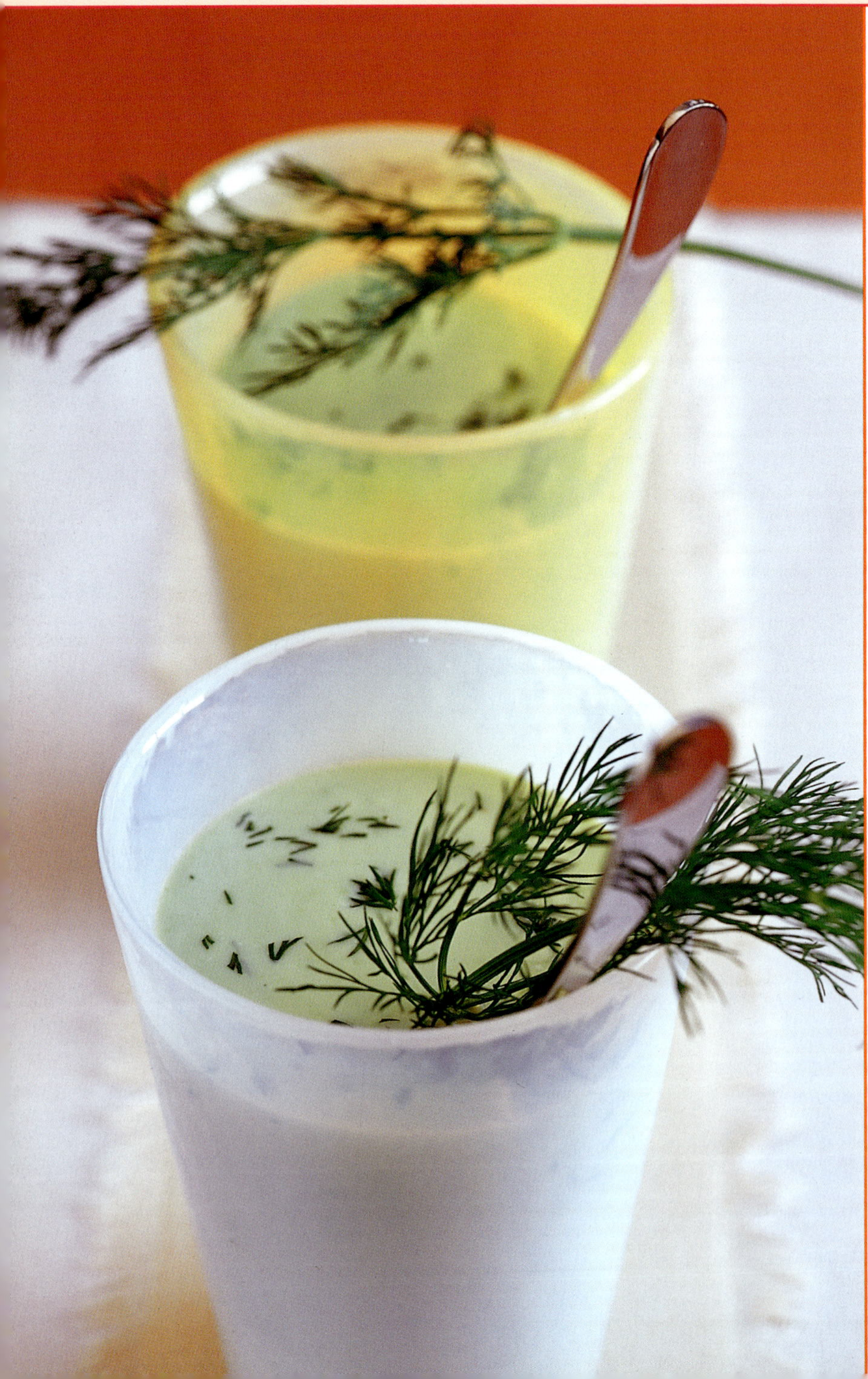

Avocadococktail

➤ ***Zutaten für 2 Gläser:***
1/2 Avocado (ca. 100g) | Saft von 1/2 Zitrone | 2 EL Meerrettich | 2 EL frisch gehackter Dill | 500 ml Sojadrink | Salz, Pfeffer

Zubereitungszeit: 10 Minuten
Pro Glas ca.: 220 kcal | 9 g Eiweiß | 17 g Fett | 9 g Kohlenhydrate

➤ ***Zubereitung:***

_1. Das Fruchtfleisch der halben Avocado mit einem Löffel aus der Schale lösen und mit einer Gabel leicht zerdrücken. Die Avocado, den Zitronensaft, den Meerrettich, 1 EL Dill und den Sojadrink fein pürieren.

_2. Den Cocktail mit Salz und Pfeffer abschmecken und in zwei Gläser füllen. Mit dem restlichen Dill bestreuen und servieren.

_***Tipp:*** Eine reife Avocado erkennen Sie daran, dass sie unter Druck ganz leicht nachgibt. Achten Sie beim Einkauf darauf, dass die Früchte keine schadhaften Stellen aufweisen.

_***Wohlfühltipp:*** Avocados sind fürs Wohlbefinden unentbehrlich. Die grüne Frucht enthält 30 Prozent wertvolles Pflanzenfett und viel Vitamin B. Sie ist lässt die Haare glänzen und sorgt für seidenweiche Haut.

Buttermilch-Möhren

➤ ***Zutaten für 2 Gläser:***
2–3 Orangen (ca. 250 ml Saft) | 2 TL Honig oder Zucker | 1/2 TL gemahlener Zimt | 500 g Möhren (ca. 200 ml Saft) | 100 g kalte Buttermilch

Zubereitungszeit: 15 Minuten
Pro Glas ca.: 75 kcal | 2 g Eiweiß | 0 g Fett | 17 g Kohlenhydrate

➤ ***Zubereitung:***
_1. Den Orangensaft auspressen und gut mit dem Honig oder dem Zucker und dem Zimt verquirlen.
_2. Die Möhren waschen, putzen und entsaften. Den Orangensaft und den Möhrensaft mischen, in zwei Gläser füllen und mit der Buttermilch aufgießen. Mit Zimt bestäuben.

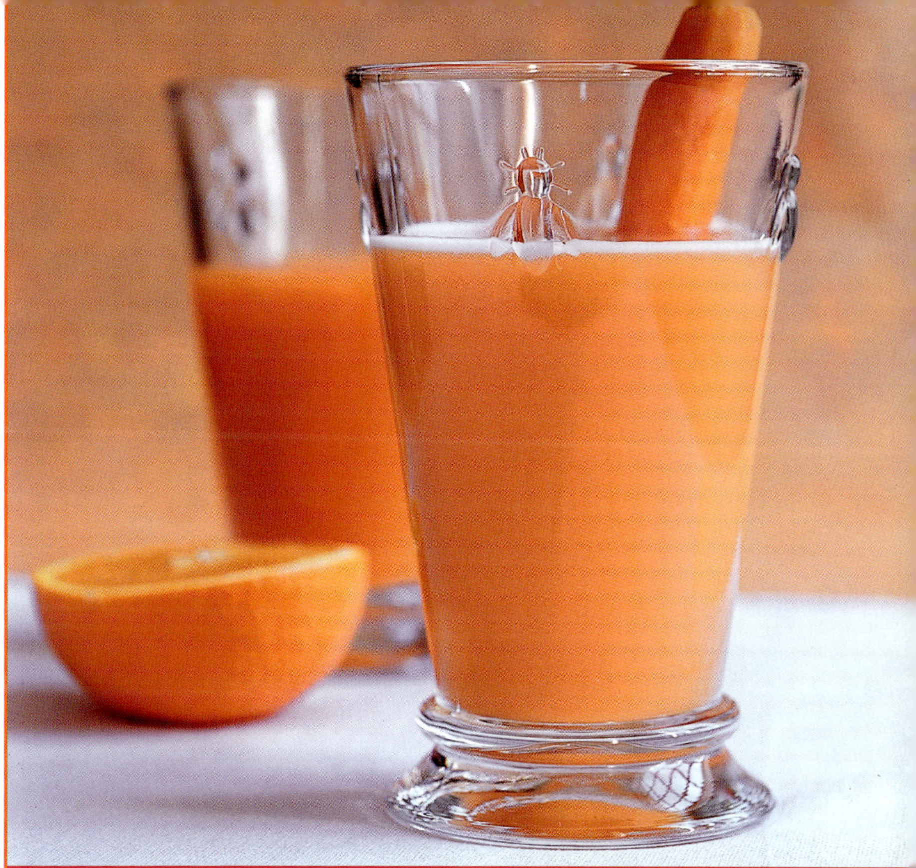

Pikantes Kraftwerk

➤ ***Zutaten für 2 Gläser:***
450 g Knollensellerie | 2 gelbe Paprikaschoten | Cayennepfeffer | Mineralwasser | Zitronenmelisse | 2 Zitronenschnitze

Zubereitungszeit: 20 Minuten
Pro Glas ca.: 55 kcal | 4 g Eiweiß | 0 g Fett | 8 g Kohlenhydrate

➤ ***Zubereitung:***
_1. Den Sellerie schälen. Die Paprikaschoten halbieren, putzen und waschen. Den Sellerie und die Paprika im Entsafter entsaften. Den Saft mit Cayennepfeffer würzen und in zwei Longdrinkgläser füllen.
_Nach Geschmack mit Mineralwasser auffüllen, mit den Melisseblättchen und der Zitrone garnieren.

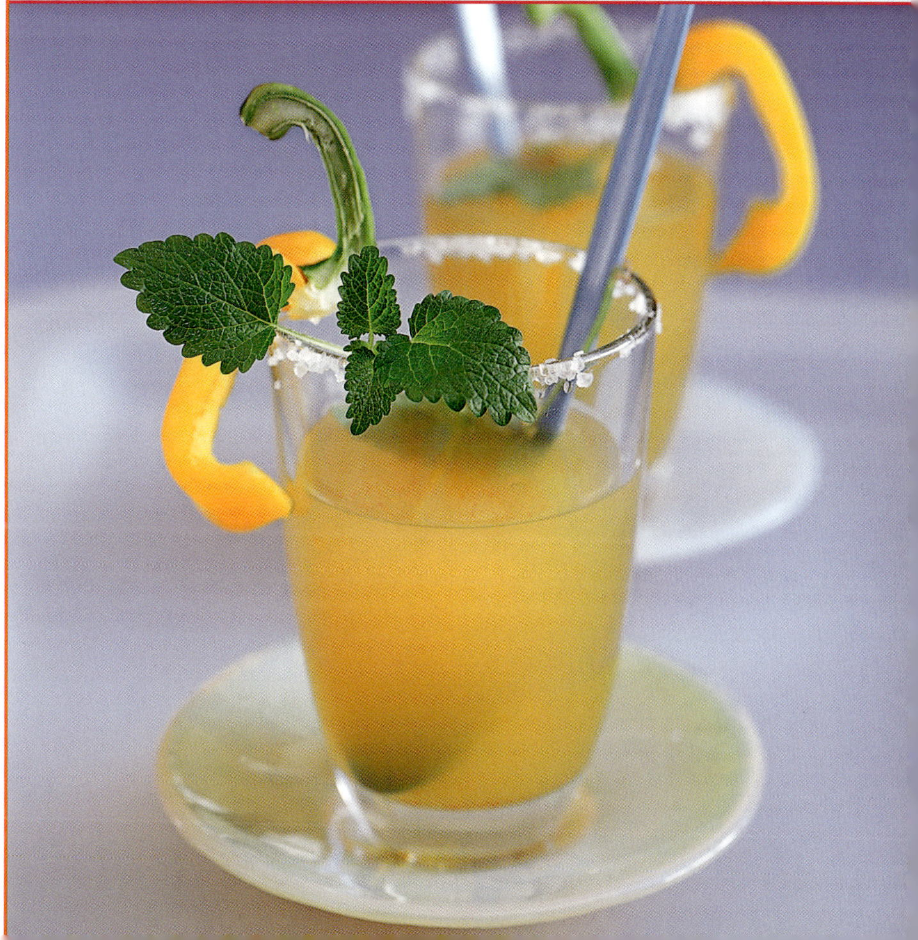

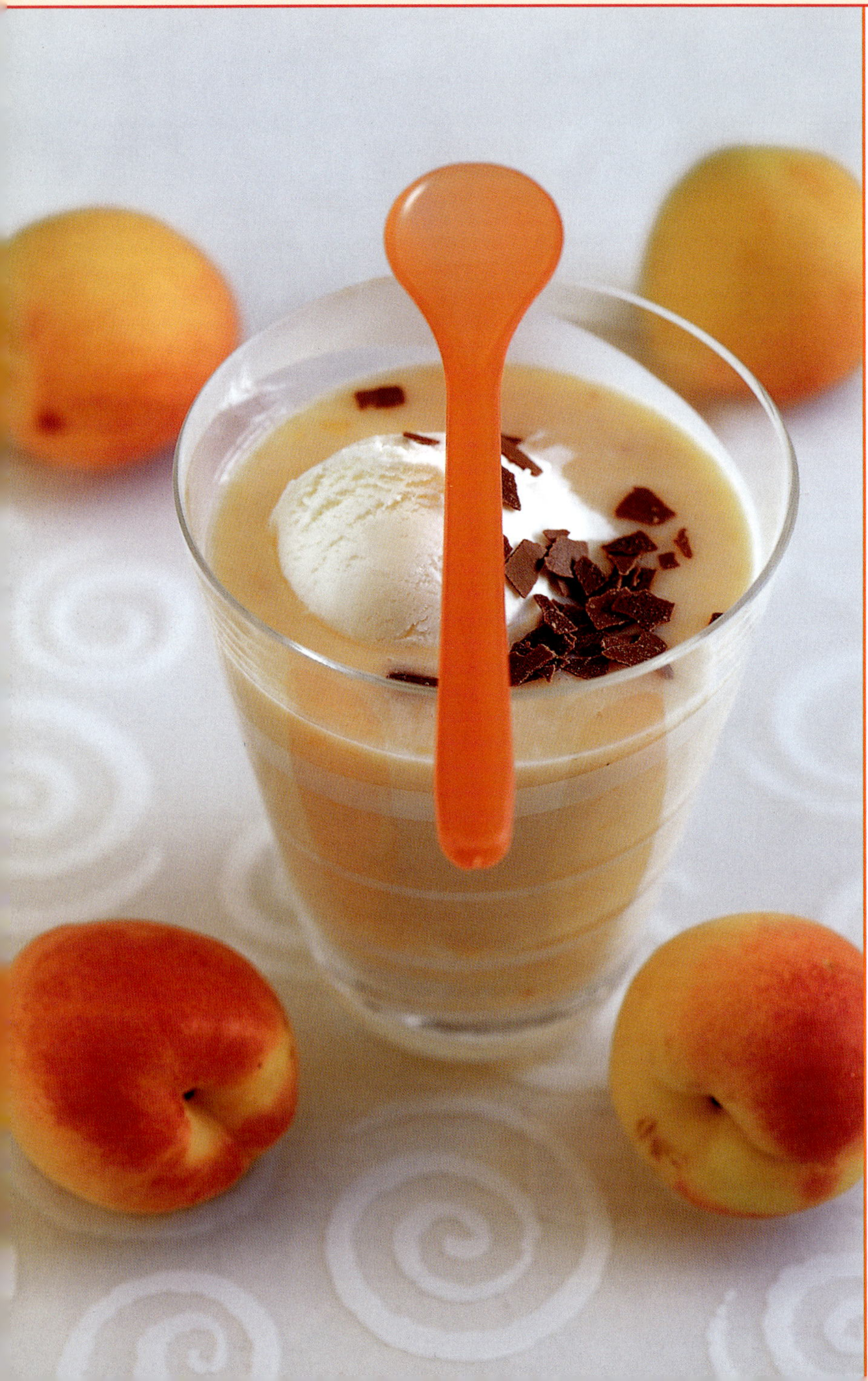

Aprikosenzauber

➤ ***Zutaten für 2 Gläser:***
5 reife Aprikosen | 250 g Buttermilch | 2 EL Zucker | 1 Päckchen Bourbon-Vanillezucker | Zitronensaft nach Geschmack |
2 Kugeln Joghurteis |
2 TL geraspelte Schokolade

Zubereitungszeit: 10 Minuten
Pro Glas ca.: 250 kcal | 7 g Eiweiß | 5 g Fett | 44 g Kohlenhydrate

➤ ***Zubereitung:***
_1. Die Aprikosen halbieren, den Kern entfernen und das Fruchtfleisch kleinschneiden. Die Aprikosen, die Buttermilch, Zucker und Vanillezucker fein pürieren. Mit Zitronensaft abschmecken.
_2. Den Aprikosenmix in zwei Gläser füllen und jeweils 1 kleine Kugel Joghurteis hineingeben. Mit den Schokoladenraspel bestreuen.

_***Wohlfühltipp:*** Schokolade? Ja, ein Häppchen Schokolade dürfen Sie sich schon ab und an mal gönnen, denn Schokolade macht glücklich und beruhigt. Sie können sie aber auch gut weglassen. Denn: Wer kennt das nicht, da will man »nur ein kleines Eckchen Schokolade naschen« und nachher ist die halbe Tafel weg. Sie müssen sich ja nicht in Versuchung bringen! (vgl. Seite 123)

Pink melon

➤ *Zutaten für 2 Gläser:*
250 g Wassermelone (vorbereitet gewogen) |
150 g frische Erdbeeren |
1 Banane |
2 TL Honig |
200 ml gekühlter Sojadrink |
evtl. Zitronensaft

Zubereitungszeit: 5 Minuten
Pro Glas ca.: 145 kcal | 4 g Eiweiß | 2 g Fett | 27 g Kohlenhydrate

➤ *Zubereitung:*

_1. Die Wassermelone in Stücke schneiden, eventuell die Kerne entfernen. Die Erdbeeren waschen, mit Küchenpapier trockentupfen und von den Stielen zupfen. Die Banane schälen und in Scheiben schneiden.

_2. Die Früchte und den Honig fein pürieren, den Sojadrink unterrühren. Eventuell mit etwas Zitronensaft abschmecken und den Fruchtmix in zwei Longdrinkgläser füllen.

_*Wohlfühltipp:* Soja, Tofu & Co. sind ideale Lebensmittel für Frauen: Regelmäßiger Verzehr von Sojaprodukten kann aufgrund ihres hohen Gehalts an pflanzlichen Hormonen, so genannte Phyto-Östrogene, vor Brustkrebs schützen sowie Probleme mit PMS und die typischen Beschwerden der Wechseljahre vermindern.

TIPP

4 Tipps für Naschkatzen

1. Ganz gezielt Lust auf Schokolade? Gönnen Sie sich ein kleines Stück! »Gesunde Snacks« zu knabbern macht jetzt keinen Sinn.
2. Lassen Sie sich nicht verleiten, ganze Tafeln Schokolade oder große Pralinenschachteln leer zu naschen. Kaufen Sie nur die Mini-Ausgaben: Schokoriegel, einzeln verpackte Pralinen etc.
3. Wenn Sie beim Naschen nur schwer ein Ende finden, putzen Sie sich nach dem kleinen Snack die Zähne und spülen Sie mit Mundwasser. Das erfrischt und nimmt die Lust auf Nachschub.
4. Süß und süffig, zugleich fettarm und erfrischend und richtig gut für zwischendurch sind Milchshakes, Buttermilch-, Soja-, Joghurtdrinks oder Smoothies.

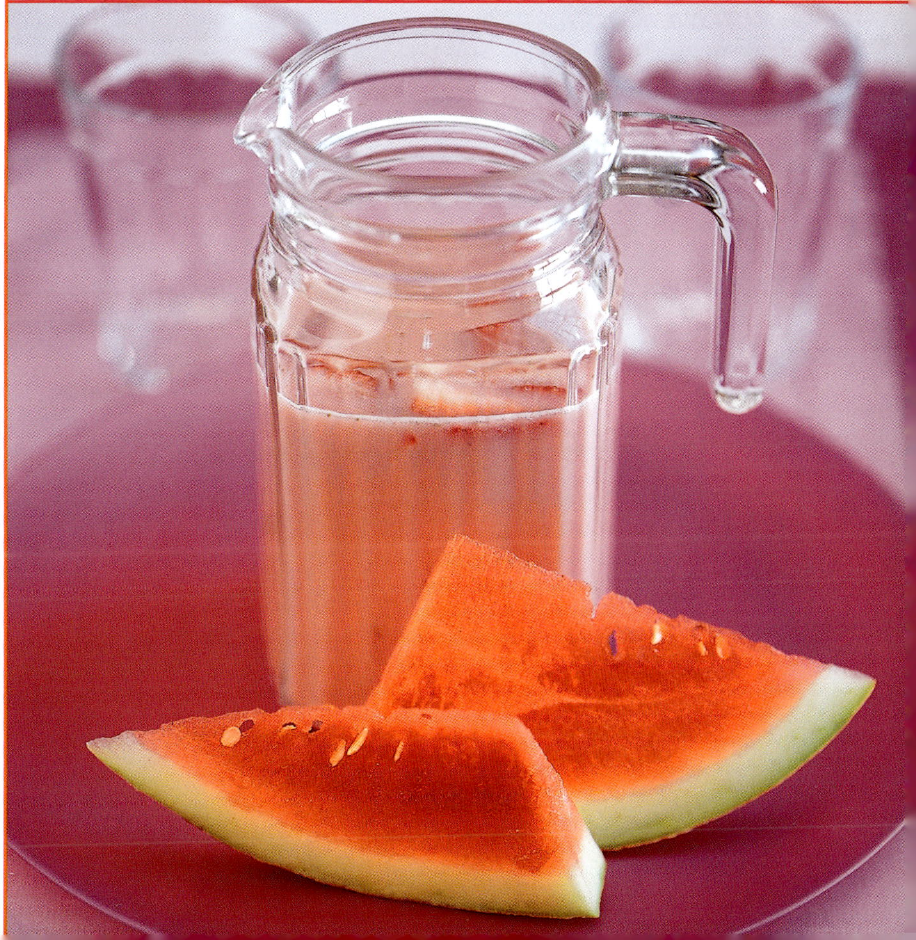

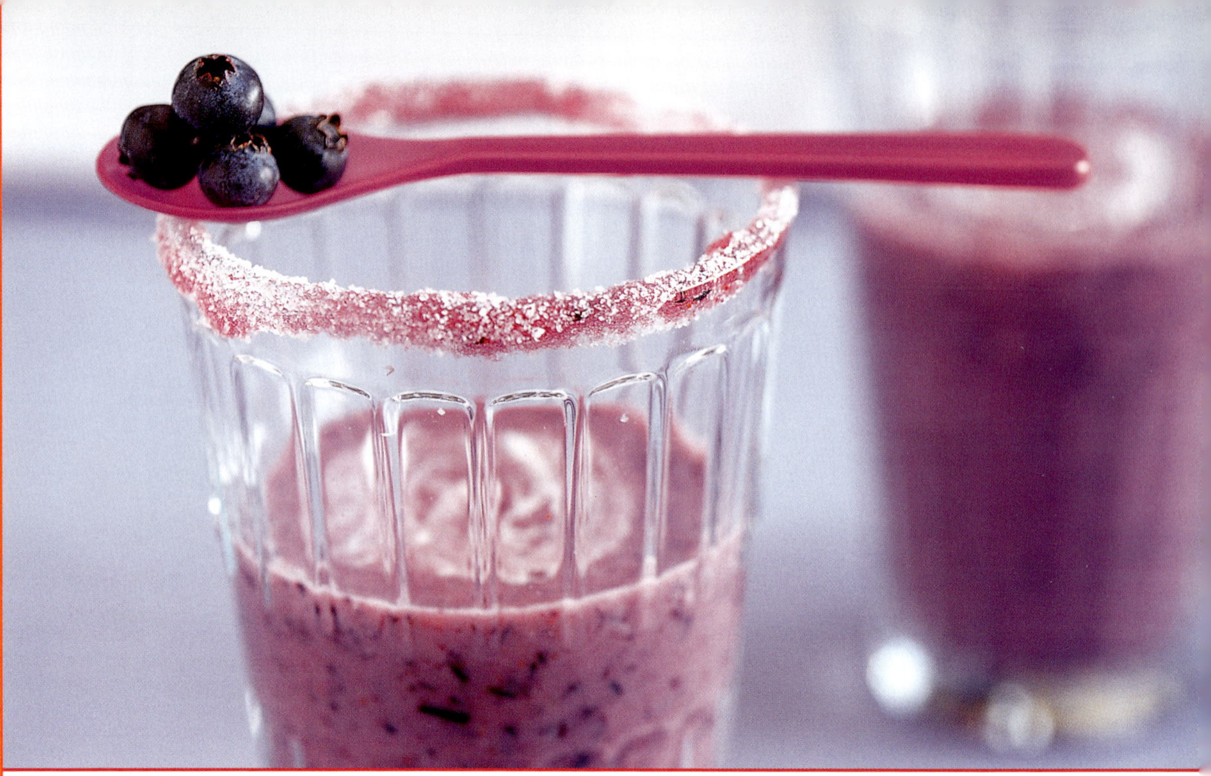

Heidelbeer-Shake »Blauer Engel«

➤ ***Zutaten für 2 Gläser:***
200 g Heidelbeeren |
2 EL Zucker |
Saft von 1 Zitrone |
300 g Kefir |
1/2 TL Piment (ersatzweise Muskatnuss oder Zimt)

Zubereitungszeit: 10 Minuten
Pro Glas ca.: 180 kcal |
6 g Eiweiß | 3 g Fett |
27 g Kohlenhydrate

➤ *Zubereitung:*

_1. Die Heidelbeeren verlesen, vorsichtig waschen und abtropfen lassen. 1 TL Beeren mit einer Gabel zerdrücken, mit dem Zucker mischen und in ein tiefes Schälchen füllen. Die Ränder zweier Longdrinkgläser rundum mit etwas Zitronensaft einreiben und in das Heidelbeerpüree tauchen.

_2. Den restlichen Zitronensaft, den Kefir und die Heidelbeeren fein pürieren – wenn Sie mögen, können Sie den restlichen Heidelbeerzucker ebenfalls dazugeben. Den Heidelbeer-Shake mit Piment abschmecken und in die Gläser füllen.

_*Heidelbeeren:* Die kleinen blauen Früchtchen haben es in sich! Der Farbstoff Myrtillin, Eisen und Vitamin C verbessern den Blutfluss und sorgen dafür, dass die Blutgefäße elastisch bleiben.

_*Wohlfühltipp:* Wenn Sie Quarkspeisen oder andere süße Snacks mit Zimt oder Vanille würzen, stoppen diese das Verlangen nach Süßigkeiten. Zimt wirkt zudem stärkend und anregend, Vanille aufheiternd und entspannend.

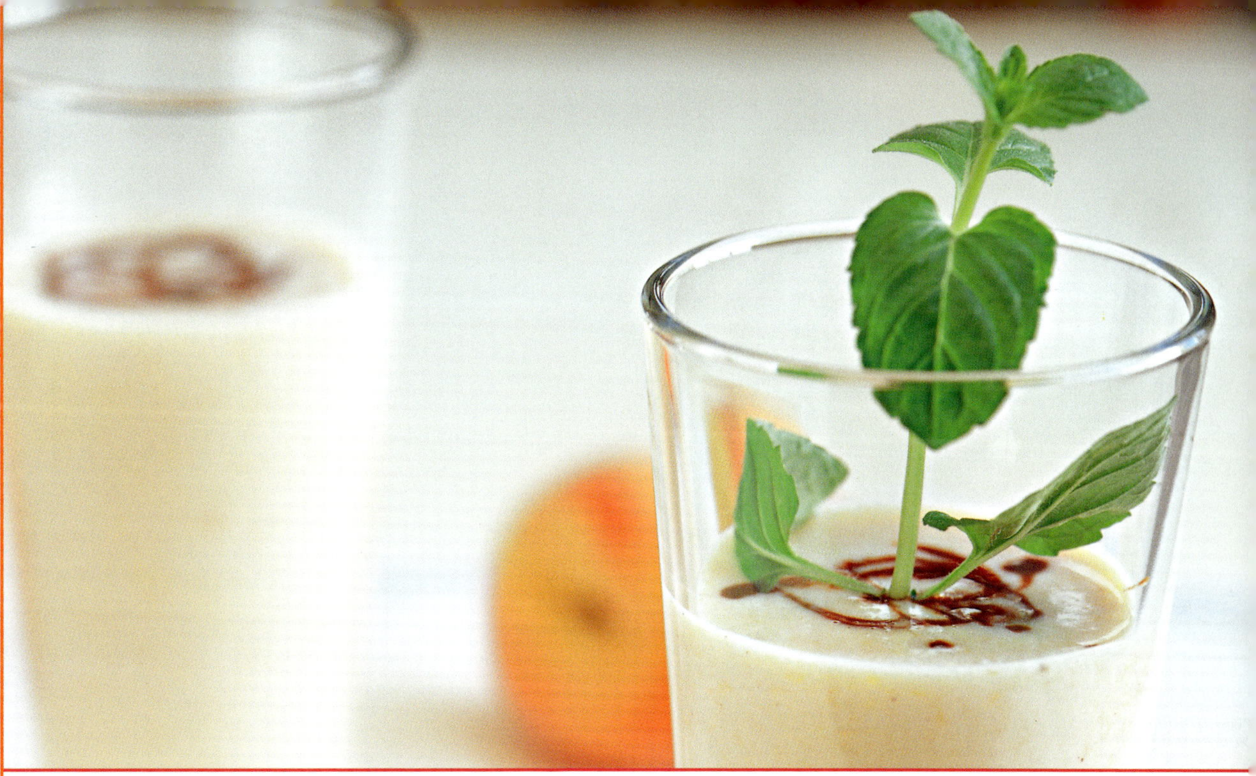

Cremiger Pfirsichshake

➤ *Zutaten für 2 Gläser:*
2 Pfirsiche |
1 Banane |
500 g Buttermilch |
1/2 TL gemahlener Zimt |
1 EL Honig |
2 Zweige Minze

Zubereitungszeit: 15 Minuten
Pro Glas ca.: 140 kcal |
5 g Eiweiß | *1 g Fett* |
29 g Kohlenhydrate

➤ *Zubereitung:*

_1. Die Pfirsiche über Kreuz einritzen, mit kochend heißem Wasser überbrühen, mit kaltem Wasser abschrecken, häuten, halbieren, vom Kern befreien und das Fruchtfleisch in Stücke schneiden. Die Banane schälen und in Scheiben schneiden.

_2. Die Pfirsiche und die Banane zusammen mit der Buttermilch, Zimt und dem Honig fein pürieren. In zwei Gläser füllen und mit je einem Minzezweig garnieren.

_*Tipp:* Statt die Pfirsiche aufwändig zu häuten, können Sie sie auch ganz dünn schälen.

_*Wohlfühltipp:* Die Banane macht nicht nur Shakes und Fruchtjoghurts oder -quarkzubereitungen schön süß und cremig. Bananen beruhigen und machen glücklich, wahrscheinlich weil sie aufgrund Ihres Gehalts an Kohlenhydraten und Tryptophan (ein Eiweißbaustein) die Produktion von Serotonin anregen. Dieses so genannte »Glückshormon« hilft Ihnen aus jedem Stimmungstief. Walnüsse haben einen ähnlichen »Gute Laune-Effekt«.

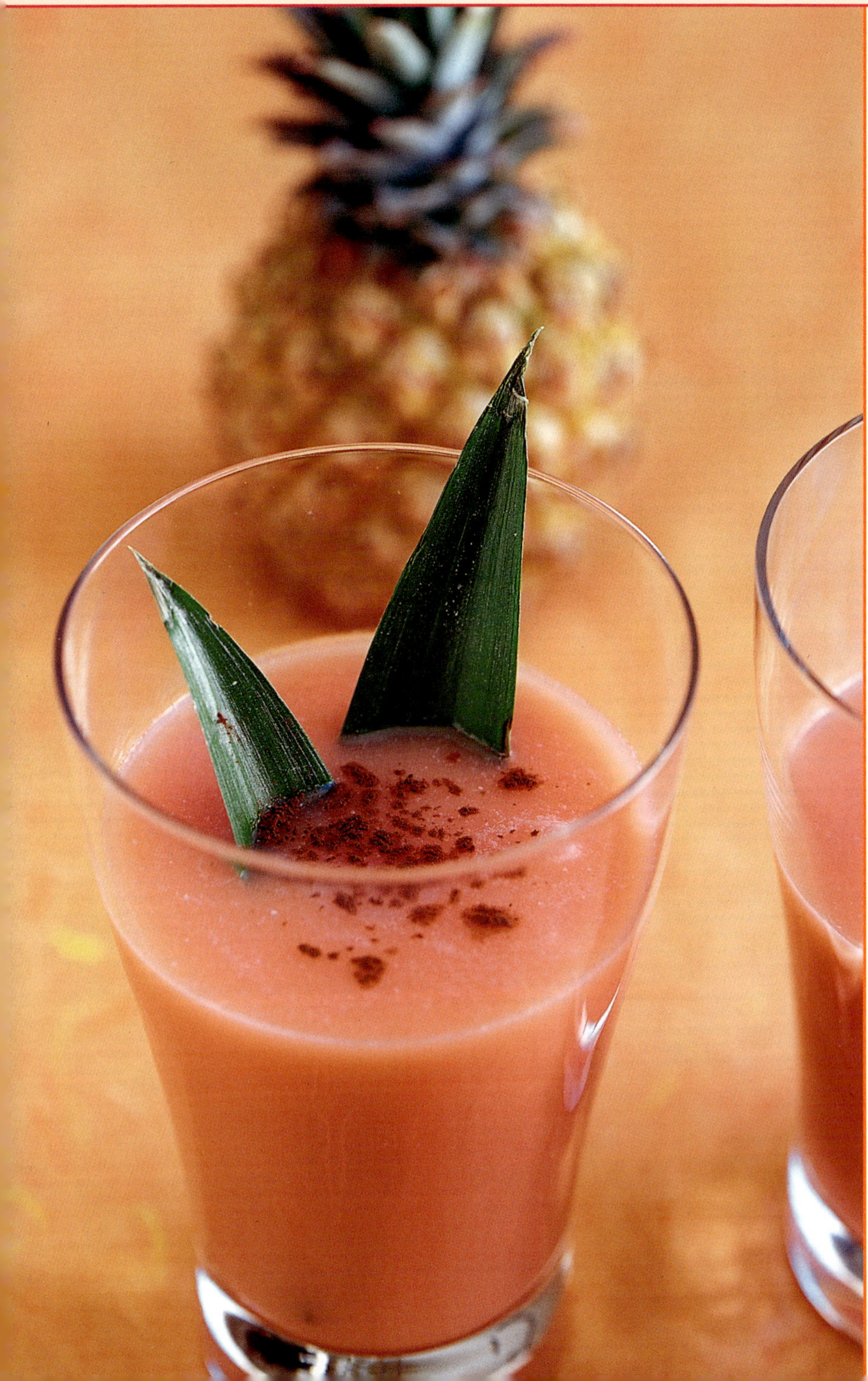

Kokos-Ananas-Shake

➤ ***Zutaten für 2 Gläser:***
2 Blutorangen (ca. 200 ml Saft) |
200 ml Ananassaft |
150–200 ml Kokosmilch (nach Geschmack) |
1 TL Kakaopulver

Zubereitungszeit: 5 Minuten
Pro Glas ca.: 70 kcal | 2 g Eiweiß | 1 g Fett |
13 g Kohlenhydrate

➤ ***Zubereitung:***

_1. Die Blutorangen auspressen und den Saft mit dem Ananassaft und der Kokosmilch verquirlen. Den Shake in zwei Gläser füllen, mit Kakaopulver bestäuben und servieren.

_*Tipp:* Sie können auch frische Ananas entsaften: 1/2 Ananas schälen, dabei die braunen »Augen« entfernen, und vom harten Strunk befreien. Zwei Stücke Ananas zum Garnieren beiseite legen. Das restliche Fruchtfleisch im Entsafter entsaften.

_*Tipp:* Wenn Sie keinen Entsafter haben, können Sie selbstverständlich auch die entsprechende Menge Frucht- bzw. Gemüsesaft verwenden. Achten Sie aber darauf, dass es sich um reinen Saft handelt. Finger weg von »Fruchtsaftgetränken« und »Nektaren«!

Eisiger Ananas-Mandel-Shake

➤ ***Zutaten für 2 Gläser:***
1/2 reife Ananas (ersatzweise 250 ml Ananassaft) |
Saft von 1/2 Limette | 1 EL Zucker |
1 EL ungesüßtes Mandelmus (Reformhaus) |
75 g Joghurteis |
1 kleine Kiwi | 4–6 Eiswürfel |
frische Minzeblättchen

Zubereitungszeit: 20 Minuten
Pro Glas ca.: 180 kcal | 4 g Eiweiß | 8 g Fett | 25 g Kohlenhydrate

➤ ***Zubereitung:***

_1. Die Ananas schälen, dabei die braunen »Augen« entfernen. Die Frucht längs vierteln und den harten mittleren Strunk herausschneiden. Das Fruchtfleisch in Stücke schneiden und in eine hohe Rührschüssel geben.

_2. Die Ananas, den Limettensaft, den Zucker und das Mandelmus zu einer glatten Creme pürieren. Das Joghurteis dazugeben und nochmals kurz durchrühren.

_3. Die Kiwi schälen und in Spalten oder in dicke Scheiben schneiden. Die Eiswürfel in zwei Longdrinkgläser geben. Den Shake darüber gießen, mit Kiwi und Minzeblättchen garnieren und sofort servieren.

_*Wohlfühltipp:* Lecker und schön süß ist die saftige Exotin, genießen Sie den Cocktail! Blenden Sie dabei den Alltag einfach ein paar Minuten aus und träumen Sie vom Sonnenurlaub.

TIPP

Finger weg von Diäten die versprechen, …

➤ … dass die Pfunde nur so purzeln. Ohne Augenwischerei betrachtet: Crashdiäten gaukeln zunächst einen enormen Gewichtsverlust vor, weil der Körper Wasser und Muskelmasse verliert. Hinterher packt er dann aber mehr Fett in seine Depots als zuvor – für zukünftige Notzeiten.

➤ … dass Sie essen können, was Sie wollen und trotzdem abnehmen. Wird mehr Energie zugeführt als verarbeitet, nimmt man zu.

➤ … dass Nahrungsergänzungsprodukte die Fettdepots schmelzen lassen wie Eis in der Sonne. Weder Enzyme noch Carnitin, tropische Früchte, Eiweißzusätze oder sonstige Präparate bringen die Fettdepots dazu, ihre Vorräte einfach so aufzugeben.

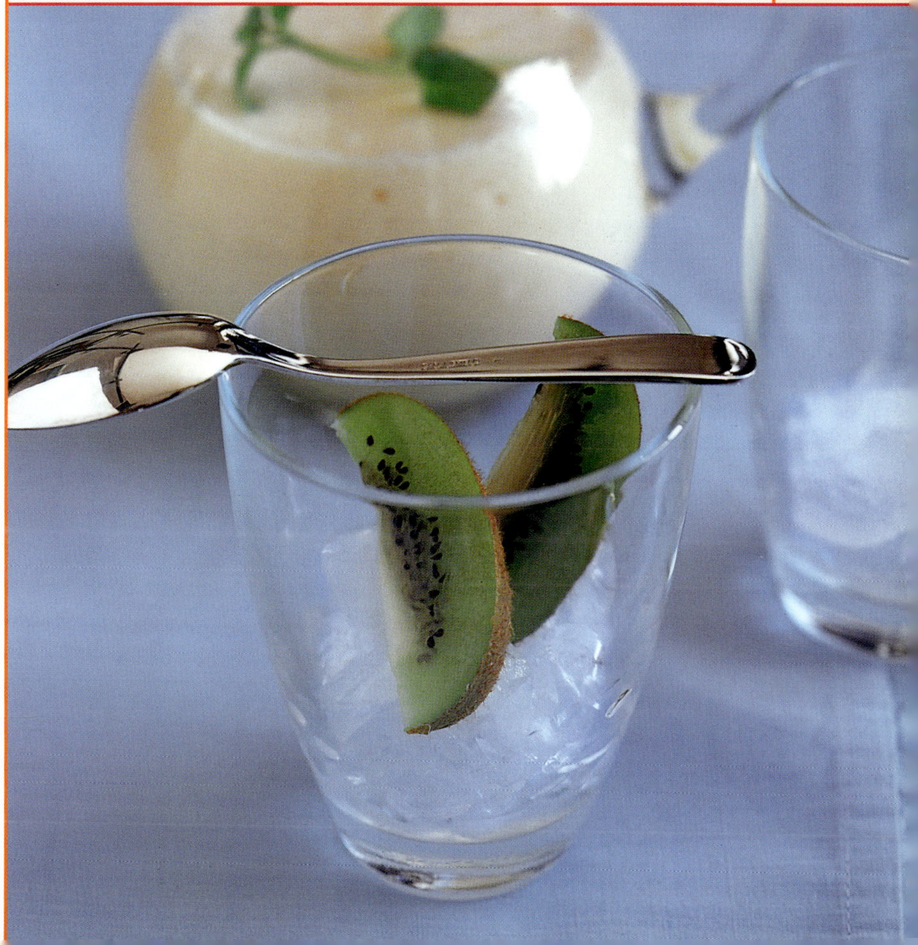

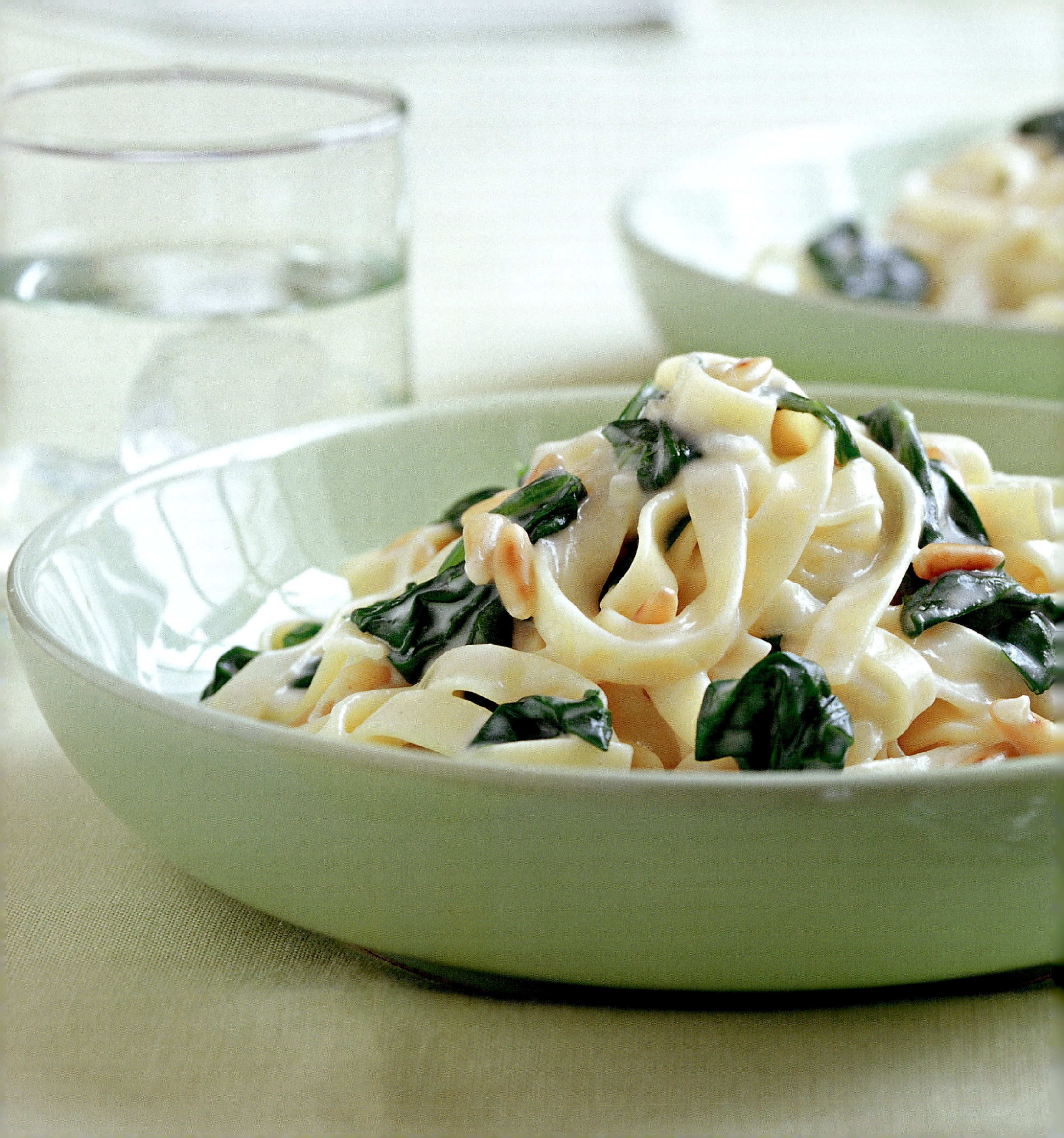

SAFT & KRAFT

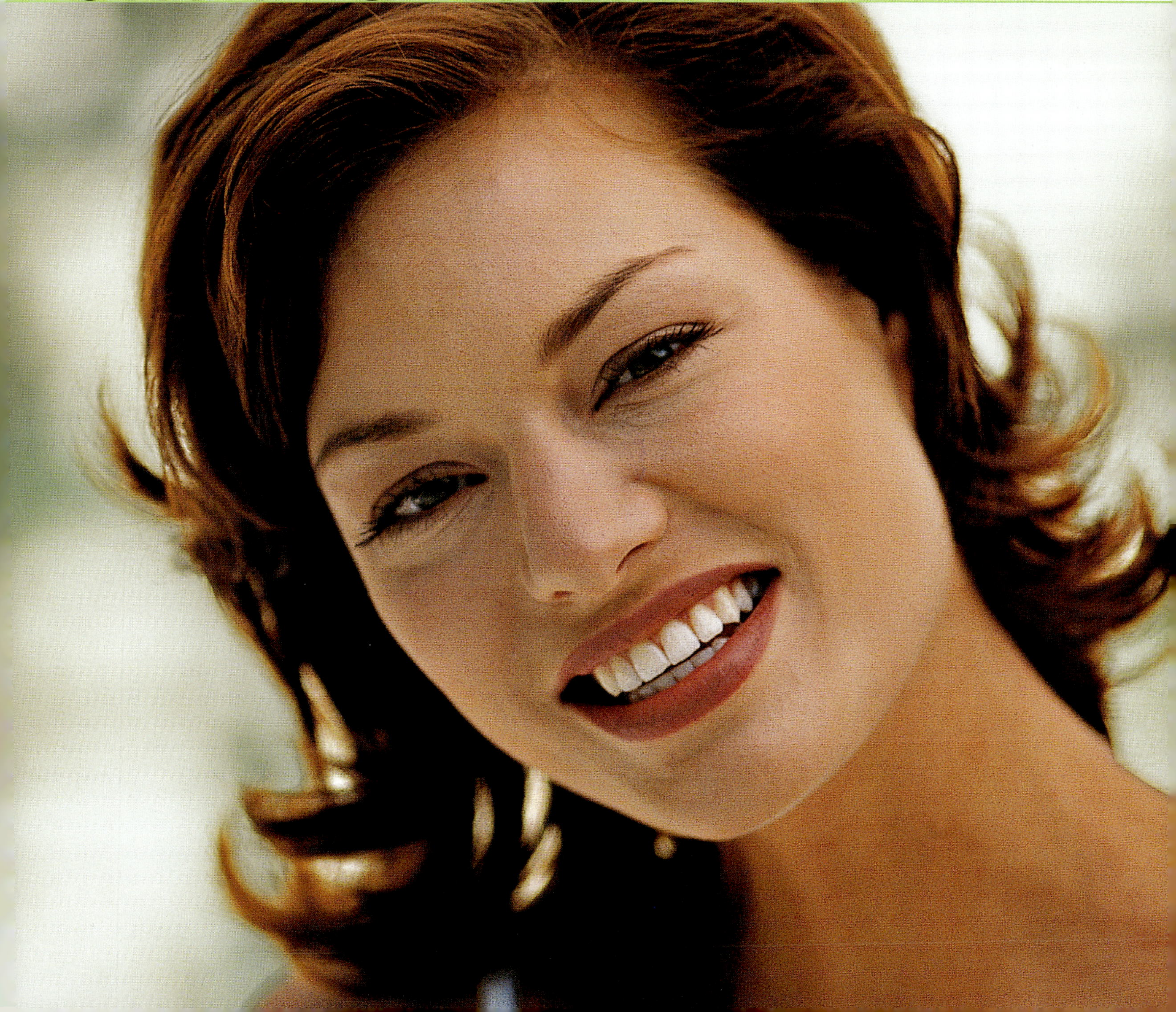

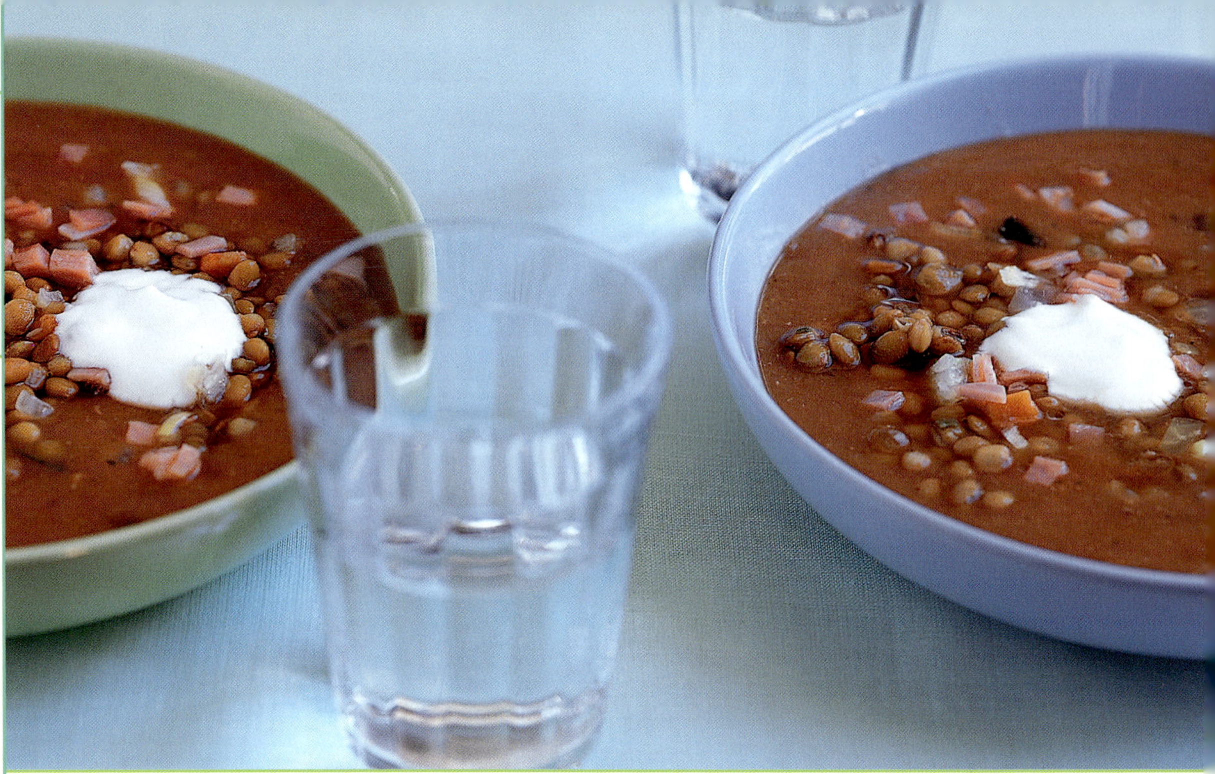

Linsencremesuppe

➤ *Zutaten für 2 Personen:*
1 Dose Linsen mit Suppengrün (530 g Abtropfgewicht) | 1 Zwiebel | 60 g gekochter Vorderschinken | 1 EL Öl | 125 ml Geflügel- oder Gemüsebrühe | 1 TL abgeriebene Schale von 1 unbehandelten Zitrone | 1 EL Tomatenmark | 2 EL Aceto Balsamico | 1 Prise Zucker | Salz, Pfeffer | 2 EL saure Sahne

Zubereitungszeit: 15 Minuten
Pro Portion ca.: 440 kcal | 32 g Eiweiß | 10 g Fett | 56 g Kohlenhydrate

➤ *Zubereitung:*

_1. 2 EL Linsen abnehmen und beiseite stellen. Die restlichen Linsen samt Flüssigkeit pürieren. Die Zwiebel schälen und fein würfeln. Den Schinken vom Fettrand befreien und in kleine Würfel schneiden.

_2. Das Öl in einem beschichteten Topf erhitzen. Die Zwiebel und den Schinken bei schwacher Hitze andünsten. Mit der Brühe ablöschen und das Linsenpüree unterrühren. Zitronenschale, Tomatenmark und Essig dazugeben. Aufkochen lassen und mit Zucker, Salz und Pfeffer abschmecken. Die restlichen Linsen in der Suppe erwärmen.

_3. Die Suppe in zwei tiefe Teller füllen und jeweils 1 EL saure Sahne in die Mitte geben.

_ ***Wohlfühltipp:*** Sie haben bereits Ihre Wunschfigur, ärgern sich aber über Ihren kleinen Bauch? Das geht nicht nur Ihnen so: mehr als 70 Prozent der Frauen teilen dieses Schicksal.

_Diese kleine Wölbung ist aber aus anatomischen Gründen gar nicht vermeidbar und eigentlich sogar ganz sexy. Durch eine aufrechte Haltung können Sie den »Bauch« optisch wegmogeln: Schultern zurück und den Rücken gerade halten.

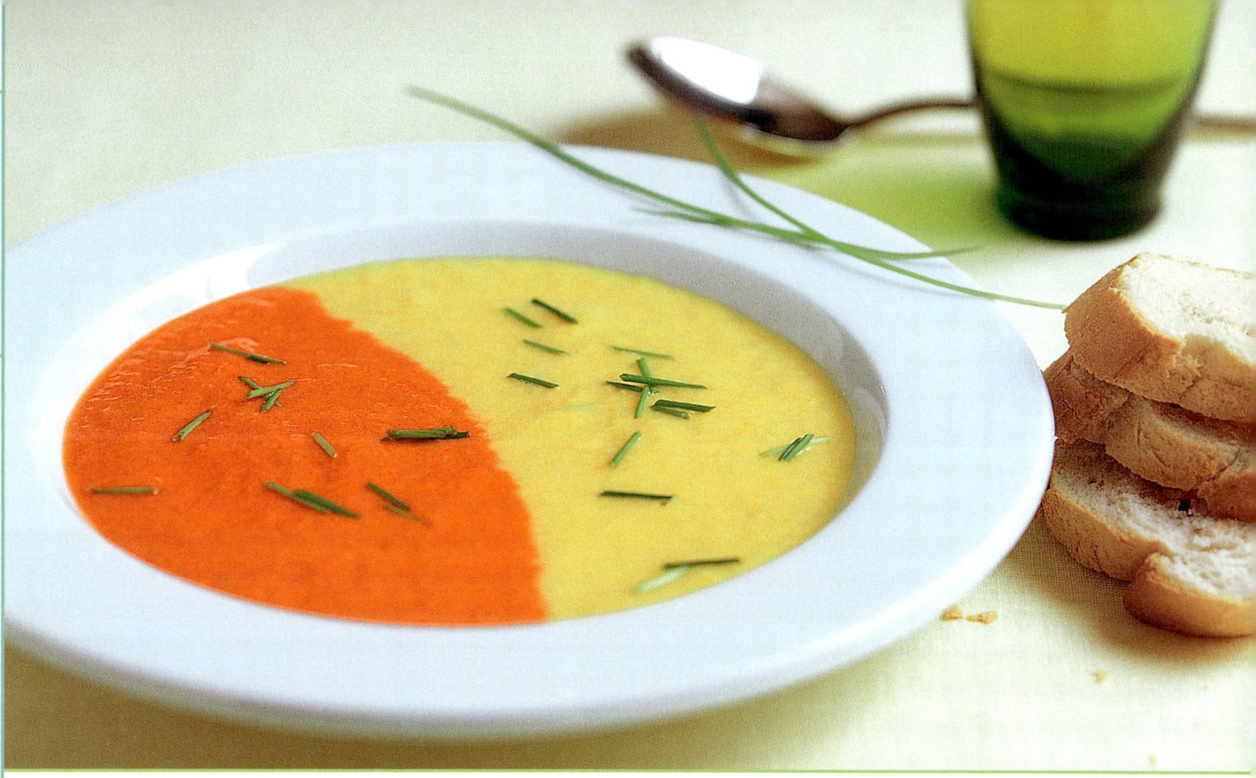

Kalte Paprikasuppe

➤ ***Zutaten für 2 Personen:***
2 gelbe Paprikaschoten | 2 rote Paprikaschoten | 1 EL Joghurt | 2 EL Zitronensaft | 100 ml Gemüsefond oder Gemüsebrühe | Salz | Zucker | 2 EL Aceto Balsamico | 1 TL Öl | 1 Knoblauchzehe | 1 Msp. Sambal Oelek | 2 EL Schnittlauchröllchen

Zubereitungszeit: 30 Minuten
Pro Portion ca.: 115 kcal | 4 g Eiweiß | 4 g Fett | 13 g Kohlenhydrate

➤ ***Zubereitung:***

_1. Den Backofen auf 240° vorheizen. Die Paprikaschoten halbieren, putzen, waschen und mit der gewölbten Seite nach oben auf ein Backblech legen. Im Backofen (Mitte) 10–15 Minuten backen, bis die Haut schwarz wird und Blasen wirft. Dann herausnehmen und die Paprikahälften unter einem feuchten Küchenhandtuch 5 Minuten schwitzen lassen. Die Paprikahälften häuten, in kleine Würfel schneiden und nach Farben getrennt weiterverarbeiten.

_2. Die gelben Paprikas mit dem Joghurt, dem Zitronensaft und 50 ml Fond pürieren. Das Püree mit Salz und Zucker abschmecken. Die roten Paprikas mit Essig, Öl, Knoblauch und dem restlichen Fond pürieren, mit Sambal Oelek würzen.

_3. Beide Paprikapürees gleichzeitig von links und rechts in zwei tiefe Teller füllen, mit Schnittlauch bestreuen und kalt servieren.

_***Wohlfühltipp:*** Frische Paprikaschoten enthalten mehr als drei Mal soviel Vitamin C wie Apfelsinen. Wobei die roten Schoten noch vitaminreicher sind als die grünen. Sie sind gut für Kreislauf und Verdauung und wirken antibakteriell. Achten Sie beim Kauf auf eine glatte, glänzende Haut und einen knackigen grünen Stiel!

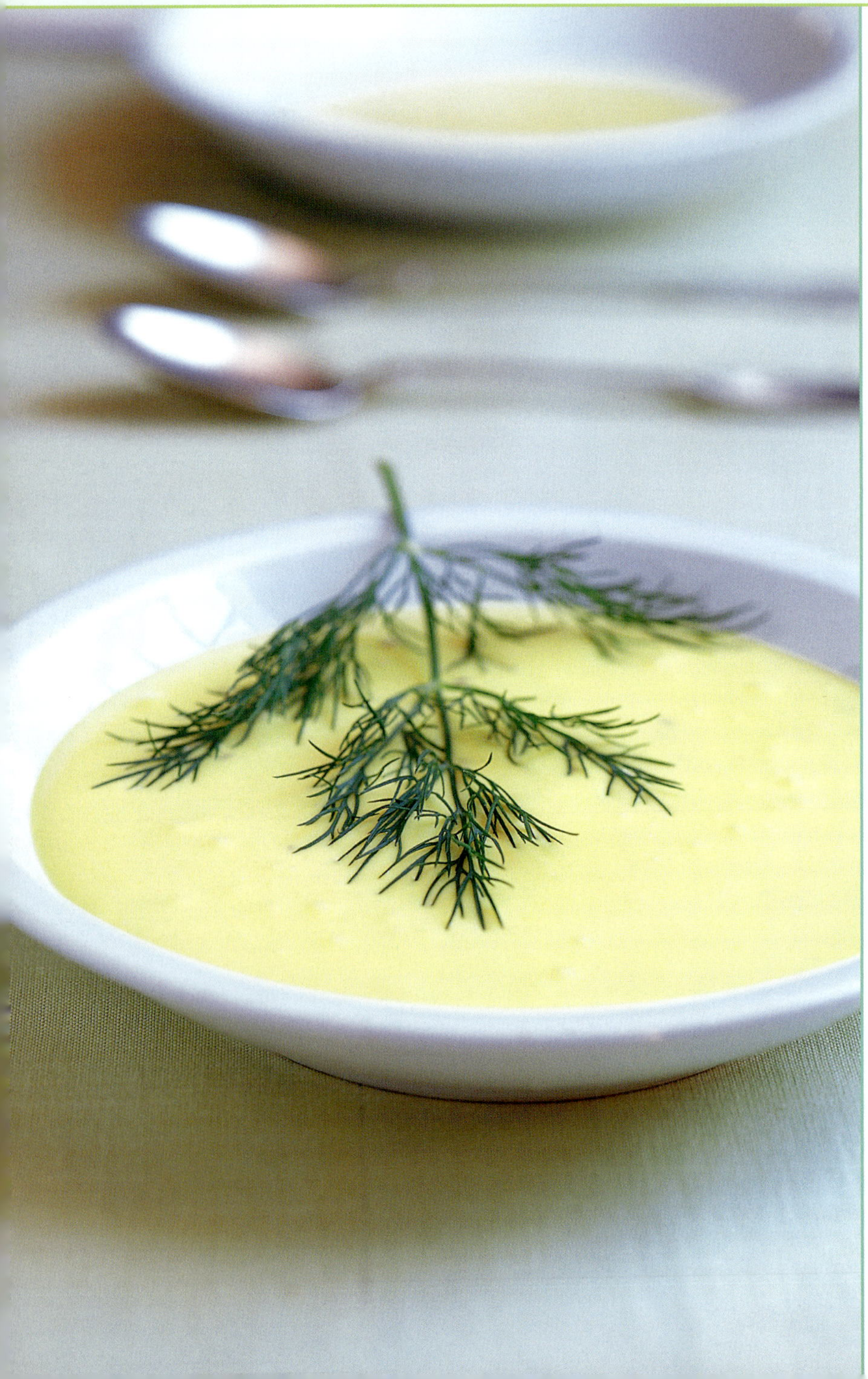

Saure-Sahne-Suppe

➤ *Zutaten für 2 Personen:*
1 TL Kümmel | 400 ml Kalbsfond (aus dem Glas) | 1 Briefchen Safranfäden | 1 EL Mehl | 150 g saure Sahne | 4 EL frisch gehackter Dill | Salz, Pfeffer

Zubereitungszeit: 15 Minuten
Pro Portion ca.: 155 kcal | 3 g Eiweiß | 10 g Fett | 12 g Kohlenhydrate

➤ *Zubereitung:*

_1. Den Kümmel hacken. Mit dem Kalbsfond und dem Safran zum Kochen bringen. Das Mehl mit der sauren Sahne glatt rühren und langsam mit dem Schneebesen in den Fond einrühren. 2 EL Dill unterrühren und nochmals erhitzen, aber nicht mehr kochen lassen.

_2. Die Suppe mit Salz und Pfeffer abschmecken, in zwei tiefe Teller füllen und mit dem restlichen Dill bestreuen.

_***Wohlfühltipp:*** Kümmel regt Appetit und Verdauung an. Besonders wirkungsvoll und aromatisch ist er, wenn Sie ihn im Ganzen oder gehackt verwenden. In gemahlenem Kümmel verfliegt das Aroma sehr schnell.

Kressesuppe

➤ ***Zutaten für 2 Personen:***
3 Kästchen Gartenkresse |
150 ml Gemüsebouillon oder Gemüsebrühe |
300 g fettarmer Joghurt | 1 TL Mehl |
Salz, Pfeffer

Zubereitungszeit: 20 Minuten
Pro Portion ca.: 95 kcal | 6 g Eiweiß |
3 g Fett | 10 g Kohlenhydrate

➤ ***Zubereitung:***

_1. Die Kresse waschen, abtropfen lassen und abschneiden. Einige Blättchen zur Dekoration beiseite legen. Die restliche Kresse mit dem Gemüsebouillon, 100 g Joghurt und dem Mehl fein pürieren.

_2. Das Kressepüree in einen Topf geben und bei schwacher Hitze langsam erhitzen. Den restlichen Joghurt nach und nach mit einem Schneebesen unterschlagen. Die Suppe auf keinen Fall aufkochen lassen, da sie sonst gerinnt!

_3. Die Suppe mit Salz und Pfeffer abschmecken, in zwei tiefe Teller füllen und mit den restlichen Kresseblättchen bestreuen.

TIPP

Schluss mit dem Jo-Jo-Effekt

➤ Langfristig bringen nur eine bewusste Ernährung und regelmäßige sportliche Aktivitäten Erfolg für Figur und Wohlbefinden. Und zwar ganz ohne Jo-Jo-Effekt! Aber kein Mensch verlangt, dass Sie Ihre Essgewohnheiten von heute auf morgen ändern. Eine gute Möglichkeit um abzunehmen ist, nur an ein bis zwei Tagen je Woche weniger zu essen als normal. Dann läuft der Fettabbau unverändert weiter auf vollen Touren, die Verdauung kommt dadurch in Schwung und Sie nehmen langsam aber stetig ab.

➤ An diesen Tagen sollten Sie mit der Nahrung nur etwa 1200 kcal und maximal 40 Gramm Fett aufnehmen. Wenn es Ihnen leichter fällt, können Sie auch Schalttage einlegen – z.B. Obsttage, Gemüsetage, Safttage etc.

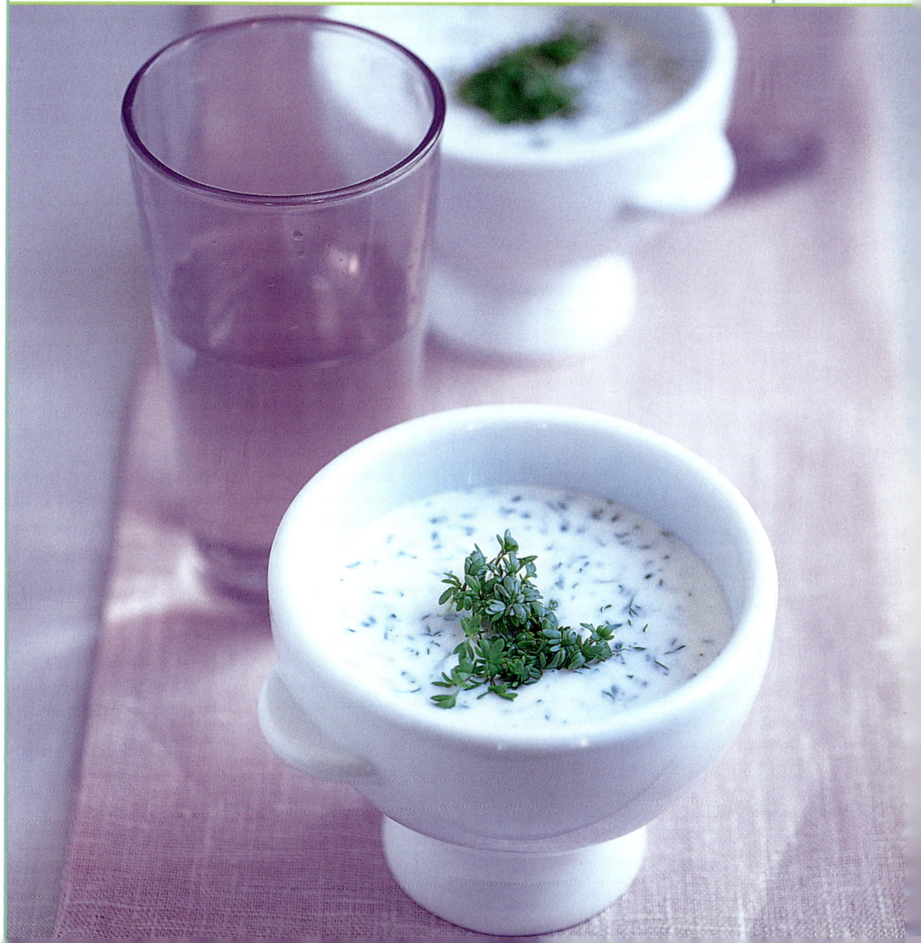

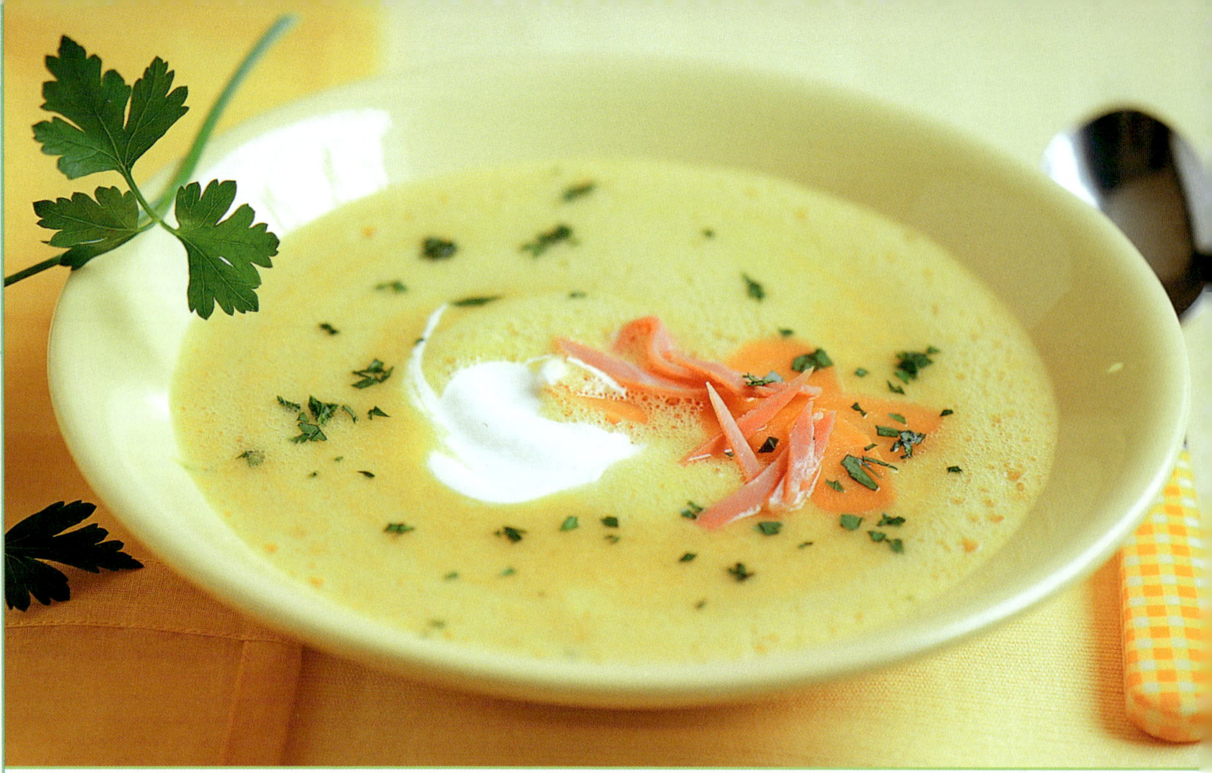

Möhrensuppe mit Lauch

➤ Zutaten für 2 Personen:
250 g Möhren | 1 kleine Zwiebel | 1 kleine Stange Lauch | 1 EL Öl | 1 EL Mehl | 500 ml Gemüsebrühe | 1 TL Zucker | Salz, Pfeffer | 50 g gekochter Vorderschinken | 2 TL saure Sahne | 2 EL frisch gehackte Petersilie

Zubereitungszeit: 35 Minuten
Pro Portion ca.: 220 kcal | 8 g Eiweiß | 13 g Fett | 22 g Kohlenhydrate

➤ Zubereitung:

_1. Die Möhren putzen, waschen und schräg in Scheiben schneiden. Die Zwiebel schälen und fein würfeln. Den Lauch putzen, waschen und in Ringe schneiden.

_2. Das Öl in einem beschichteten Topf erhitzen und die Zwiebel bei schwacher Hitze glasig werden lassen. Den Lauch und die Möhren dazugeben und kurz anbraten. Mit Mehl bestäuben und gut umrühren. Die Gemüsebrühe angießen und das Gemüse bei schwacher Hitze 15–20 Minuten zugedeckt garen. Etwas abkühlen lassen.

_3. Einige Möhrenscheiben aus der Brühe nehmen und beiseite stellen. Die Suppe pürieren, erneut erhitzen und mit Zucker, Salz und Pfeffer abschmecken.

_4. Den Schinken vom Fettrand befreien, in feine Streifen schneiden und mit den Möhrenscheiben in der Suppe erwärmen. Die Suppe in zwei tiefe Teller füllen, jeweils 1 TL saure Sahne in die Mitte geben und mit Petersilie bestreuen.

_*Wohlfühltipp:* Ein Mangel am Antistress-Mineral Magnesium kann den Prozess des Fettabbaus blockieren. Große Portionen Magnesium stecken in magnesiumreichen Mineralwassern, Hülsenfrüchten, Samen und Nüssen, Vollkorngetreide, somit auch in Müslimischungen sowie Portulak.

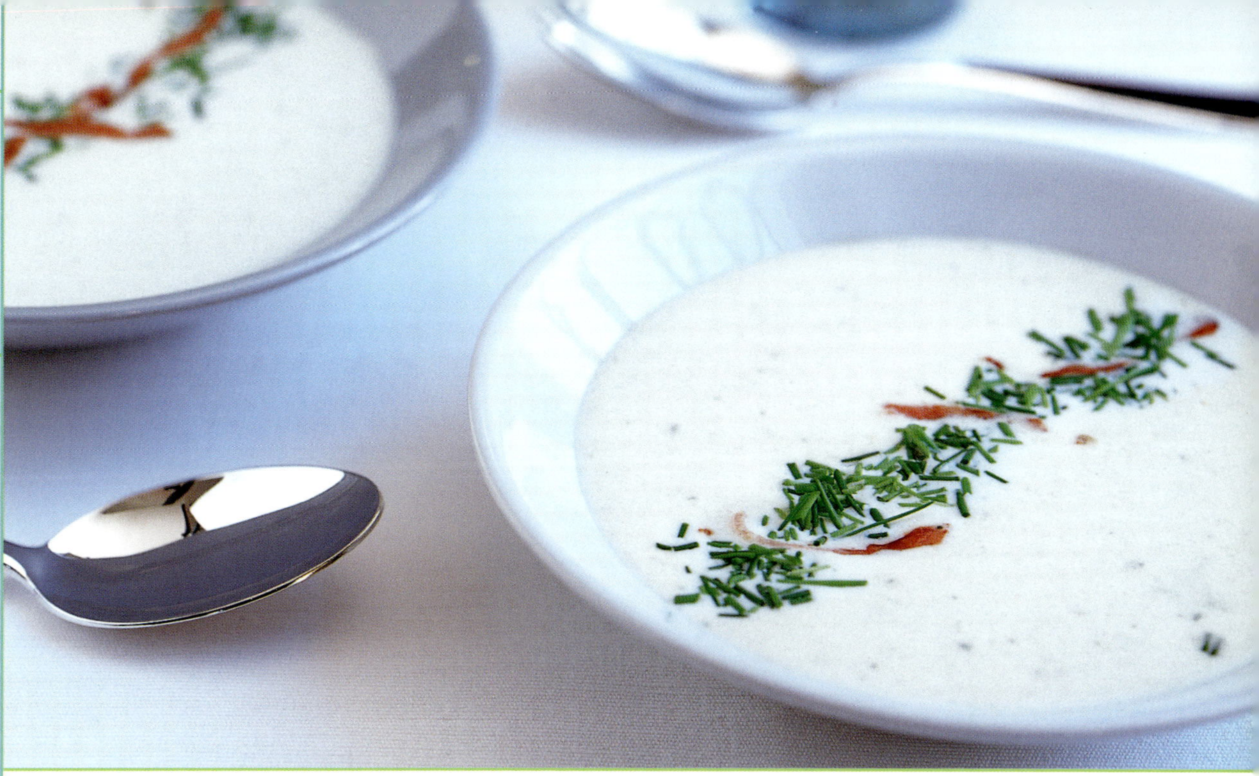

Selleriesuppe

➤ *Zutaten für 2 Personen:*
2 Knollensellerie (etwa 450 g) |
1 1/2 EL Öl |
500 ml Gemüsebrühe |
Salz, weißer Pfeffer |
60 g gekochter Vorderschinken |
1 EL Zitronensaft |
2 EL saure Sahne |
2 EL Schnittlauchröllchen

Zubereitungszeit: 30 Minuten
Pro Portion ca.: 260 kcal |
14 g Eiweiß | 17 g Fett |
11 g Kohlenhydrate

➤ *Zubereitung:*

_1. Den Sellerie schälen, waschen und in etwa 1 cm große Stücke schneiden. 1 EL Öl in einem beschichteten Topf erhitzen und die Selleriestücke bei schwacher Hitze unter Rühren andünsten. Die Gemüsebrühe angießen, mit Salz und Pfeffer würzen und bei mittlerer Hitze etwa 15 Minuten köcheln lassen.

_2. Inzwischen den Schinken vom Fettrand befreien und in Streifen schneiden. 1/2 EL Öl in einer beschichteten Pfanne erhitzen. Die Schinkenstreifen bei mittlerer Hitze knusprig braten und beiseite stellen.

_3. Die Suppe pürieren, erneut aufkochen lassen und mit Zitronensaft und Pfeffer abschmecken. Vom Herd nehmen und die saure Sahne mit einem Schneebesen unterrühren. Die Suppe in zwei tiefe Teller füllen, die Schinkenstreifen hineingeben und mit den Schnittlauchröllchen bestreuen.

_ ***Wohlfühltipp:*** Ob Knolle oder Stange, der Sellerie hat seinen Ruf weg. Neben seiner (angeblich) aphrodisierenden Wirkung beruhigt er vor allem die Nerven und entspannt. Stangensellerie eignet sich außerdem hervorragend zum Dippen.

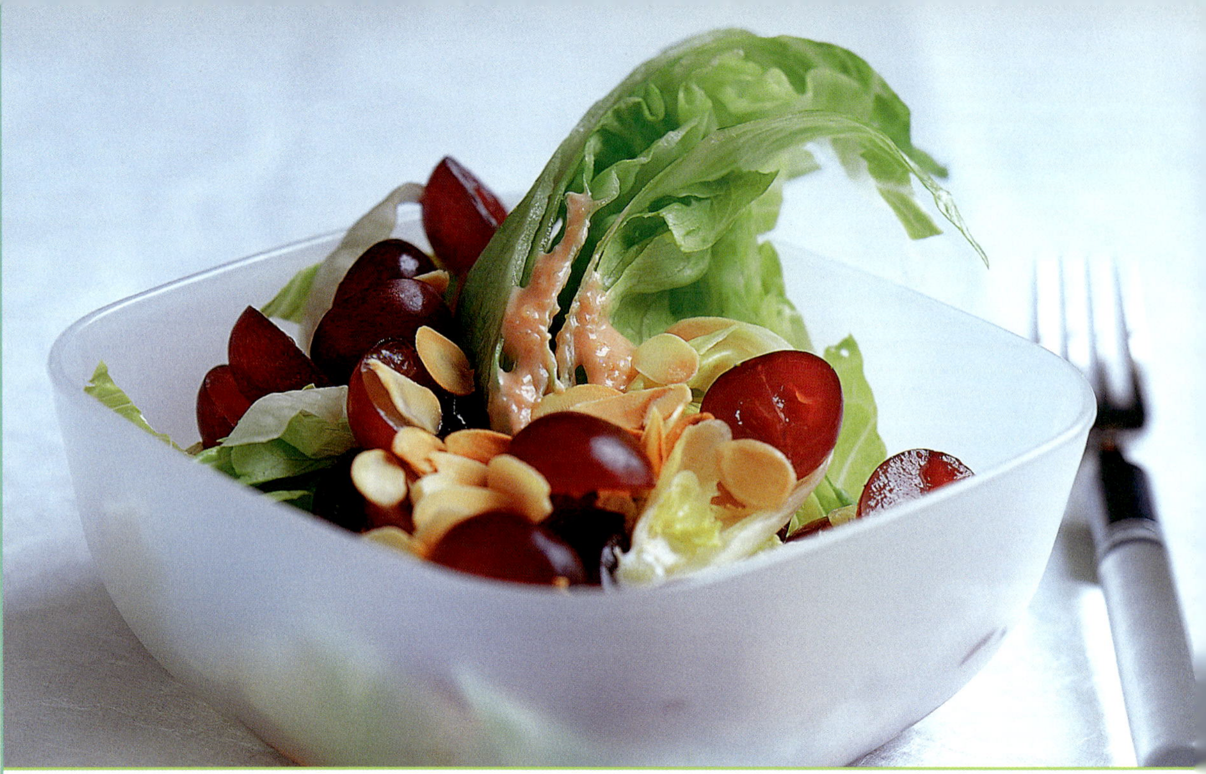

Eisbergsalat mit Kefir-Dressing

➤ ***Zutaten für 2 Portionen:***
1 EL gehobelte Mandeln |
150 g Kefir |
2 EL Tomatenketchup |
Salz, weißer Pfeffer |
1 Prise Cayennepfeffer |
1 Msp. gemahlener Koriander |
100 g blaue Weintrauben |
1/2 Eisbergsalat

Zubereitungszeit: 15 Minuten
Pro Portion ca.: 130 kcal |
5 g Eiweiß | 4 g Fett |
17 g Kohlenhydrate

➤ *Zubereitung:*

_1. Die Mandelblättchen in einer beschichteten Pfanne ohne Fett bei schwacher Hitze goldbraun rösten und beiseite stellen.

_2. Den Kefir mit dem Tomatenketchup glatt rühren und mit Salz, weißem Pfeffer, Cayennepfeffer und Koriander abschmecken.

_3. Die Weintrauben heiß waschen, kalt abspülen, halbieren und eventuell die Kerne entfernen. Den Eisbergsalat putzen, waschen, trockenschleudern und zerpflücken. Mit den Trauben und dem Kefirdressing mischen und mit den Mandelblättchen bestreuen.

_*Genusstipp:* Salat sollten Sie grundsätzlich zerpflücken und nicht in Stücke schneiden. Andernfalls werden die feinen Blättchen hart und zäh, weil sie »ausbluten«.

_*Tipp:* Ergänzt durch Vollkornbrot oder -brötchen – z.B. mit Butter oder Käse – wird dieser Salat zum leichten Hauptgericht. Er schmeckt aber auch als frischer Snack zwischendurch oder als Vorspeise.

_*Tipp:* Der Eisbergsalat lässt sich gut vorbereiten und mitnehmen. Geben Sie das Dressing aber erst unmittelbar vor dem Verzehr über den Salat.

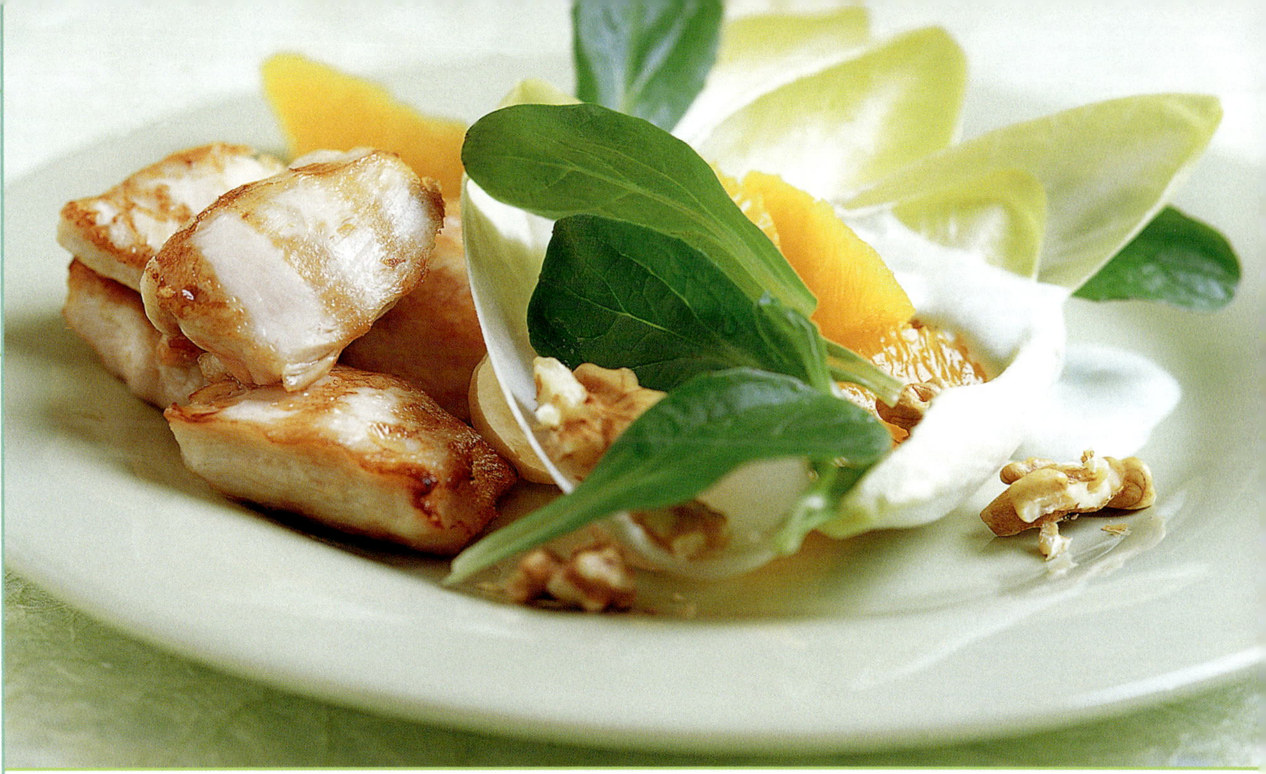

Salatteller mit Hähnchennuggets

➤ ***Zutaten für 2 Personen:***
1 Orange | 1 EL Apfelessig | 100 g fettarmer Joghurt | 2 TL Öl (Walnussöl) | Salz, weißer Pfeffer | 1 Msp. gemahlener Koriander | 1 Staude Chicorée | 1 Hand voll Feldsalat | 200 g Hähnchenbrustfilet | 1 EL Öl | 1 EL Walnusskerne

Zubereitungszeit: 25 Minuten
Pro Portion ca.: 275 kcal | 27 g Eiweiß | 15 g Fett | 11 g Kohlenhydrate

➤ ***Zubereitung:***

_1. Die Orange schälen, in einzelne Spalten teilen – wer geübt ist, kann die einzelnen Fruchtfilets zwischen den Trennhäutchen herausschneiden – und den dabei abtropfenden Saft auffangen. Eventuell die Kerne entfernen. Den Orangensaft mit dem Essig, dem Joghurt und dem Walnussöl glatt rühren und mit Salz, Pfeffer und Koriander abschmecken.

_2. Den Chicorée putzen, in die einzelnen Blätter zerteilen und dabei den bitteren Kern entfernen. Den Salat waschen und in einem Sieb gut abtropfen lassen. Den Feldsalat putzen, waschen und in einem Sieb gut abtropfen lassen. Den Chicorée und den Feldsalat auf zwei Tellern anrichten und mit dem Orangen-Dressing beträufeln.

_3. Das Hähnchenbrustfilet waschen, mit Küchenpapier trockentupfen und in mundgerechte Stücke schneiden. Rundum mit Salz, Pfeffer und Koriander würzen. 1 EL Öl in einer beschichteten Pfanne erhitzen. Die Hähnchenstücke von jeder Seite 3–4 Minuten braten. Den Salat mit den Hähnchennuggets und den Orangenfilets garnieren und mit den Walnusskernen bestreuen.

_***Tipp:*** Statt Öl esslöffelweise zu verwenden, mischen Sie es im Verhältnis 1:7 mit Wasser, geben Sie es in eine Flasche mit Zerstäuber und sprühen Sie beschichtete Pfannen, Töpfe und Auflaufformen dünn damit aus. Damit sich die wässrige und die ölige Phase mischen, vor jeder Anwendung gut schütteln!

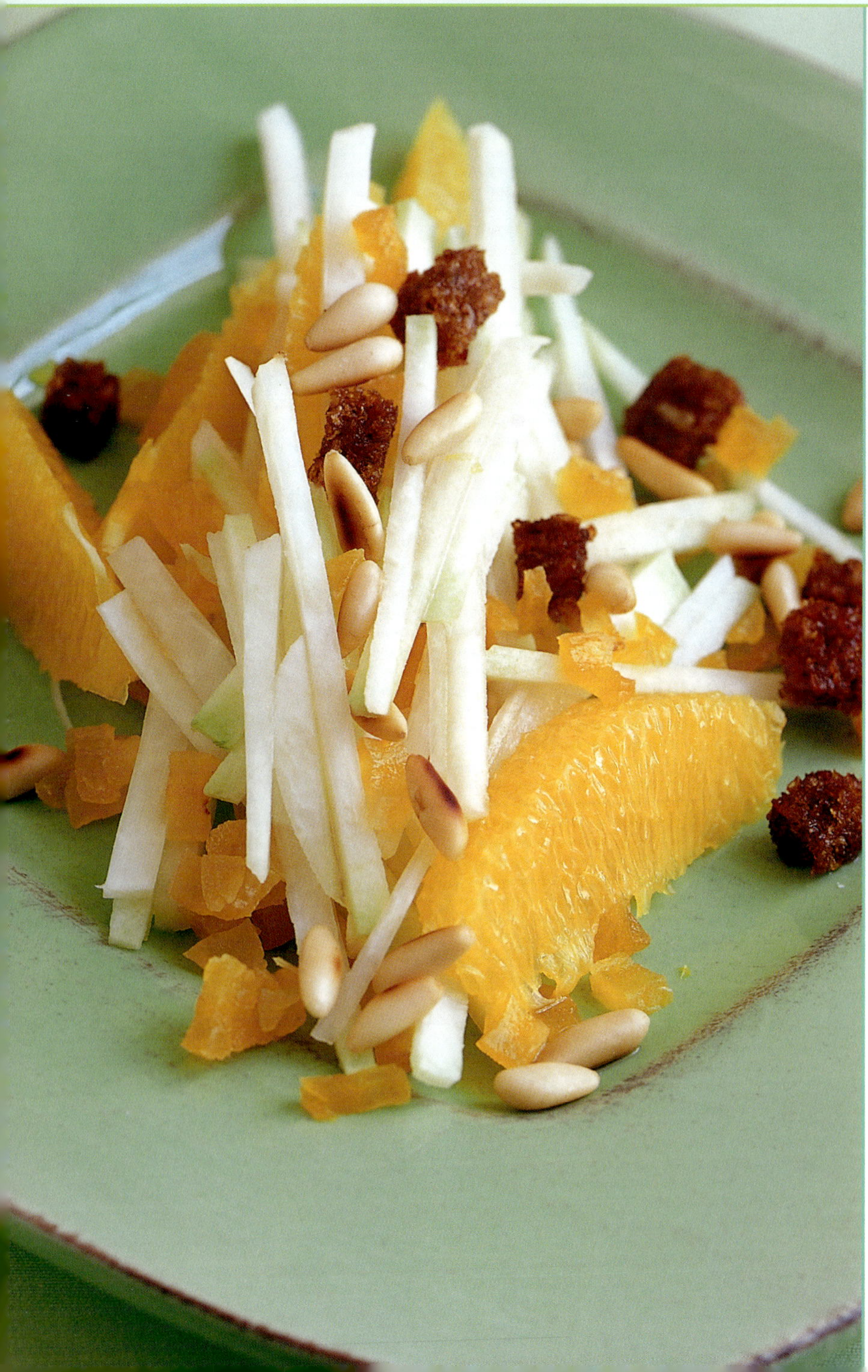

Kohlrabisalat mit Orangen

➤ ***Zutaten für 2 Personen:***
4 getrocknete Aprikosen | 2 EL Weißweinessig | 1 Knoblauchzehe | 1 TL Butter | 1 Scheibe Vollkornbrot | 1 Kohlrabi | 2 Orangen | 2 EL Öl | Salz, Pfeffer

Zubereitungszeit: 30 Minuten
Pro Portion ca.: 340 kcal | 6 g Eiweiß | 16 g Fett | 43 g Kohlenhydrate

➤ ***Zubereitung:***

_1. Die Aprikosen kleinschneiden, einige Minuten im Essig marinieren. Den Knoblauch schälen, sehr fein würfeln, mit der Butter vermischen und das Vollkornbrot damit bestreichen.

_2. Den Kohlrabi putzen, vierteln und in feine Streifen schneiden. Die Orangen schälen, in einzelne Spalten teilen und den dabei abtropfenden Saft auffangen. Eventuell die Kerne entfernen und die Orangenfilets in Stücke schneiden. Aus Öl, Orangensaft und den Essig-Aprikosen eine Marinade rühren, mit Salz und Pfeffer abschmecken. Orangen, Kohlrabi und Marinade locker mischen.

_3. Das Brot würfeln, in einer beschichteten Pfanne knusprig rösten. Den Salat mit den Brotwürfeln bestreuen.

Carpaccio von Gemüse

➤ ***Zutaten für 2 Personen:***
1 kleiner Kohlrabi (etwa 150 g) | 1 große Möhre | 100 g frische Zuckerschoten (ersatzweise tiefgekühlt) | Salz | 3 EL Weißweinessig | Pfeffer | 1 Prise Zucker | 1 EL Öl (Traubenkernöl) | 6–8 Blättchen Basilikum | 1 EL Schnittlauchröllchen

Zubereitungszeit: 20 Minuten
Pro Portion ca.: 120 kcal | 13 g Eiweiß | 7 g Fett | 33 g Kohlenhydrate

➤ ***Zubereitung:***

_1. Den Kohlrabi schälen und in hauchdünne Scheiben schneiden. Die Möhre putzen, waschen und in dünne Scheiben schneiden. Die Zuckerschoten putzen. Das Gemüse in sprudelnd kochendem Salzwasser 2–3 Minuten blanchieren. Mit einem Schaumlöffel herausheben und mit eiskaltem Wasser abschrecken.

_2. Für die Vinaigrette den Essig mit etwas Salz, Pfeffer und Zucker verquirlen, bis sich das Salz ganz gelöst hat. Erst dann das Öl mit einem Schneebesen kräftig unterrühren. Die Basilikumblättchen waschen, trockentupfen und in feine Streifen schneiden. Mit dem Schnittlauch unter die Vinaigrette mischen.

_3. Das Gemüse auf zwei Tellern dekorativ anrichten und mit der Vinaigrette beträufeln.

So schmeckt es auch!

TIPP

➤ Der Kohlrabisalat lässt sich je nach Jahreszeit prima abwandeln. Sie können auch 1 Bund Radieschen oder Frühlingszwiebeln mit den Orangen mischen.

➤ Beim Gemüsecarpaccio können Sie nach Herzenslust andere Gemüsesorten kombinieren. Z. B. Rote Beten, weißen Spargel und Keniabohnen oder Sellerie, Zucchini und grünen Spargel.

➤ Frisches bzw. blanchiertes Gemüse oder ein Salat vor dem Essen bzw. ein reichhaltiger Salat mit Baguette oder Vollkornbrot als Hauptmahlzeit halten Sie in Topform. Die enthaltenen Vitalstoffe verleihen Ihnen enorm viel Power. Am Abend verträgt nicht jeder rohes Gemüse und Salat. Probieren Sie aus, ob Sie danach noch gut schlafen können.

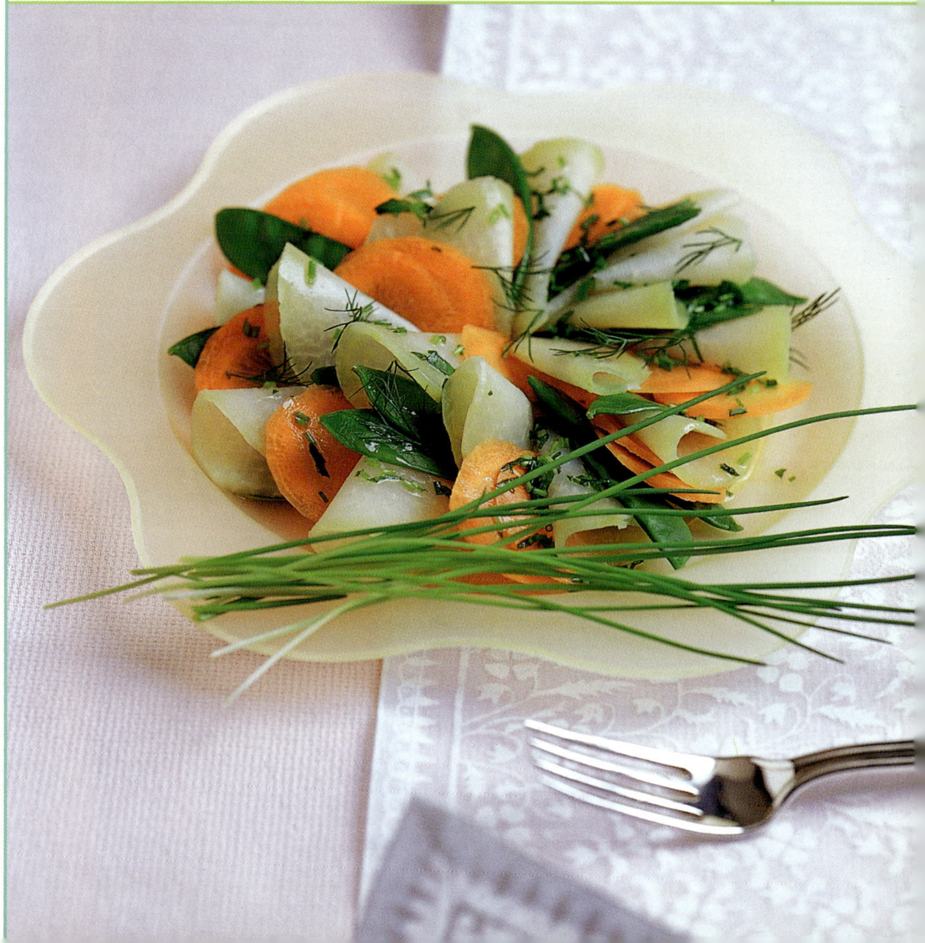

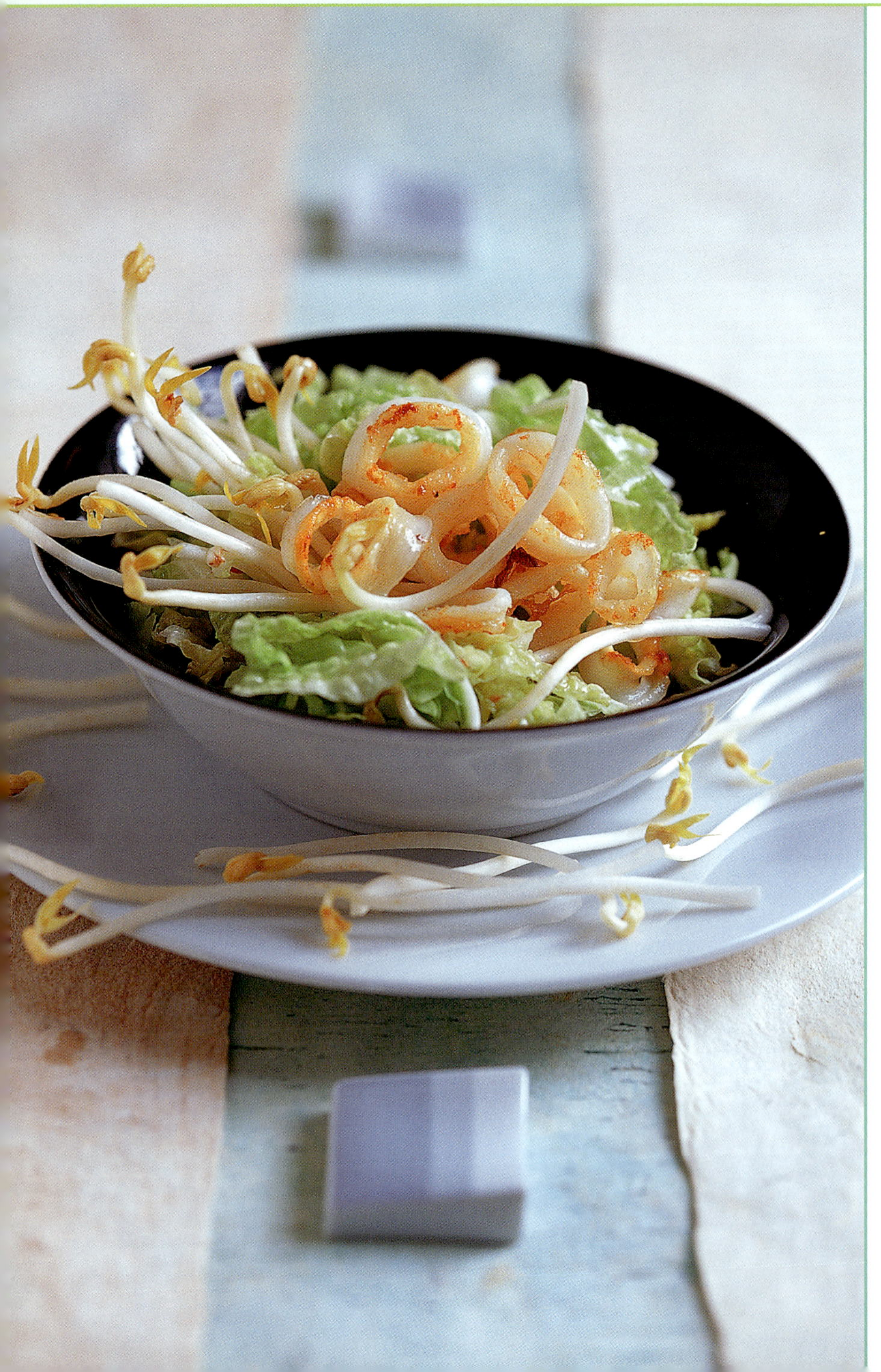

Asiasalat mit Tintenfisch

➤ ***Zutaten für 2 Personen:***
240 g tiefgekühlte unpanierte Tintenfischringe | 2–3 EL Zitronensaft | 30 g Ingwer | 1 Knoblauchzehe | 1 1/2 EL Öl | Pfeffer | 4 EL helle Sojasauce | 2 EL Reisessig | 1 Msp. Sambal Oelek | 1 EL Sesamöl | 1 kleiner Chinakohl (etwa 400 g) | 100 g Mungobohnensprossen

Zubereitungszeit: 25 Minuten
Pro Portion ca.: 285 kcal | 24 g Eiweiß | 15 g Fett | 13 g Kohlenhydrate

➤ ***Zubereitung:***
_1. Die Tintenfischringe aus der Packung nehmen, mit Zitronensaft beträufeln und 10 Minuten auftauen lassen. Ingwer und Knoblauch schälen und fein würfeln. Mit 1 1/2 EL Öl und etwas Pfeffer gut verrühren. Über die Tintenfischringe gießen und diese 10 Minuten marinieren.
_2. 2 EL Sojasauce, Reisessig, Sambal Oelek und Sesamöl gut verrühren. Den Chinakohl putzen, waschen, trockenschleudern und zerpflücken. Die Sprossen kalt abbrausen und abtropfen lassen. Chinakohl und Sprossen mit dem Dressing mischen.
_3. Die Tintenfischringe aus der Marinade nehmen und in einer beschichteten Pfanne bei mittlerer Hitze 5 Minuten braten, gelegentlich wenden. Die Tintenfischringe auf dem Salat verteilen und mit der restlichen Sojasauce beträufeln.

Rucolasalat mit Käse

➤ ***Zutaten für 2 Personen:***
1 EL Pinienkerne | 75 g Rucola | 1 Möhre | 50 g Fontinakäse (ersatzweise Gouda oder Appenzeller) | 2 kleine Schalotten | 1 1/2 EL Aceto Balsamico | Salz, Pfeffer | 1 EL Öl

Zubereitungszeit: 15 Minuten
Pro Portion ca.: 225 kcal | 12 g Eiweiß | 19 g Fett | 5 g Kohlenhydrate

➤ ***Zubereitung:***

_1. Die Pinienkerne in einer kleinen beschichteten Pfanne bei schwacher Hitze ohne Fett goldbraun rösten und beiseite stellen.

_2. Den Rucola putzen, dabei die Stiele abknipsen, waschen und in einem Sieb gut abtropfen lassen. Die Möhre putzen, waschen und grob raspeln. Den Fontinakäse in feine Streifen schneiden.

_3. Für das Dressing die Schalotten schälen und sehr fein würfeln. Mit Essig, Salz und Pfeffer verquirlen, bis sich das Salz ganz gelöst hat. Erst dann das Öl mit einem Schneebesen kräftig unterrühren.

_4. Rucola, Möhre und Fontinakäse im Dressing wenden. Auf zwei Tellern anrichten und mit den Pinienkernen bestreuen.

Das gibt Pluspunkte für Ihr Fettkonto

TIPP

1. Ziehen Sie fettarme Wurst- und Käsesorten sowie Milchprodukte vor. Schneiden Sie sichtbares Fett direkt weg, verwenden Sie nur wenig Streichfett.
2. Fettarme Aufstriche auf Basis von Soja, Hefe, Hülsenfrüchten oder Joghurt sind prima Alternativen.
3. Anstelle von Streichfett können Sie je nach Belag saure Sahne, Senf, Tomatenmark oder Meerrettich aufs Brot schmieren.
4. Rühren Sie Magerquark mit etwas Mineralwasser cremig und verwenden Sie diesen als Basis für süße und pikante Quarkspeisen.

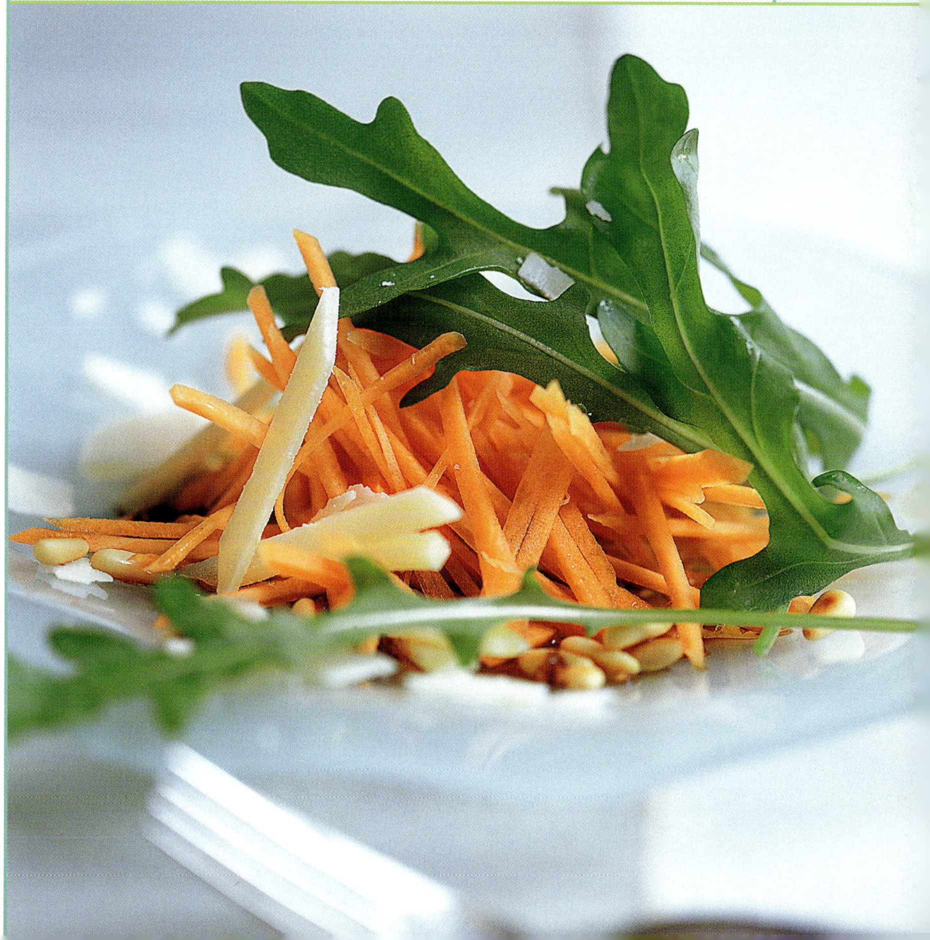

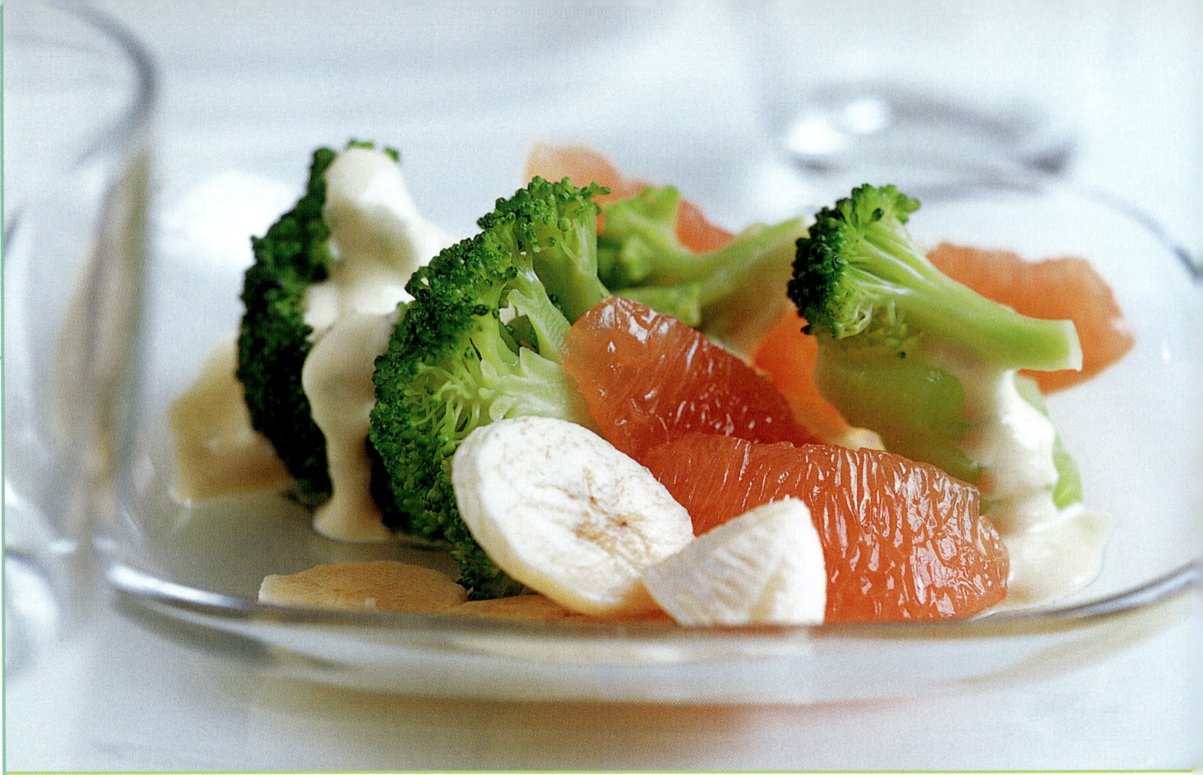

Brokkolisalat mit Grapefruit

➤ ***Zutaten für 2 Personen:***
200 g Brokkoli | Salz | 1 Orange oder 1 rosa Grapefruit | 1 Banane | 100 g fettarmer Joghurt | 1 TL scharfer Senf | 1 EL Zitronensaft | Pfeffer aus der Mühle

Zubereitungszeit: 30 Minuten
Pro Portion ca.: 110 kcal | 5 g Eiweiß | 2 g Fett | 19 g Kohlenhydrate

➤ ***Zubereitung:***

_1. Den Brokkoli waschen, putzen und in Röschen teilen. Den Strunk schälen und in dünne Scheiben schneiden. Salzwasser zum Kochen bringen. Den Brokkoli 1–2 Minuten blanchieren, herausnehmen und sofort mit eiskaltem Wasser abschrecken.

_2. Die Orange oder Grapefruit schälen, in einzelne Spalten teilen – wer geübt ist, kann die einzelnen Fruchtfilets zwischen den Trennhäutchen herausschneiden – und den dabei abtropfenden Saft auffangen. Eventuell die Kerne entfernen und die Orangenfilets in Stücke schneiden. Die Banane schälen und in Scheiben schneiden.

_3. Joghurt, Senf und Zitronensaft mit dem Grapefruitsaft verrühren und mit Salz und Pfeffer abschmecken. Brokkoli, Grapefruitstücke und Banane mischen, auf zwei Tellern verteilen und die Marinade darüber geben.

_***Wohlfühltipp:*** Brokkoli ist ein wahres Beauty-Gemüse. Enthält er doch wie andere dunkelgrüne Gemüse auch jede Menge Beta-Karotin. Sein Gehalt an Vitamin C kann sich ebenfalls sehen lassen.

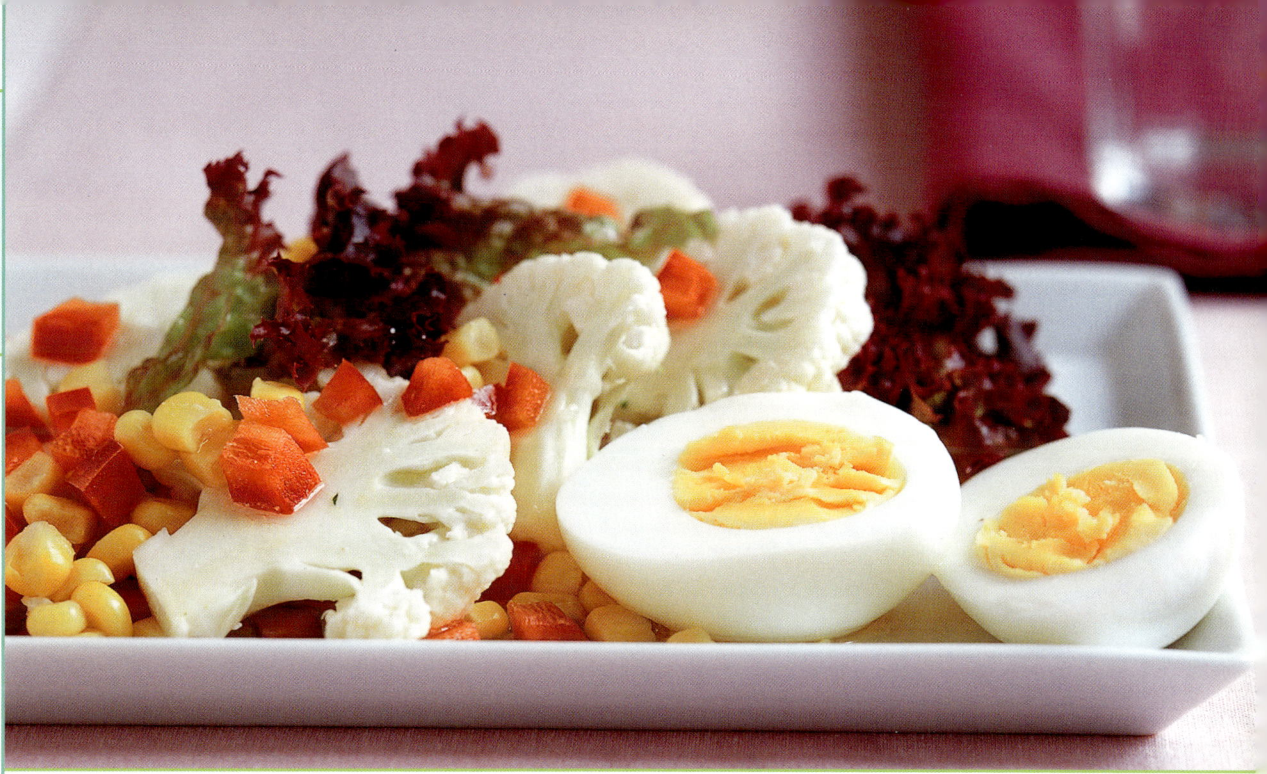

Blumenkohlsalat auf Lollo Rosso

Zutaten für 2 Personen:
2 Eier | 400 g Blumenkohl (geputzt gewogen) | Salz | 5 EL milder Weißweinessig | 1 TL scharfer Senf | schwarzer Pfeffer aus der Mühle | 1 kleine Dose Mais (140 g Abtropfgewicht) | 1 rote Paprikaschote | 8 Blätter Lollo Rosso | 2 TL Kürbiskernöl

Zubereitungszeit: 30 Minuten
Pro Portion ca.: 325 kcal | 17 g Eiweiß | 14 g Fett | 32 g Kohlenhydrate

Zubereitung:

_1. Die Eier in 8–10 Minuten hart kochen. Den Blumenkohl putzen und in Röschen teilen. In sprudelnd kochendem Salzwasser 2–3 Minuten blanchieren. Mit einem Schaumlöffel herausheben und mit eiskaltem Wasser abschrecken. In Scheiben schneiden und in eine flache Schüssel geben.

_2. Den Essig, Senf, Salz und Pfeffer verrühren, über den Blumenkohl geben und diesen zugedeckt 10 Minuten marinieren.

_3. Inzwischen den Mais abtropfen lassen. Die Paprikaschote waschen, putzen und in Würfel schneiden. Den Lollo Rosso putzen, waschen, trockenschleudern und zerpflücken. Die Eier mit kaltem Wasser abschrecken, pellen und halbieren.

_4. Den Lollo Rosso, den Blumenkohl, den Mais und die Paprika auf zwei Tellern verteilen. Alles mit schwarzem Pfeffer übermahlen, mit dem Kürbiskernöl beträufeln und mit den Eiern anrichten.

_*Wohlfühltipp:* Wenn Sie diesen Salat als Vorspeise vor einem fleisch- oder fischhaltigen Hauptgericht essen, können Sie auf die Eier verzichten. Damit sparen Sie 6 Gramm Fett und rund 90 kcal pro Person.

_*Genusstipp:* Kleine blanchierte Blumenkohl- oder Brokkoliröschen passen generell gut in gemischte Salate. Probieren Sie es mal aus!

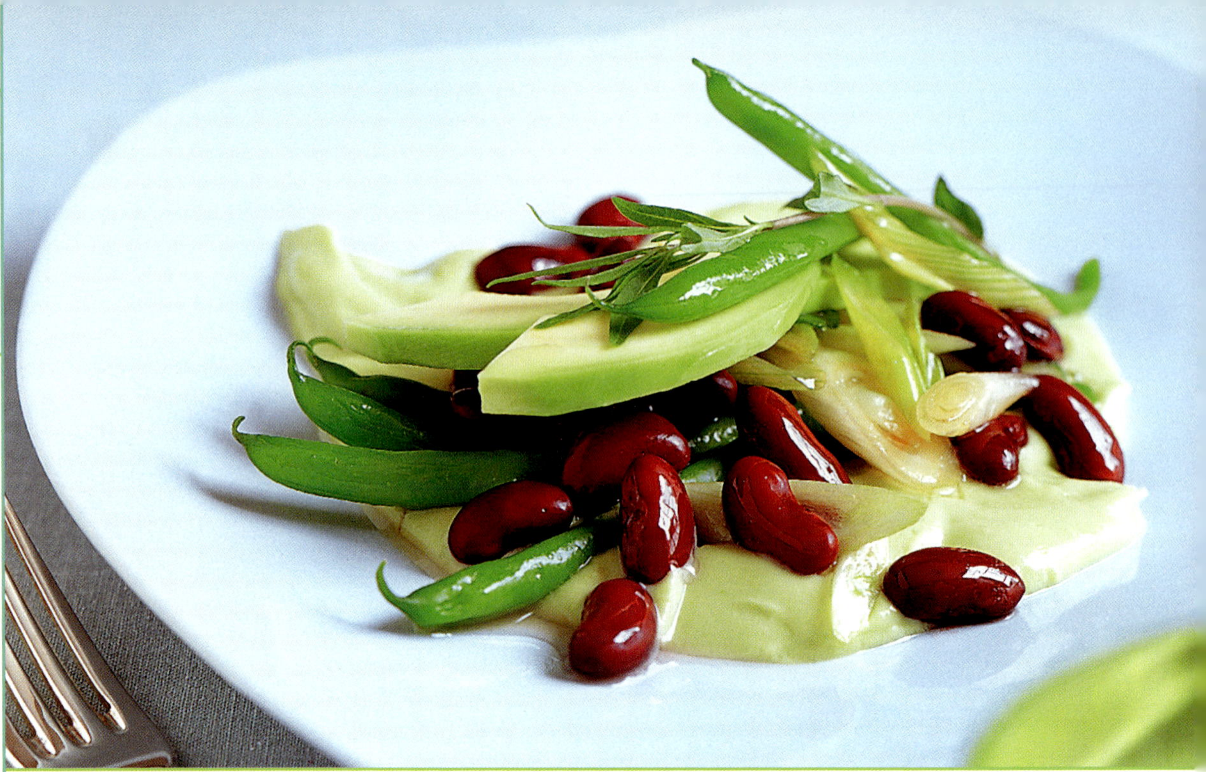

Gemischte Bohnen mit Avocado

➤ ***Zutaten für 2 Personen:***
250 g grüne Bohnen (frisch oder tiefgekühlt) | 1 Bund Bohnenkraut | Salz |
1 Dose Kidneybohnen (255 g Abtropfgewicht) |
1 Bund Frühlingszwiebeln |
1/2 Avocado (ca. 100 g) |
2–3 TL Zitronensaft |
1 EL fettarmer Joghurt |
1 EL Öl | 1 EL Zucker |
Pfeffer aus der Mühle

Zubereitungszeit: 30 Minuten
Pro Portion ca.: 440 kcal |
13 g Eiweiß | 30 g Fett |
35 g Kohlenhydrate

➤ ***Zubereitung:***

_1. Frische Bohnen putzen und waschen. Die Bohnen und das Bohnenkraut in Salzwasser 10–12 Minuten garen. Die Bohnen sollten noch Biss haben. Die Kidneybohnen in ein Sieb geben, kalt abbrausen und abtropfen lassen. Die Frühlingszwiebeln putzen, waschen und in Ringe schneiden. Die Avocado halbieren, den Kern entfernen und das Fruchtfleisch mit einem Löffel aus der Schale lösen. Mit Zitronensaft und dem Joghurt pürieren.

_2. Das Öl in einer beschichteten Pfanne erhitzen und die Frühlingszwiebeln bei schwacher Hitze glasig werden lassen. Den Zucker dazugeben und leicht karamellisieren lassen. Mit 5 EL Bohnenkochwasser ablöschen, aufkochen lassen und beiseite stellen.

_3. Die Kidneybohnen zu den grünen Bohnen geben und in 2 Minuten erwärmen. Den Bohnenmix in ein Sieb geben, mit eiskaltem Wasser abschrecken und abtropfen lassen. Das Bohnenkraut entfernen und die Bohnen kurz mit den Frühlingszwiebeln in der Pfanne schwenken. Mit dem Avocadopüree anrichten und mit Pfeffer übermahlen.

_ ***Tipp:*** Das Bohnenkraut kurz waschen, mit Küchengarn zusammenbinden und ins Kochwasser geben. So lässt es sich am Ende der Garzeit besser wieder entfernen.

Kichererbsensalat mit Melone

➤ ***Zutaten für 2 Personen:***
80 g Kichererbsen | Salz | 1 kleine Fenchelknolle | 1 kleine Zuckermelone | 2 Zweige glatte Petersilie | 2 EL Apfelessig oder Weißweinessig | Pfeffer | 1 EL Öl

Einweichzeit: 12 Stunden
Zubereitungszeit: 1 Stunde
Pro Portion ca.: 200 kcal | 11 g Eiweiß | 7 g Fett | 24 g Kohlenhydrate

➤ ***Zubereitung:***

_1. Die Kichererbsen in 300 ml kaltem Wasser zugedeckt über Nacht quellen lassen. Am nächsten Tag im Einweichwasser aufkochen, zugedeckt bei schwacher Hitze in 30–40 Minuten bissfest garen. Nach 15 Minuten 1 TL Salz hinzufügen. Zum Abtropfen in ein Sieb geben, abkühlen lassen.

_2. Den Fenchel putzen, waschen und in feine Stifte schneiden. Das Fenchelgrün hacken, beiseite stellen. Die Zuckermelone halbieren, entkernen, das Fruchtfleisch aus der Schale lösen und in schmale Spalten schneiden. Die Petersilie waschen, trockenschütteln und fein hacken.

_3. Essig, Fenchelgrün, Petersilie, Salz und Pfeffer verquirlen, bis sich das Salz ganz gelöst hat. Erst dann das Öl mit einem Schneebesen kräftig unterrühren. Die Kichererbsen, den Fenchel und die Marinade vorsichtig mischen und mit den Melonenspalten auf zwei Tellern anrichten.

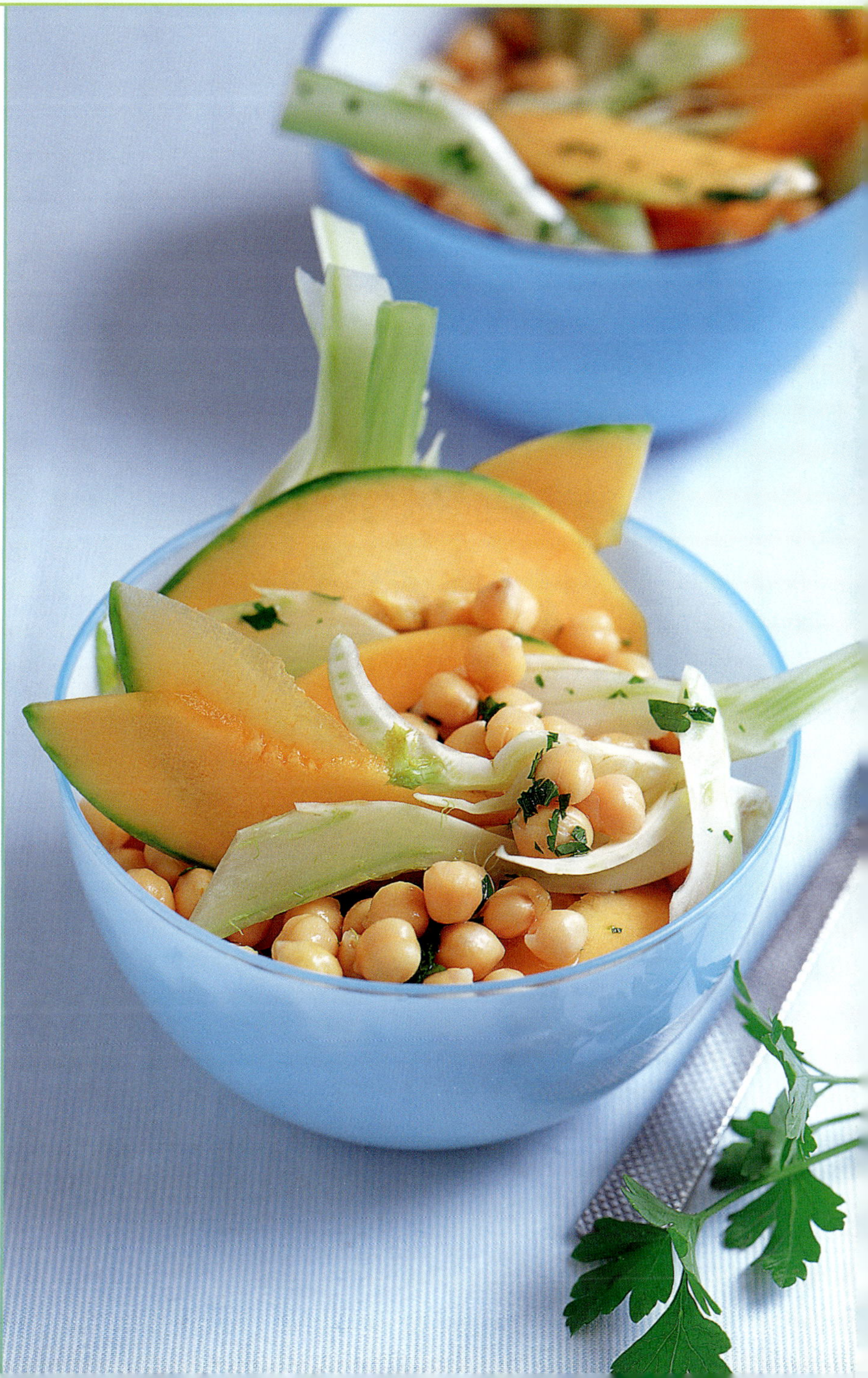

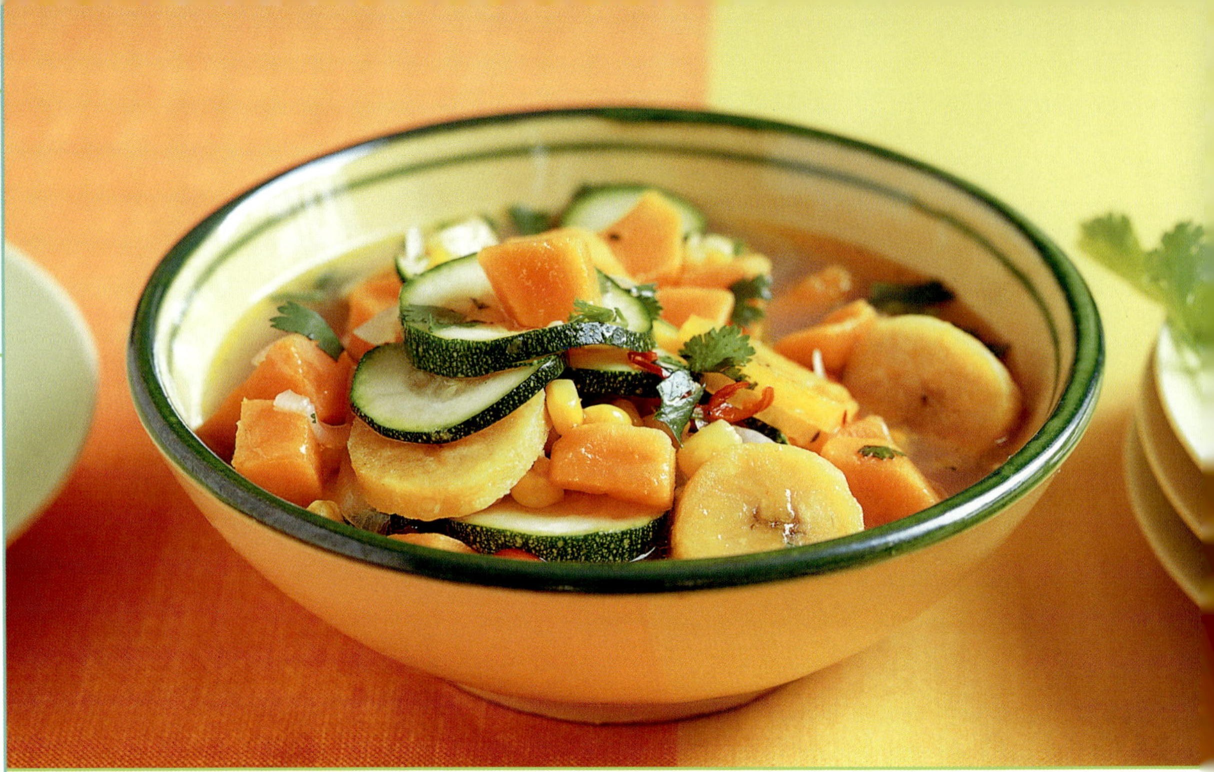

Brasilianischer Gemüsetopf mit Süßkartoffeln

➤ ***Zutaten für 2 Personen:***
1 Zwiebel | 2 rote Chilischoten | 200 g Zucchini | 1 Kochbanane | 200 g Süßkartoffeln | 1 kleine unreife Papaya | 1 EL Öl | 500 ml Gemüsebrühe | 1 kleine Dose Maiskörner (140 g Abtropfgewicht) | 1 Hand voll frisches Koriandergrün | Salz, Pfeffer

Zubereitungszeit: 1 Stunde
Pro Portion ca.: 475 kcal | 10 g Eiweiß | 11 g Fett | 83 g Kohlenhydrate

➤ ***Zubereitung:***

_1. Die Zwiebel schälen und in feine Streifen schneiden. Die Chilischoten längs aufschlitzen, die Stielansätze abknipsen, entkernen und in feine Streifen schneiden. Die Zucchini waschen und putzen, die Kochbanane schälen. Beide Gemüse in Scheiben schneiden. Die Süßkartoffeln schälen und waschen. Die Papaya halbieren, entkernen und das Fruchtfleisch herauslösen. Die Süßkartoffeln und die Papaya in Würfel schneiden.

_2. Das Öl in einem beschichteten Topf erhitzen, die Zwiebel und die Chilischoten bei schwacher Hitze leicht anbraten. Die Zucchini, die Banane, die Süßkartoffeln und die Papaya hinzufügen und die Gemüsebrühe angießen. Das Gemüse aufkochen lassen und zugedeckt bei schwacher Hitze 20 Minuten köcheln lassen.

_3. Den Mais zum Gemüse geben und in 2 Minuten erwärmen. Das Koriandergrün waschen, trockenschütteln und die Blättchen leicht zerzupfen. Den Gemüsetopf mit Salz und Pfeffer würzen und mit Koriander bestreuen.

_*Tipp:* Vorsicht mit der Chilischote! Verwenden Sie entweder Handschuhe oder waschen Sie sich nach dem Putzen der scharfen Schote gründlich die Hände. Und bloß nicht ins Auge damit!

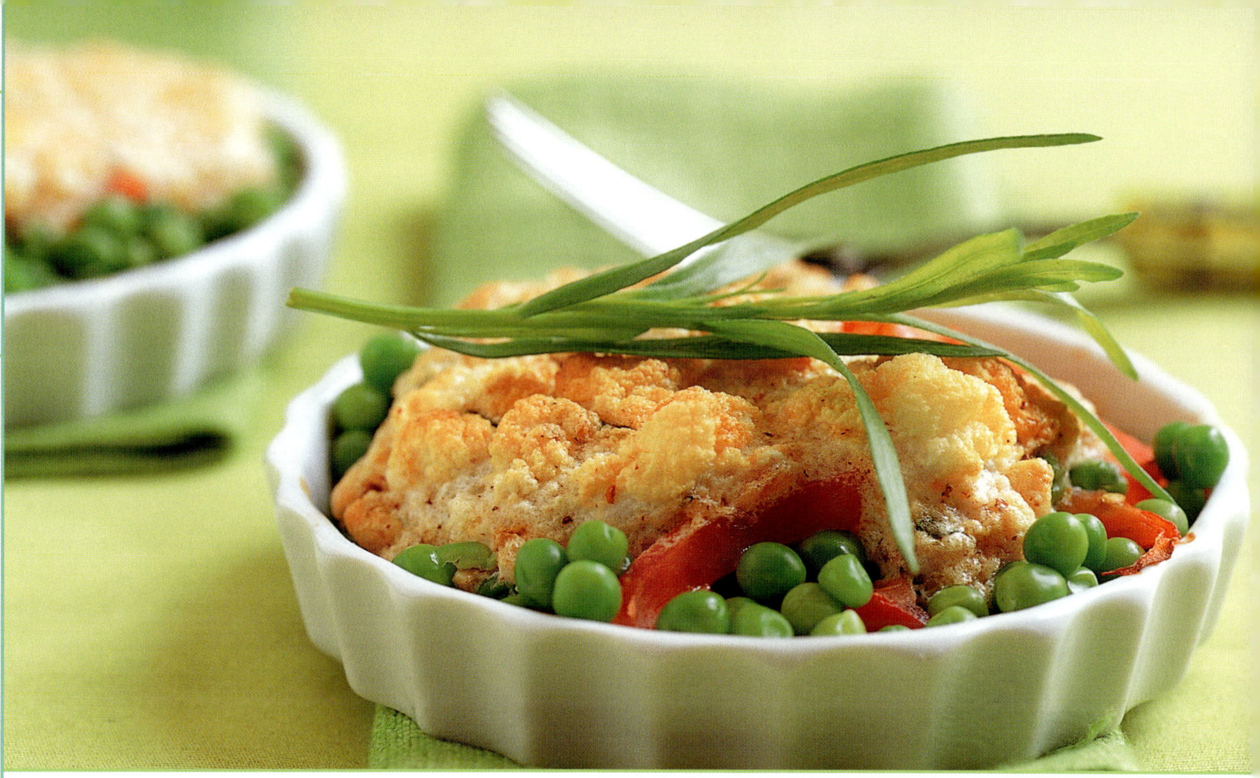

Überbackene Erbsen

➤ *Zutaten für 2 Personen:*
1 kg frische Erbsen (oder 300 g tiefgekühlte Erbsen) | Salz | 200 g Tomaten | 3–4 Zweige Estragon | 1 Eigelb | 1 EL Schmand | 1 EL gemahlene Haselnüsse | 1 EL gehackte Haselnüsse | Pfeffer | 2 Eiweiße

Zubereitungszeit: 50 Minuten
Pro Portion ca.: 230 kcal | 15 g Eiweiß | 8 g Fett | 23 g Kohlenhydrate

➤ *Zubereitung:*

_1. Die frischen Erbsen auspalen und zugedeckt in wenig Salzwasser etwa 5 Minuten kochen, anschließend abtropfen lassen. Den Backofen auf 225° vorheizen. Die Tomaten über Kreuz einritzen, mit kochend heißem Wasser überbrühen, 1 Minute ziehen lassen, häuten, die Stielansätze entfernen und die Tomaten in Würfel schneiden.

_2. Den Estragon waschen, trockenschütteln, die Blättchen abzupfen und hacken. Das Eigelb, den Schmand, die Haselnüsse und den Estragon verrühren, mit Salz und Pfeffer kräftig würzen. Die Eiweiße steif schlagen und den Eischnee unter die Nusscreme heben.

_3. Die Tomaten und die Erbsen mischen, in eine kleine feuerfeste Form geben und die Nusscreme darüber verteilen. Das Gemüse im Ofen (Mitte, Umluft 200°) etwa 12 Minuten backen, bis die Oberfläche goldbraun ist.

_***Genusstipp:*** Dieses Erbsengericht ist eine prima Hauptspeise, wenn Sie nicht allzu hungrig sind. Sättigender wird es, wenn Sie dazu Pellkartoffeln und einen Klecks gewürzten Quark oder Naturreis und eine Tomatensauce servieren.

Sommergemüse mit Tomatensauce

➤ ***Zutaten für 2 Personen:***
200 g Aubergine |
200 g Zucchini |
Salz |
2 gelbe Paprikaschoten |
2 weiße Zwiebeln |
3–4 Knoblauchzehen |
1 1/2 EL Öl |
500 g Tomaten |
Pfeffer |
2 EL Aceto Balsamico |
1/2 TL getrockneter Thymian

Zubereitungszeit: 45 Minuten
Plus Backzeit: 10–15 Minuten
Pro Portion ca.: 180 kcal | 7 g Eiweiß |
9 g Fett | 17 g Kohlenhydrate

➤ ***Zubereitung:***

_1. Die Aubergine und die Zucchini waschen, putzen, halbieren und in etwa 1/2 cm breite Scheiben schneiden. Die Auberginenscheiben in eine Schüssel geben, salzen und zugedeckt 10 Minuten ziehen lassen.

_2. Inzwischen die Paprikaschoten putzen, waschen und in Ringe schneiden. Die Zwiebeln und den Knoblauch schälen und in feine Scheiben schneiden.

_3. Den Backofen auf 200° vorheizen. Das Öl in einer beschichteten Pfanne erhitzen. Die Zwiebelringe und die Knoblauchscheiben bei schwacher Hitze glasig werden lassen. Das restliche Gemüse hinzufügen und bei mittlerer Hitze zugedeckt etwa 10 Minuten dünsten. Gelegentlich umrühren und das am Deckel kondensierte Wasser wieder in die Pfanne laufen lassen.

_4. Die Tomaten über Kreuz einritzen, mit kochend heißem Wasser überbrühen, 1 Minute ziehen lassen, häuten, die Stielansätze entfernen und die Tomaten in Würfel schneiden. In einen kleinen Topf mit Salz, Pfeffer, dem Essig und Thymian aufkochen. Bei schwacher Hitze unter Rühren in 8–10 Minuten einkochen lassen.

_5. Das Gemüse in eine mittelgroße feuerfeste Form geben, die Tomatensauce darauf verteilen und im Backofen (Mitte, Umluft 180°) zugedeckt 10 – 15 Minuten ziehen lassen.

_***Genusstipp:*** Das Sommergemüse können Sie auch kalt als Vorspeise für vier Personen servieren. Dazu passt am besten Vollkornbaguette. Mit Polenta und einem Stück Fleisch oder Fisch wird ein Hauptgericht daraus.

_***Wohlfühltipp:*** Auch mittags sollten die Gerichte relativ klein und leicht ausfallen. Nach üppigen Mahlzeiten kostet die Verdauungsarbeit den Körper so viel Kraft, dass die Konzentration sinkt und sich Müdigkeit einstellt.

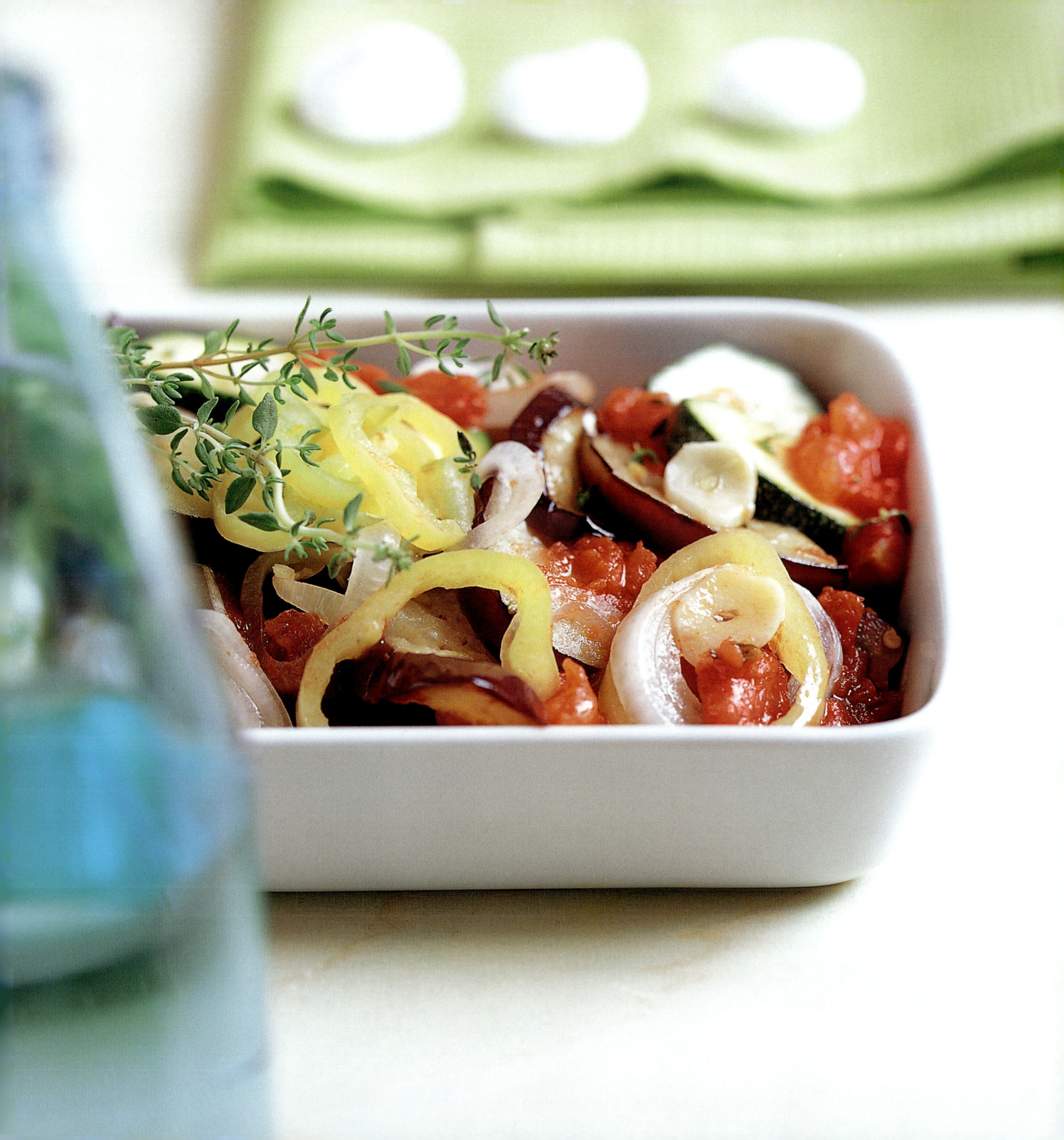

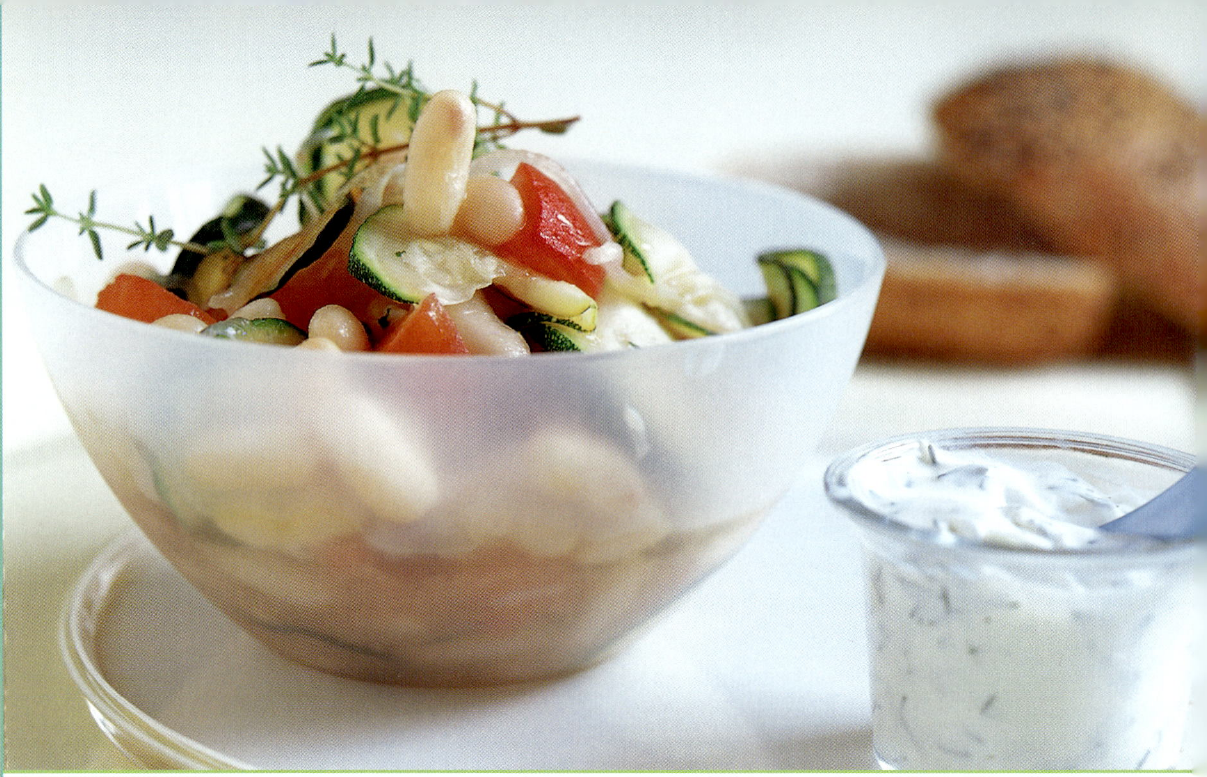

Canellino-Bohnen mit Dilldip

Für 2 Personen:
1 Zwiebel | 2 Knoblauchzehen | 1 kleiner Zucchino | 400 g Tomaten | 2 EL Rosinen | 2 EL Öl | Salz, Pfeffer | 1 TL getrockneter Thymian | 1 Dose Cannellino-Bohnen (250 g Abtropfgewicht) (ersatzweise weiße Bohnen) | 150 g Joghurt | 2 EL frisch gehackter Dill | 2 Vollkornbrötchen

Zubereitungszeit: 55 Minuten
Pro Portion ca.: 495 kcal | 20 g Eiweiß | 15 g Fett | 65 g Kohlenhydrate

Zubereitung:

_1. Die Zwiebel schälen und in feine Ringe schneiden. Den Knoblauch schälen und durch die Presse drücken. Den Zucchino waschen, putzen und in dünne Scheiben schneiden. Die Tomaten über Kreuz einritzen, mit kochend heißem Wasser überbrühen, 1 Minute ziehen lassen, häuten, die Stielansätze entfernen und die Tomaten in Würfel schneiden. Die Rosinen heiß waschen.

_2. Das Öl in einer beschichteten Pfanne erhitzen. Die Zwiebel, Knoblauch, den Zucchino und die Rosinen bei schwacher Hitze 3 Minuten dünsten. Die Tomaten hinzufügen. Das Gemüse mit Salz, Pfeffer und Thymian würzen und zugedeckt bei schwacher Hitze in 25 Minuten zu einer sämigen Sauce einkochen lassen. Gelegentlich umrühren.

_3. Die Bohnen durch ein Sieb abgießen, abtropfen lassen und untermischen. Das Gemüse mit Salz und Pfeffer abschmecken und noch 10 Minuten auf der abgeschalteten Herdplatte ziehen lassen.

_4. Den Joghurt mit dem Dill vermischen und mit Salz abschmecken. Den Dilldip und die Brötchen zu den Canellino-Bohnen servieren.

_***Tipp:*** Sie können die kleinen, mehlig kochenden Canellino-Bohnen auch frisch garen. Dann beachten Sie allerdings die lange Einweichzeit: pro Portion 100–125 g getrocknete Bohnen etwa 8 Stunden einweichen und in frischem Wasser 1 1/2 Stunden garen. Wenn Sie dem Kochwasser Kümmel oder Thymian zufügen, werden die Bohnen bekömmlicher.

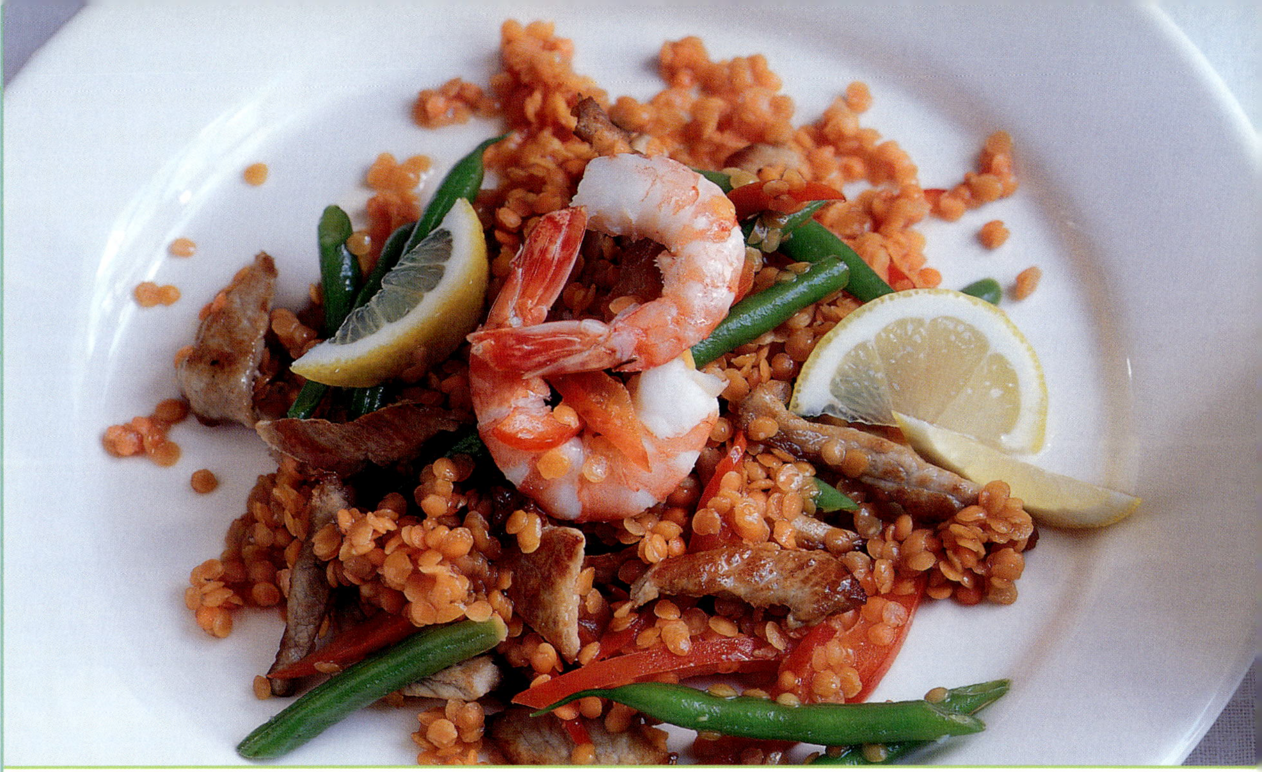

Linsen-Paella

➤ *Zutaten für 2 Personen:*
100 g grüne Bohnen (frisch oder tiefgekühlt) | Salz | 1 rote Paprikaschote | 1 kleine Zwiebel | 1–2 Knoblauchzehen | 250 g Schinkenschnitzel (mageres Fleisch aus der Keule) | 1 EL Öl | 150 g gelbe Linsen (ersatzweise kleine rote Linsen) | 300 ml Gemüse- oder Hühnerbrühe | 4 geschälte, gekochte Riesengarnelen | 1 unbehandelte Zitrone | 1 hellgrüne Paprikaschote

Zubereitungszeit: 40 Minuten
Pro Portion ca.: 530 kcal | 57 g Eiweiß | 11 g Fett | 49 g Kohlenhydrate

➤ *Zubereitung:*

_1. Die Bohnen putzen, waschen und in Salzwasser 10 Minuten garen. In einem Sieb abtropfen lassen. Inzwischen die rote Paprika putzen, waschen und in Streifen schneiden. Die Zwiebel und den Knoblauch schälen und fein würfeln. Die Schinkenschnitzel längs halbieren und in schmale Streifen schneiden.

_2. Das Öl in einer beschichteten Pfanne erhitzen. Die Zwiebel und den Knoblauch bei schwacher Hitze zugedeckt glasig werden lassen. Das Fleisch hinzufügen und bei mittlerer Hitze goldbraun anbraten. Die Linsen und die Gemüsebrühe dazugeben und 5 Minuten köcheln lassen. Die Bohnen und die Paprikastreifen unterrühren und weitere 5 Minuten köcheln lassen.

_3. Die Riesengarnelen auf das Gemüse legen und in der geschlossenen Pfanne in 6 Minuten erwärmen. Inzwischen die Zitrone waschen, abtrocknen und in Spalten schneiden. Die grüne Paprikaschote halbieren, putzen, waschen und in Streifen schneiden. Die Zitronenschnitze und die Paprikastreifen auf der Paella anrichten.

_ ***Wohlfühltipp:*** Setzen Sie sich nicht unter Druck, ein ganz bestimmtes Wunschgewicht zu erreichen. Fragen Sie sich mal kritisch, ob Sie sich nicht bereits sehr gut gefallen. Ihre Attraktivität hängt davon ab, ob Sie sich gut fühlen und das auch ausstrahlen! Nicht von einer Ziffernkombination im Anzeigefeld der Waage.

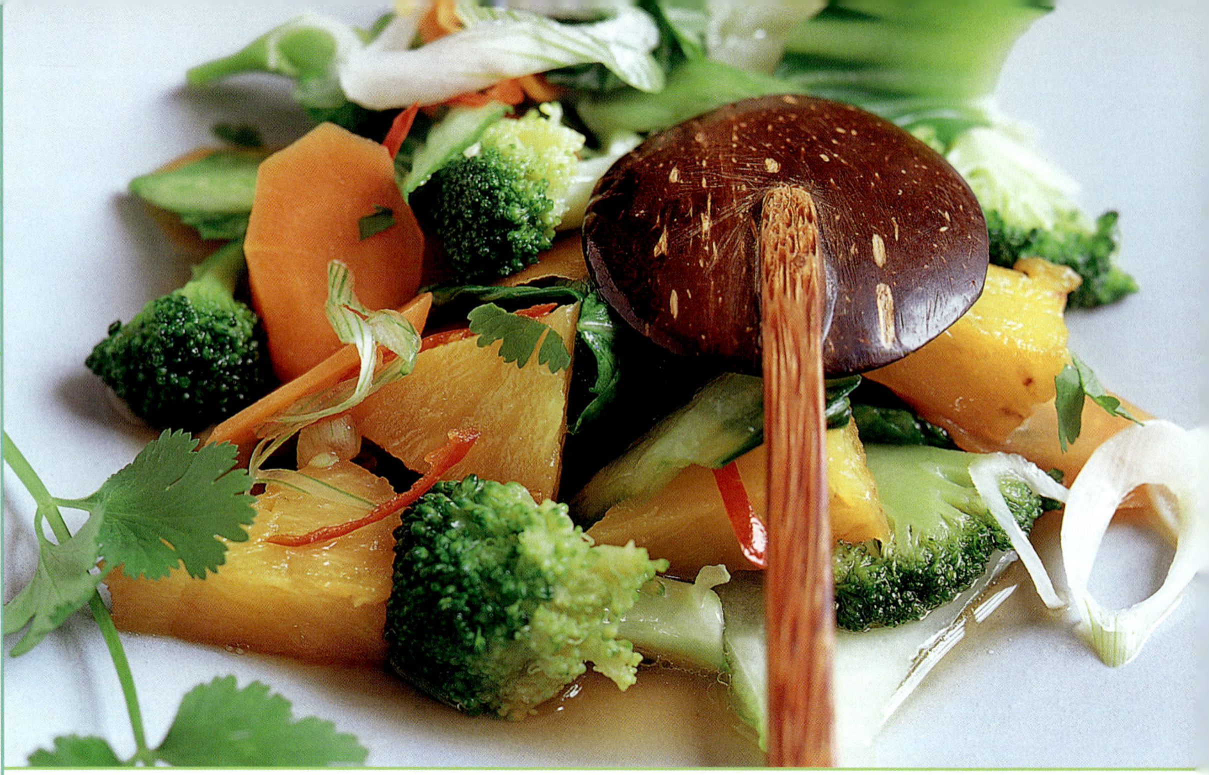

Gebratenes Thai-Gemüse

➤ *Zutaten für 2 Personen:*
1 Knoblauchzehe | 15 g Ingwer | 1 rote Chilischote | 200 g Brokkoli | 1 Möhre | 75 g Paksoi | 2 Frühlingszwiebeln | 2–3 Scheiben Ananas (frisch oder aus der Dose) | 1 EL Öl | 1 EL Zucker | 100 ml Gemüsebrühe | 2 EL Fischsauce | 1 Spritzer Zitronen- oder Limettensaft

Zubereitungszeit: 25 Minuten
Pro Portion ca.: 170 kcal | 5 g Eiweiß | 6 g Fett | 22g Kohlenhydrate

➤ *Zubereitung:*

_1. Den Knoblauch und den Ingwer schälen und sehr fein würfeln. Die Chilischote längs aufschlitzen, den Stielansatz abknipsen, entkernen und in feine Streifen schneiden. Den Brokkoli waschen, putzen und die Köpfe in Röschen teilen. Die Brokkolistängel schälen und in kleine Würfel schneiden. Die Möhre putzen, waschen und schräg in dünne Scheiben schneiden. Den Paksoi waschen, verlesen und in breite Streifen schneiden. Die Frühlingszwiebeln putzen, waschen und schräg in dünne Ringe schneiden. Die Ananasscheiben in kleine Stücke schneiden.

_2. Das Öl in einem Wok erhitzen. Knoblauch, Ingwer und die Chilistreifen bei mittlerer Hitze unter Rühren kurz anbraten. Die Brokkoliröschen und -würfel sowie die Möhre hinzufügen und 2 Minuten unter Rühren anbraten. Das Gemüse mit Zucker bestreuen und mit der Gemüsebrühe ablöschen. Den Paksoi, die Ananas, die Fischsauce und den Zitronen- oder Limettensaft dazugeben und alles noch einmal aufkochen lassen.

_***Genusstipp:*** Servieren Sie das Wokgemüse mit aromatischem Basmatireis. Dieser gelingt am besten, wenn Sie ihn in etwas Öl glasig werden lassen, erst dann das Wasser hinzufügen und den Reis bei schwacher Hitze ausquellen lassen.

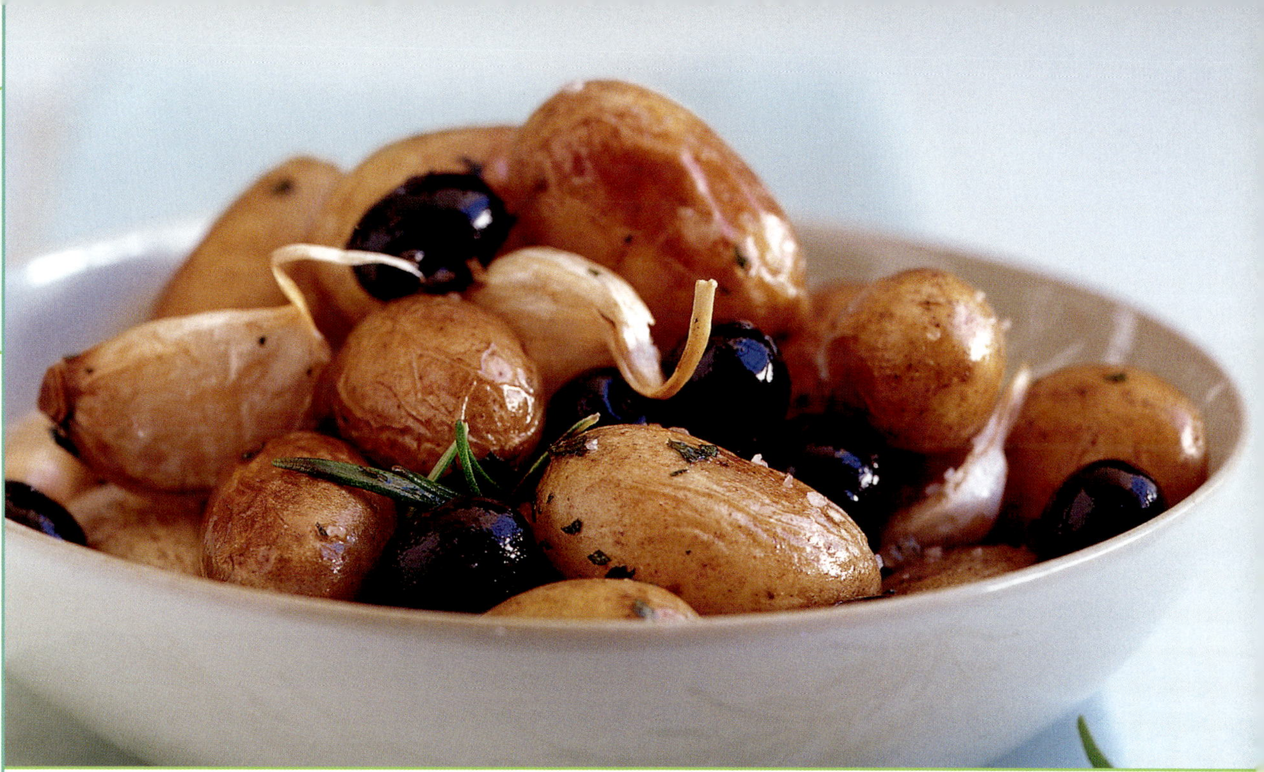

Olivenkartoffeln

➤ ***Zutaten für 2 Personen:***
500 g kleine neue Kartoffeln | 10 Knoblauchzehen | 125 ml Öl | 2 Zweige Rosmarin | 2 EL Hagelsalz | 60 g kleine schwarze Oliven | 4 EL frisch gehackte Petersilie

Zubereitungszeit: 40 Minuten
Pro Portion ca.: 315 kcal | 5 g Eiweiß | 17 g Fett | 35 g Kohlenhydrate

➤ ***Zubereitung:***

_1. Die Kartoffeln unter fließendem Wasser gründlich waschen. Die Knoblauchzehen ungeschält mit der stumpfen Seite nach unten auf die Arbeitsplatte drücken, so dass sie platzen.

_2. Das Öl in einer großen beschichteten Pfanne erhitzen – in dieser müssen alle Kartoffeln nebeneinander Platz haben. Die Kartoffeln, die Rosmarinzweige und den Knoblauch hineingeben und mit Salz bestreuen.

_3. 20–25 Minuten braten, bis die Kartoffeln weich sind, dabei gelegentlich die Pfanne etwas rütteln, damit die Kartoffeln nicht anbrennen. Etwa 5 Minuten vor Ende der Garzeit die Oliven dazugeben. Die Kartoffeln aus der Pfanne heben, das Öl etwas abtropfen lassen und die Kartoffeln mit Petersilie bestreuen.

_*Variante:* Fettärmer sind gebackene Kartoffeln. Backofen auf 200° vorheizen, ein Backblech dünn mit Öl bestreichen und mit Kümmel bestreuen. Kartoffeln gründlich waschen, halbieren und mit der Schnittfläche nach unten darauf verteilen und etwa 20 Minuten backen.

_*Wohlfühltipp:* Während manche Fette dick machen – die in Wurst und Käse sowie Süßigkeiten zählen zu dieser Gruppe, kurbeln ungesättigte Fettsäuren die Fettverbrennung erst so richtig an. Einen solchen »Fett-weg-Effekt« haben hochwertige, kaltgepresste Pflanzenöle, fettreiche Fische (vgl. Seite 117) sowie Avocado und Nüsse.

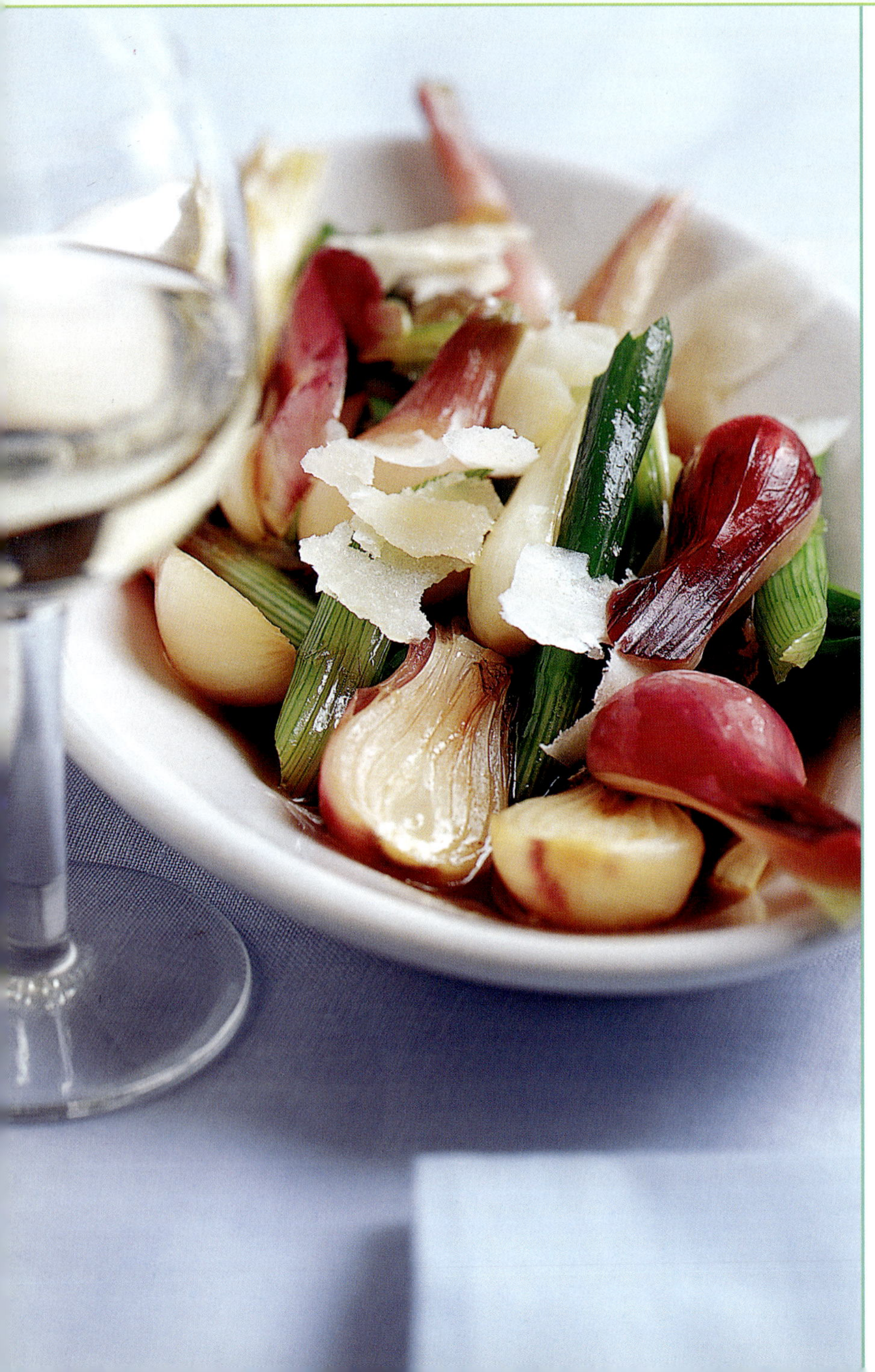

Frühlingszwiebeln in Riesling

➤ ***Zutaten für 2 Personen:***
3 Bund Frühlingszwiebeln | 1 1/2 EL Öl |
125 ml trockener Riesling |
150 ml Rinderfond | 1 Schuss Aceto Bianco |
1 TL Zucker | Salz, Pfeffer |
2 EL frisch geriebener Parmesan

Zubereitungszeit: 25 Minuten
Pro Portion ca.: 190 kcal | 4 g Eiweiß |
12 g Fett | 11 g Kohlenhydrate

➤ ***Zubereitung:***

_1. Die Frühlingszwiebeln putzen, waschen und in etwa 7 cm lange Stücke schneiden. Dickere Zwiebeln halbieren. Das Öl in einer beschichteten Pfanne erhitzen und die Zwiebelstücke zugedeckt bei schwacher Hitze 5 Minuten dünsten, dabei gelegentlich umrühren.

_2. Sobald die Zwiebeln etwas Farbe angenommen haben, mit dem Weißwein ablöschen. Den Rinderfond, Essig und Zucker mischen und unterrühren, mit Salz und Pfeffer würzen. Offen bei mittlerer Hitze etwa 10 Minuten köcheln lassen, bis die Sauce sämig wird. Die Frühlingszwiebeln mit der Sauce auf zwei Tellern verteilen und etwas auskühlen lassen. Den Parmesan darüber streuen.

_***Genusstipp:*** Rösten Sie dazu zwei Scheiben Weißbrot und gönnen Sie sich ein Glas Riesling, den Sie schon zum Kochen verwendet haben.

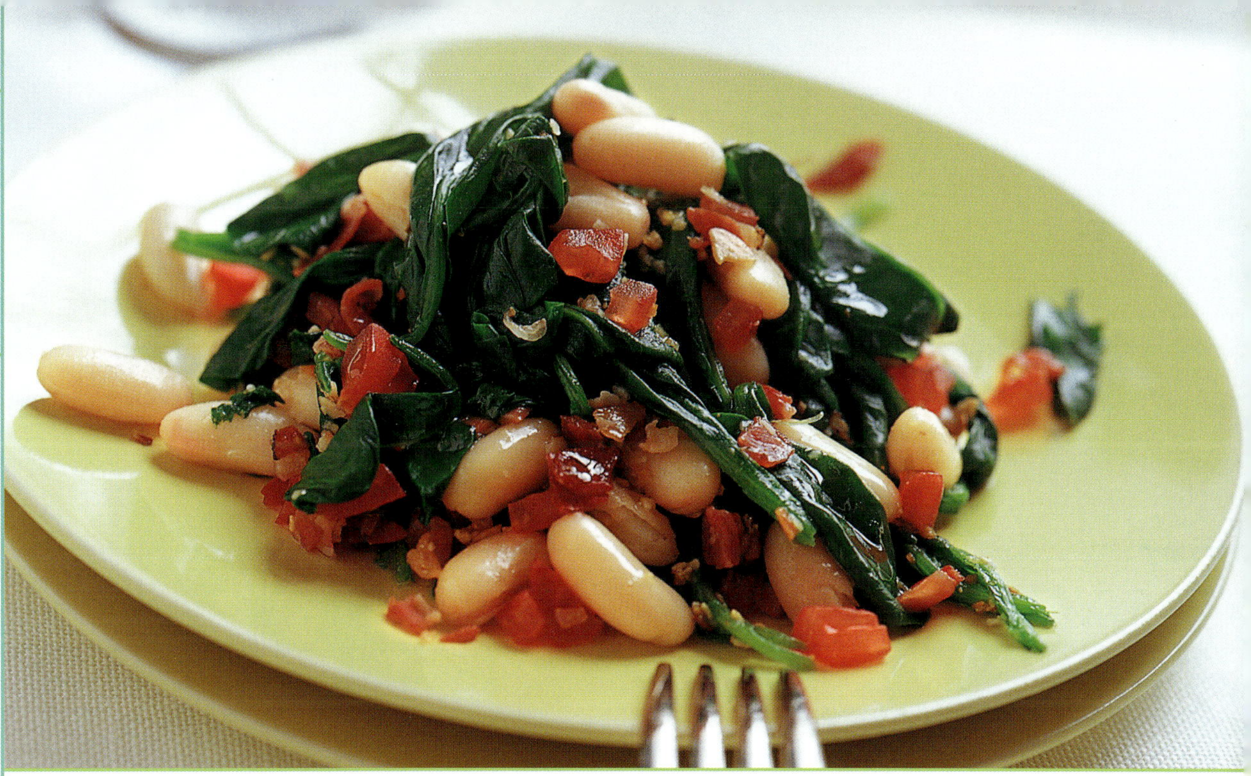

Spinat mit weißen Bohnen

➤ ***Zutaten für 2 Personen:***
225 g tiefgekühlter Blattspinat |
1 kleine Dose weiße Bohnen (250 g Abtropfgewicht) |
1 Knoblauchzehe | 2 Tomaten |
2 TL Öl |
1 EL Mandelblättchen |
1 dicke Scheibe roher Schinken (ca. 50 g) | 2 TL Paprikapulver, rosenscharf |
Salz, Pfeffer |
1 EL Semmelbrösel | 1 EL Aceto Balsamico | 2 Vollkornbrötchen

Zubereitungszeit: 30 Minuten
Pro Portion ca.: 480 kcal |
22 g Eiweiß | 19 g Fett |
53 g Kohlenhydrate

➤ ***Zubereitung:***

_1. Den Spinat im Kühlschrank auftauen lassen. Die Bohnen in ein Sieb geben, mit kaltem Wasser abspülen und abtropfen lassen. Den Knoblauch schälen und fein würfeln. Die Tomaten über Kreuz einritzen, mit kochend heißem Wasser überbrühen, 1 Minute ziehen lassen, häuten, die Stielansätze entfernen und die Tomaten in Würfel schneiden.

_2. 1 TL Öl in einer beschichteten Pfanne erhitzen. Den Knoblauch und die Mandelblättchen bei schwacher Hitze goldbraun rösten, beiseite stellen. Den Schinken in kleine Würfel schneiden. 1 TL Öl erhitzen und den Schinken bei mittlerer Hitze knusprig anbraten. Die Tomaten, den Spinat und die Bohnen hinzufügen. Mit Paprikapulver, Salz und Pfeffer würzen und bei schwacher Hitze 5 Minuten köcheln lassen.

_3. Inzwischen den Knoblauch, die Mandelblättchen, die Semmelbrösel und den Essig in einem Mörser zerdrücken. Locker unter das Gemüse mischen, auf zwei Tellern verteilen und mit den Vollkornbrötchen servieren.

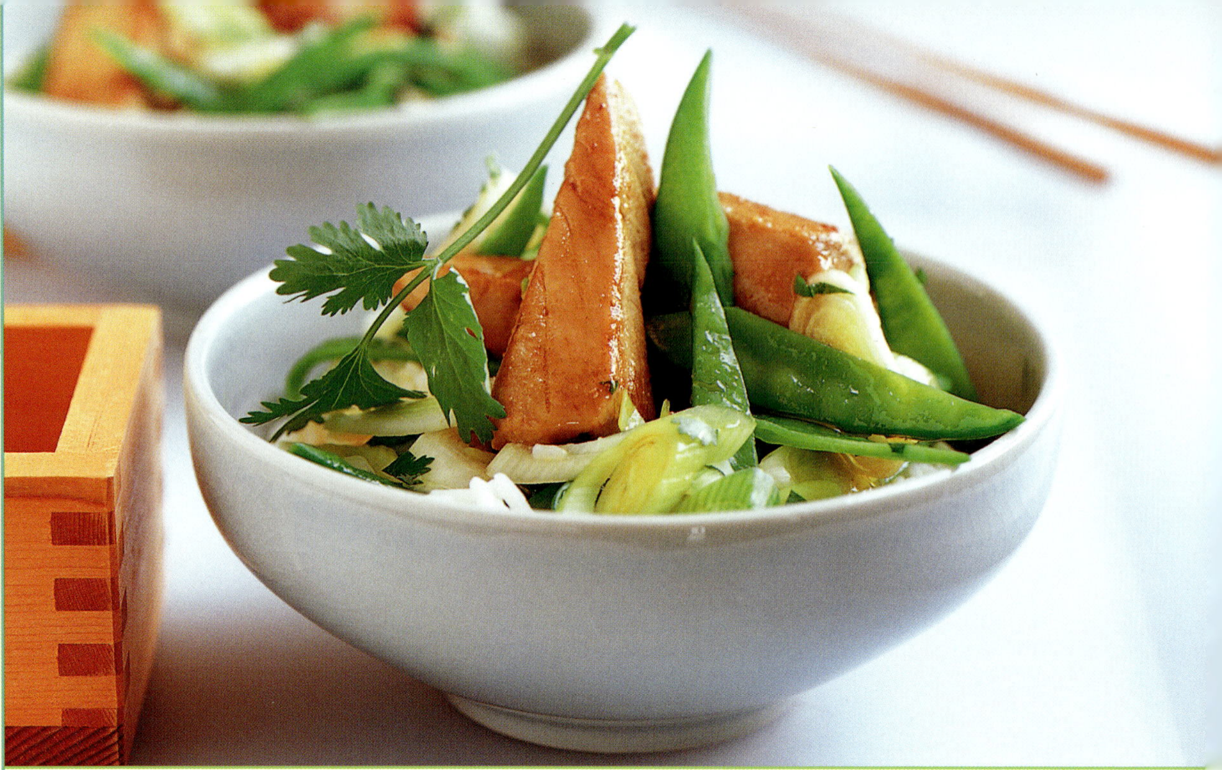

Tunfisch mit Lauch und Sojasauce

➤ ***Zutaten für 2 Personen:***
300 g Tunfisch | 1 EL scharfer Senf | 2 EL Zitronensaft | 1 Bund Frühlingszwiebeln | 100 g Zuckerschoten (frisch oder tiefgekühlt) | 2 EL Öl | 50 ml Fischfond (aus dem Glas) | 1 EL Honig | 2 EL dunkle Sojasauce | Salz, Pfeffer | 1–2 TL frisch gehackter Koriander oder Petersilie

Zubereitungszeit: 30 Minuten
Pro Portion ca.: 320 kcal | 41 g Eiweiß | 16 g Fett | 34 g Kohlenhydrate

➤ ***Zubereitung:***

_1. Den Tunfisch waschen, mit Küchenpapier trockentupfen und in etwa 1,5 cm breite Streifen schneiden. Den Senf mit 1 EL Zitronensaft verrühren, die Fischstreifen rundum damit bestreichen und etwas ziehen lassen. Die Frühlingszwiebeln putzen, waschen und in feine Ringe schneiden. Frische Zuckerschoten waschen, tiefgekühlte Zuckerschoten antauen lassen, schräg in schmale Streifen schneiden.

_2. Das Öl in einer beschichteten Pfanne erhitzen und die marinierten Tunfischstreifen unter Rühren bei mittlerer Hitze anbraten, bis sie leicht gebräunt sind. Herausheben und warm stellen.

_3. 1 EL Wasser in die Pfanne geben, die Frühlingszwiebeln und die Zuckerschoten andünsten. Mit dem Fischfond ablöschen, Honig und Sojasauce unterrühren und mit Salz, Pfeffer und Zitronensaft abschmecken. Den Tunfisch wieder hinzufügen. Alles noch 3–4 Minuten bei schwacher Hitze ziehen lassen. Mit dem Koriander oder der Petersilie bestreuen.

_Dazu passen Reis oder Vollkorn-Baguette.

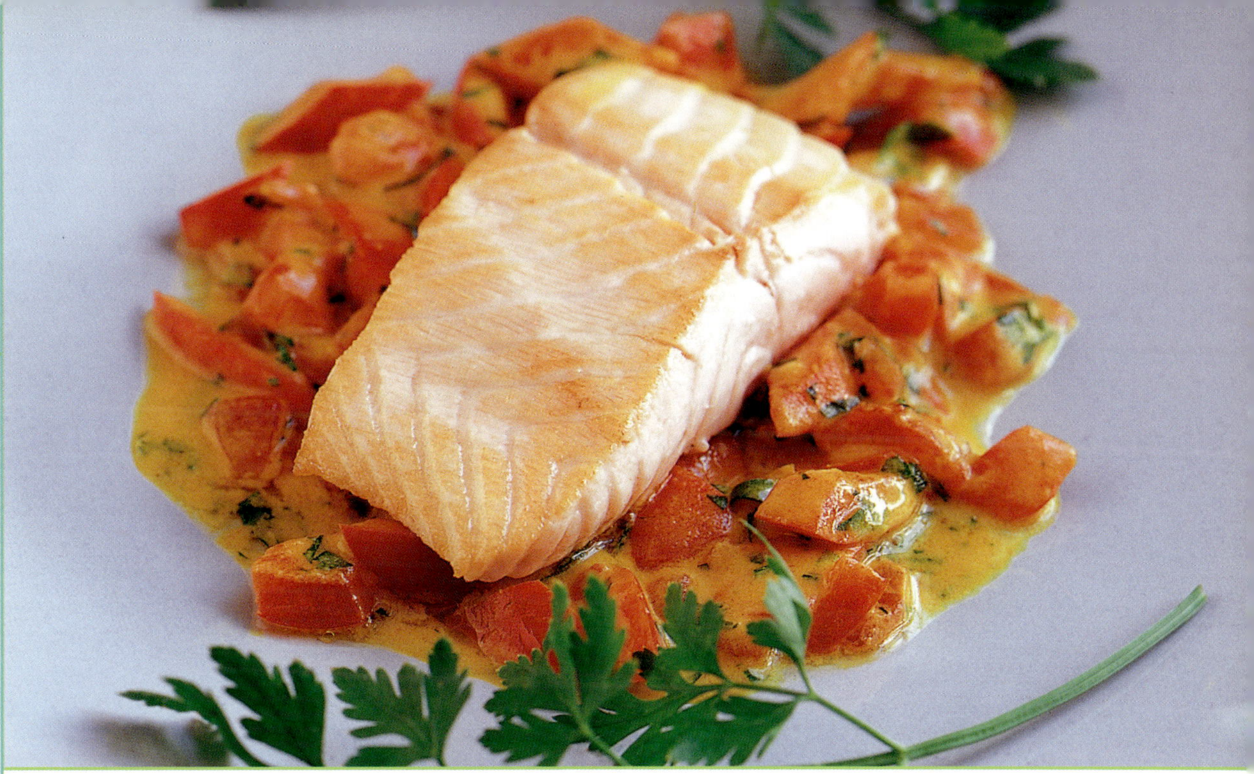

Lachs in Tomaten-Kokos-Sauce

➤ *Zutaten für 2 Personen:*
300 g Lachsfilet | Pfeffer | 1 Zwiebel | 2 Knoblauchzehen | 1 scharfe Peperoni | 1 kleine rote Paprikaschote | 300 g Tomaten | 2 EL Öl | 2 TL gemahlener Koriander | 1 TL gemahlener Kreuzkümmel | 1–2 TL Kurkuma (Gelbwurz) | 100 ml Kokosmilch | Salz | 2 EL frisch gehackte Petersilie

Zubereitungszeit: 25 Minuten
Pro Portion ca.: 435 kcal | 32 g Eiweiß | 31 g Fett | 7 g Kohlenhydrate

➤ *Zubereitung:*

_1. Den Lachs waschen, mit Küchenpapier trockentupfen, mit Pfeffer würzen. Die Zwiebel und den Knoblauch schälen und fein würfeln. Die Peperoni und die Paprikaschote putzen und waschen. Die Peperoni sehr fein, die Paprikaschote in Würfel schneiden. Die Tomaten über Kreuz einritzen, mit kochend heißem Wasser überbrühen, 1 Minute ziehen lassen, häuten, die Stielansätze entfernen und die Tomaten in Würfel schneiden.

_2. Das Öl in einer beschichteten Pfanne erhitzen, den Lachs von beiden Seiten jeweils 3–4 Minuten anbraten und warm stellen. Zwiebel, Knoblauch, Peperoni, Paprika, Koriander, Kreuzkümmel und Kurkuma in die Pfanne geben und bei schwacher Hitze unter Rühren 2 Minuten braten. Die Tomaten dazugeben, aufkochen lassen und bei mittlerer Hitze unter Rühren in 5 Minuten einkochen lassen.

_3. Die Kokosmilch angießen, weitere 2 Minuten köcheln lassen. Die Tomatensauce mit Salz und Pfeffer abschmecken. Den Lachs wieder hinzufügen und in der geschlossenen Pfanne bei schwacher Hitze noch 3–4 Minuten ziehen lassen. Auf zwei Tellern anrichten und mit Petersilie bestreuen.

Pizza mit Meeresfrüchten

➤ ***Zutaten für 1 Backblech oder 2 Pizzaformen von 20 cm Ø:***

Für den Teig:
10 g frische Hefe | 1 Prise Zucker | etwa 100 ml lauwarmes Wasser | 225 g Weizenmehl (Type 1050) | 1/2 TL Salz
Für den Belag:
1 kleine Dose geschälte Tomaten (400 g Abtropfgewicht) | 6 grüne, mit Paprika gefüllte Oliven | 4 Champignons | 150 g gemischte Meeresfrüchte (z.B. Muschelfleisch, Garnelen und Tintenfischstücke) | 125 g Mozzarella | Salz, Pfeffer | 1 TL frische Oreganoblättchen
Was Sie sonst noch brauchen:
Fett für das Blech

Zubereitungszeit: 20 Minuten
Plus Ruhezeit: 55 Minuten
Plus Backzeit: 15 Minuten
Pro Portion ca.: 650 kcal | 40 g Eiweiß | 16 g Fett | 85 g Kohlenhydrate

➤ ***Zubereitung:***

_1. Die Hefe in eine Tasse bröckeln, mit dem Zucker und etwas lauwarmem Wasser glatt rühren. 1 EL Mehl unterrühren und diesen Vorteig zugedeckt an einem warmen Ort 10 Minuten ruhen lassen.

_2. Das restliche Mehl in eine Schüssel geben, in die Mitte eine Mulde drücken und den Vorteig hineingeben, Salz und die Hälfte des Wassers hinzufügen. Alles zu einem glatten Teig verkneten. Dabei nach und nach noch so viel Wasser zufügen, dass der Teig geschmeidig wird, aber nicht klebt. Zugedeckt bei Zimmertemperatur 45 Minuten ruhen lassen.

_3. Inzwischen die Tomaten in einem Sieb abtropfen lassen und mit einer Gabel zerdrücken. Die Oliven halbieren. Die Champignons mit einem Pinsel oder Küchenpapier abreiben und in Scheiben schneiden. Die Meeresfrüchte unter fließendem Wasser abspülen und trockentupfen, eventuell in Stücke schneiden. Den Mozzarella abtropfen lassen und in möglichst dünne Scheiben schneiden oder reiben.

_4. Den Backofen auf 225° vorheizen. Die Pizzaformen dünn einfetten, den Teig in zwei Portionen teilen, rund ausrollen und in die Formen legen. Die Tomaten dünn auf den Pizzaböden verstreichen. Dabei einen etwa 2 cm breiten Rand freilassen. Mit Salz und Pfeffer würzen. Mit den Mozzarellascheiben belegen, die Oliven, die Champignons und Meeresfrüchte darauf verteilen.

_5. Die Pizzen im Ofen (unten, Umluft 200°) in 15 Minuten goldbraun backen. Die Oreganoblättchen waschen und trockentupfen und die fertigen Pizzen damit bestreuen.

_***Genusstipp:*** Statt der Oliven können Sie auch 8 Kapernäpfel verwenden – dieser hocharomatische Belag lässt dann so richtig Urlaubsstimmung aufkommen!!

_***Tipp:*** Wenn es schneller gehen soll, können Sie fertigen Pizzateig aus dem Kühlregal oder aus der Tiefkühltruhe verwenden. Allerdings gibt es den fast ausschließlich in der hellen Variante, also mit weißem Mehl zubereitet.

_***Wohlfühltipp:*** Natürlich können Sie den Pizzaboden auch mit jeder anderen Kombination Ihrer Lieblingszutaten belegen. Um den Fettgehalt möglichst niedrig zu halten, sparen Sie an Käse und verzichten Sie besser auf fette Salami. Üppig darf dagegen der Gemüsebelag sein.

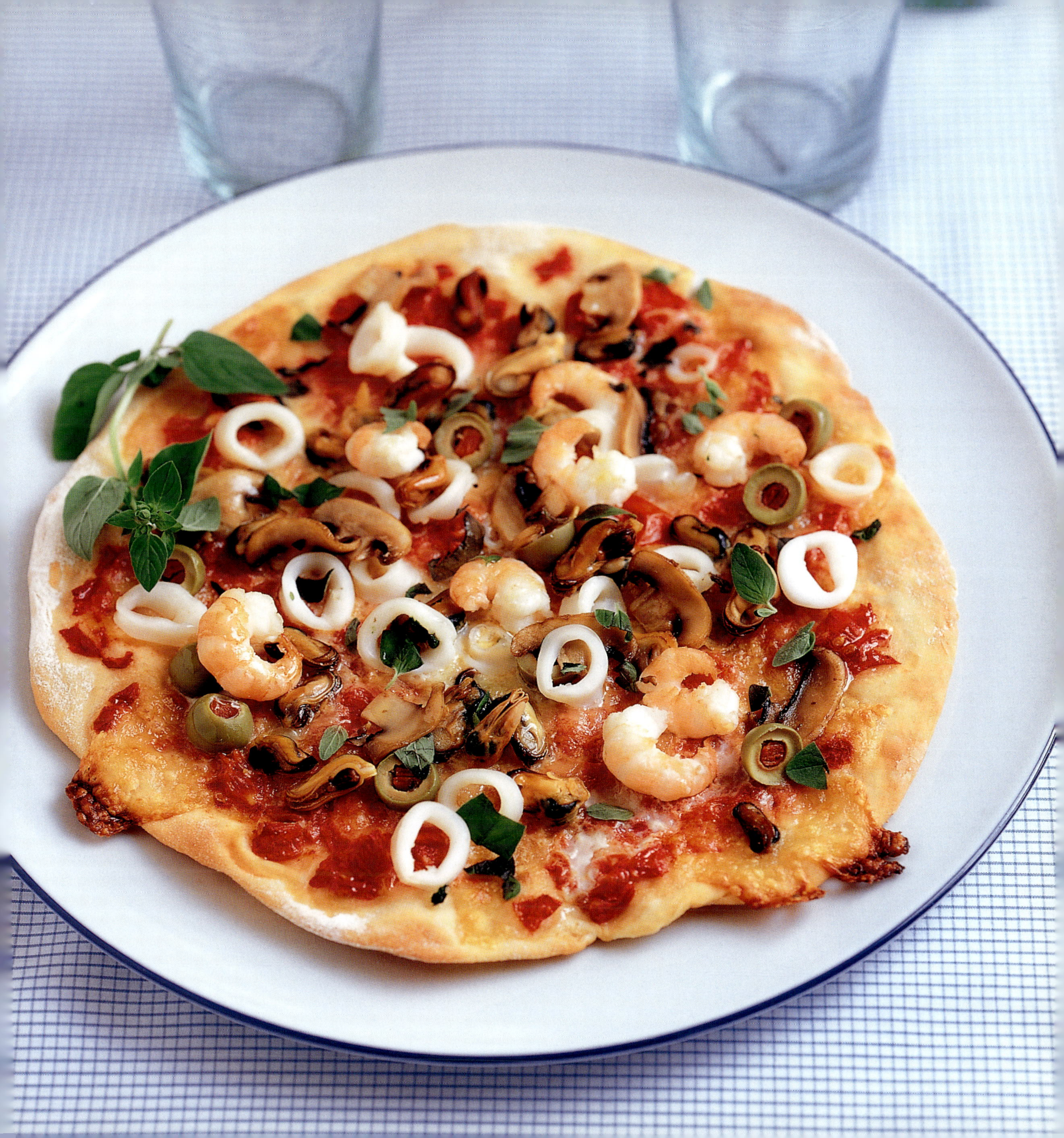

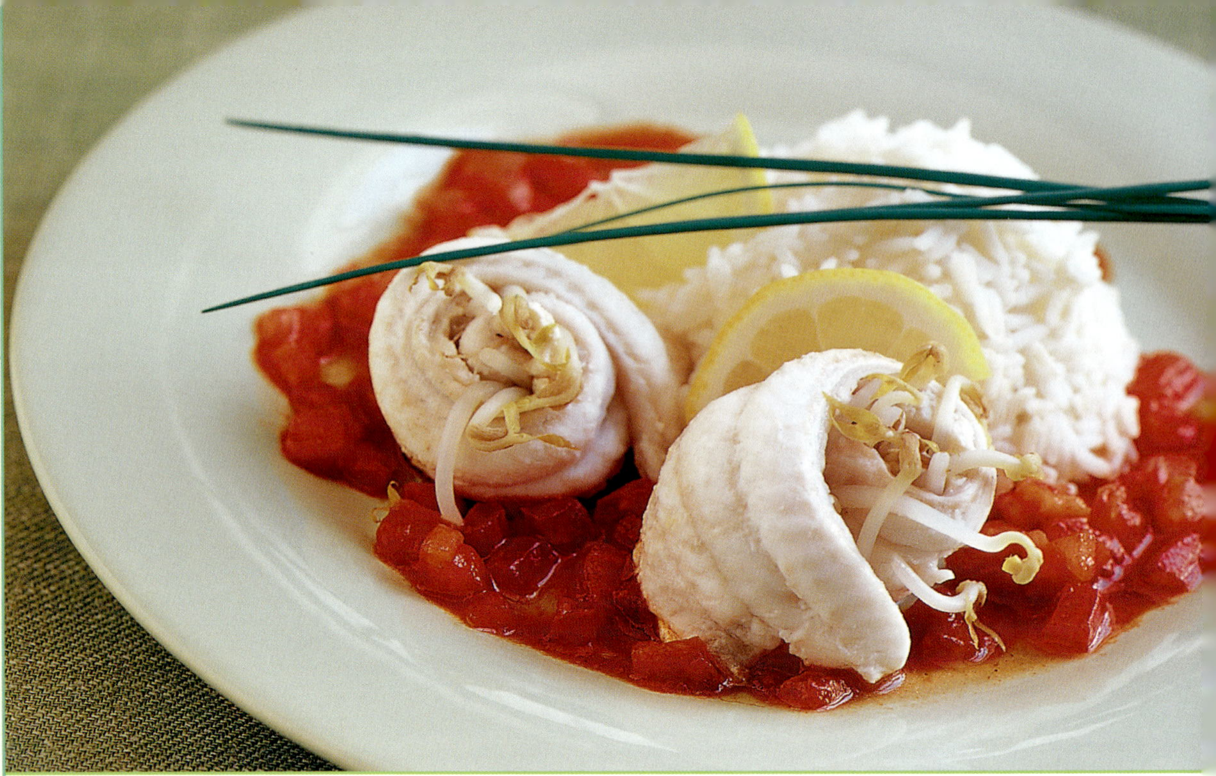

Seezungenröllchen mit Tofu

Zutaten für 2 Personen:
100 g Vollkornreis | 2 Seezungen (à etwa 150 g) | 1 EL Zitronensaft | 20 g Mungobohnensprossen | 50 g Tofu | 4 EL Sojasauce | 400 g Tomaten | Salz, Pfeffer | 2 EL Öl | 100 ml Fischfond (aus dem Glas) | 1 EL Tomatenmark
Was Sie sonst noch brauchen: kleine Holzspießchen

Zubereitungszeit: 30 Minuten
Pro Portion ca.: 345 kcal | 33 g Eiweiß | 14 g Fett | 21 g Kohlenhydrate

Zubereitung:

_1. Den Reis nach Packungsanleitung garen. Die Seezungen längs halbieren, unter fließendem Wasser abspülen und trockentupfen. Mit Zitronensaft beträufeln und 10 Minuten ziehen lassen.

_2. Die Sprossen in ein Sieb geben, abspülen und abtropfen lassen. Den Tofu in hauchdünne Scheiben schneiden. Sprossen und Tofu 10 Minuten in der Sojasauce marinieren.

_3. Die Tomaten über Kreuz einritzen, mit kochend heißem Wasser überbrühen, 1 Minute ziehen lassen, häuten, die Stielansätze entfernen und die Tomaten in Würfel schneiden. Sprossen und Tofu abtropfen lassen. Die Seezungenfilets mit Salz und Pfeffer würzen, den Tofu und die Sprossen darin einrollen und mit Holzspießchen feststecken.

_4. Das Öl in einer kleinen beschichteten Pfanne erhitzen, die Fischröllchen bei mittlerer Hitze 4 Minuten rundum anbraten. Mit dem Fischfond ablöschen. Die Fischröllchen herausnehmen und warm stellen.

_5. Die Tomaten in die Pfanne geben, bei mittlerer Hitze unter Rühren in 10 Minuten zu einer sämigen Sauce einkochen lassen. Das Tomatenmark einrühren und die Sauce mit dem Reis und den Fischröllchen auf zwei Tellern anrichten.

Gratiniertes Steinbeißerfilet

➤ ***Für 2 Personen:***
80 g Ziegenfrischkäse | 1 Schalotte |
1 Knoblauchzehe | 1 TL Sardellenpaste |
1 EL Schmand | 300 g Steinbeißerfilet |
Salz, Pfeffer | 10 Kapernäpfel |
Was Sie sonst noch brauchen:
etwas Öl für die Form

Zubereitungszeit: 20 Minuten
Plus Backzeit: 25 Minuten
Pro Portion ca.: 335 kcal | 35 g Eiweiß |
21 g Fett | 2 g Kohlenhydrate

➤ ***Zubereitung:***

_1. Den Backofen auf 200° vorheizen. Eine feuerfeste Form von 27 cm Länge dünn mit etwas Öl auspinseln. Den Ziegenfrischkäse mit der Gabel zerdrücken. Die Schalotte und den Knoblauch schälen, beides fein hacken und mit dem Ziegenfrischkäse, der Sardellenpaste und dem Schmand vermischen.

_2. Das Steinbeißerfilet unter fließendem Wasser abspülen, trockentupfen, halbieren, salzen und pfeffern und in die Form legen. Die Sardellen-Käse-Creme darauf verstreichen. Die Kapernäpfel etwas abtropfen lassen und darauf verteilen. Im Backofen (Mitte, Umluft 180°) 20–25 Minuten backen, bis die Käsekruste leicht gebräunt ist. Den Fisch in der Form servieren.

_Dazu passen Kartoffeln.

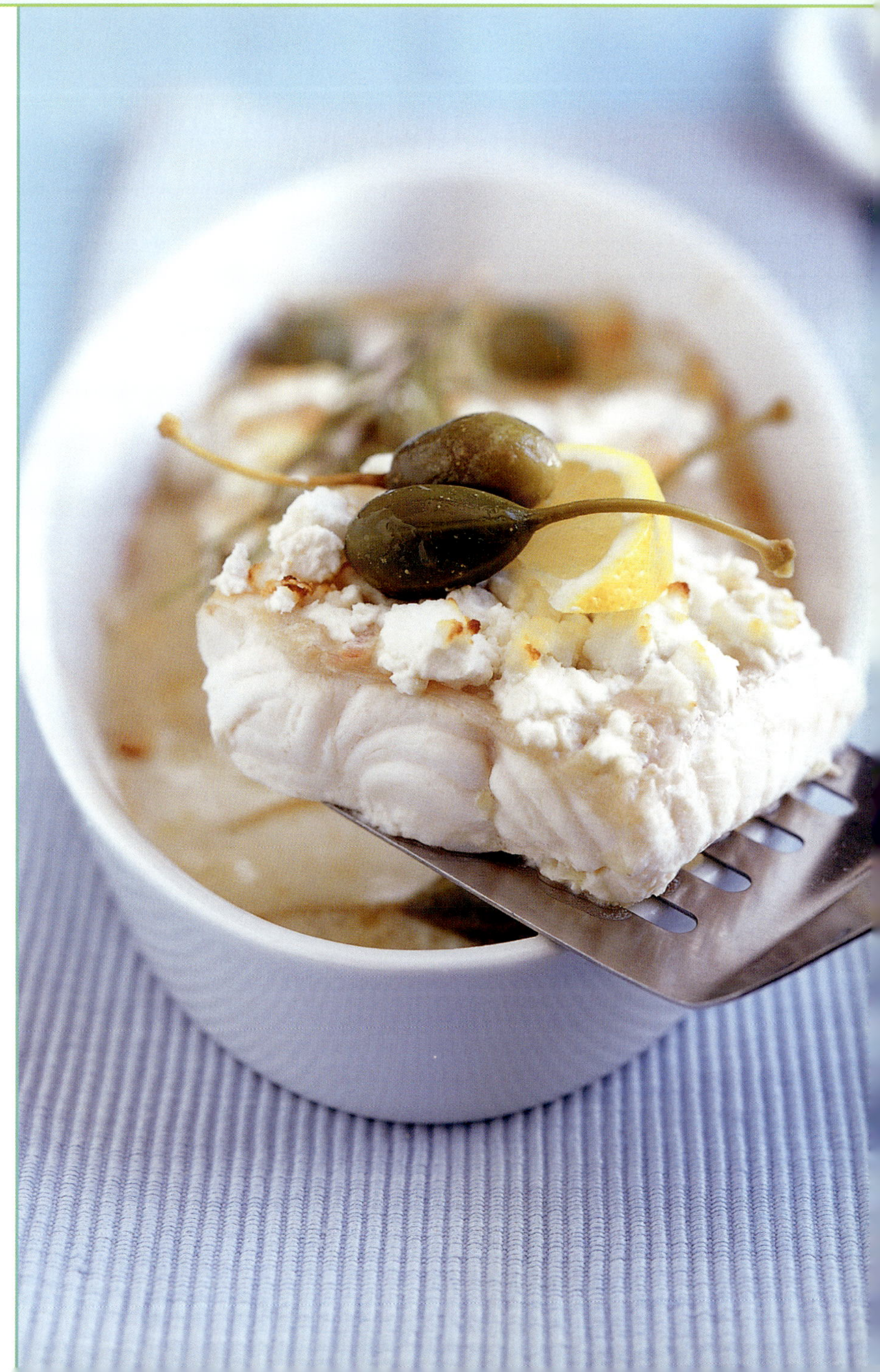

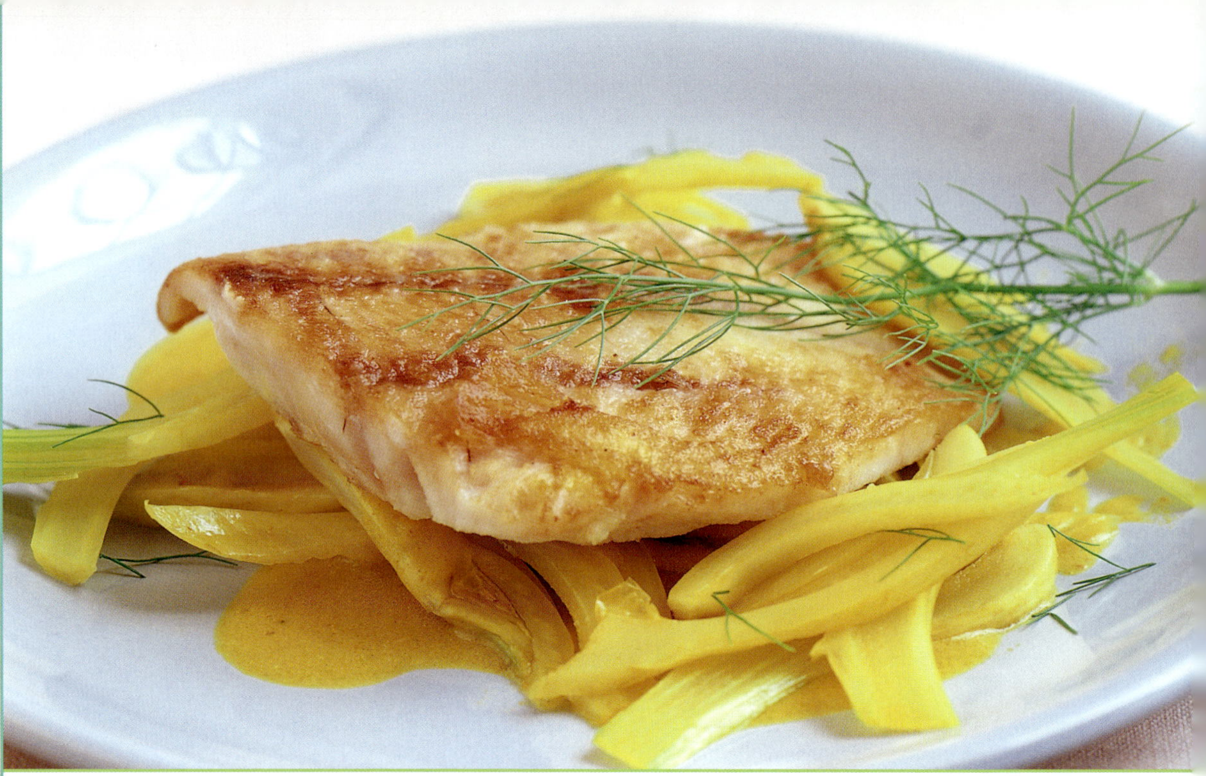

Viktoriabarsch in Fenchel-Curry-Sauce

➤ ***Zutaten für 2 Personen:***
300 g Viktoriabarschfilet | 2 EL Zitronensaft | Salz, Pfeffer | 1 Fenchelknolle | 2 Schalotten | 2 EL Öl | 1 EL Currypulver | 125 ml Gemüsebrühe | 125 ml trockener Weißwein | 1 TL Kurkuma (Gelbwurz) | 2 EL Schmand

Zubereitungszeit: 35 Minuten
Pro Portion ca.: 400 kcal | 35 g Eiweiß | 16 g Fett | 20 g Kohlenhydrate

➤ ***Zubereitung:***

_1. Das Fischfilet unter fließendem Wasser abspülen, trockentupfen und halbieren. Die Filethälften mit 1 EL Zitronensaft beträufeln, salzen, pfeffern und 10 Minuten ziehen lassen. Inzwischen den Fenchel putzen, dabei die äußeren Blätter entfernen und in sehr feine Scheiben schneiden. Das Fenchelgrün fein hacken und beiseite stellen. Die Schalotten schälen und fein würfeln.

_2. Das Öl in einer beschichteten Pfanne erhitzen und die Fischfilets bei mittlerer Hitze von beiden Seiten hellbraun braten. Herausnehmen und warm stellen.

_3. Die Schalotten in derselben Pfanne bei schwacher Hitze goldbraun braten. Die Fenchelscheiben dazugeben und unter Rühren andünsten. Den Curry unterrühren, Gemüsebrühe und Wein angießen. Mit Kurkuma würzen und alles bei schwacher Hitze 10 Minuten köcheln lassen, bis der Fenchel bissfest ist.

_4. Den Schmand einrühren, mit Salz, Pfeffer und dem restlichen Zitronensaft abschmecken. Die Fischfilets wieder hinzufügen und in der geschlossenen Pfanne bei schwacher Hitze noch 3–4 Minuten ziehen lassen. Mit Fenchelgrün bestreuen.

_Dazu passen Reis oder Vollkorn-Toastbrot.

_***Wohlfühltipp:*** Essen bereitet Genuss, das ist einfach so. Damit Ihnen die Geschmackserlebnisse nicht entgehen, vermeiden Sie es nebenbei zu lesen, fern zu sehen oder schnell im Stehen zu essen. Genießen Sie bewusst, so merken Sie auch viel eher, wann Sie satt sind.

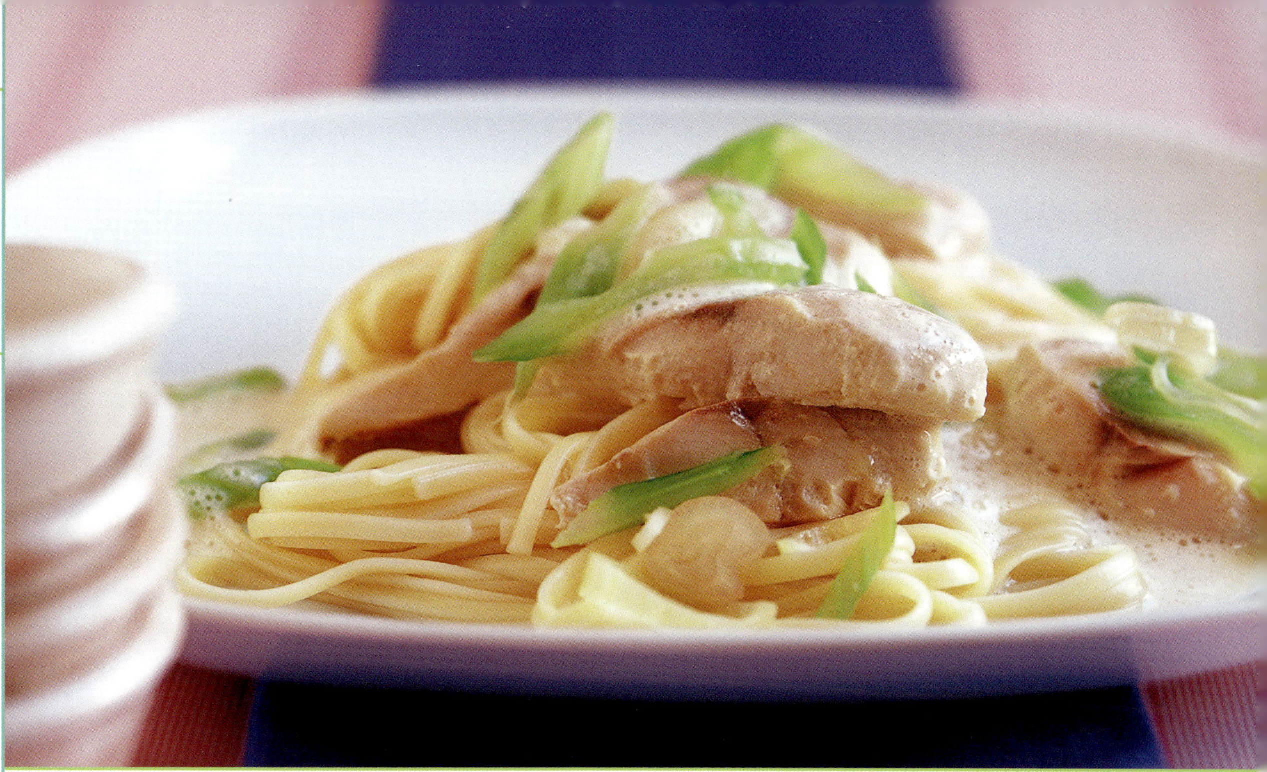

Makrelen mit Staudensellerie

➤ ***Zutaten für 2 Personen:***
150 g Linguine | Salz |
2 Schalotten |
2 Stangen Staudensellerie |
2 Makrelenfilets (ca. 300 g) |
200 ml Milch | 1 Prise Pfeffer |
1 TL scharfer Senf |
1 EL eiskalte Butter

Zubereitungszeit: 30 Minuten
Pro Portion ca.: 640 kcal |
42 g Eiweiß | 24 g Fett |
64 g Kohlenhydrate

➤ ***Zubereitung:***

_1. Die Linguine in reichlich kochendem Salzwasser nach Packungsangaben garen. Inzwischen die Schalotten schälen und in Ringe schneiden. Den Sellerie waschen, putzen, eventuell am unteren Ende schälen und in Streifen schneiden. Die Makrelenfilets häuten und jeweils ein Mal längs und ein Mal quer halbieren.

_2. Einen beschichteten Topf mit den Schalotten und dem Sellerie auslegen. Die Fischstücke darauf verteilen. Die Milch mit Pfeffer, Salz und dem Senf verquirlen und über den Fisch gießen. Zum Kochen bringen und bei schwacher Hitze 2 Minuten zugedeckt köcheln lassen. Dann weitere 5 Minuten bei schwacher Hitze garen. Dabei den Topf gelegentlich etwas rütteln, damit die Milch nicht ansetzt.

_3. Die Fischstücke herausnehmen und warm stellen. Die Butter in kleine Stücke schneiden und nach und nach mit dem Schneebesen unter die Sauce schlagen. Die Linguine auf zwei Tellern anrichten, die Makrelen darauf geben und die Sauce darüber gießen.

_***Wohlfühltipp:*** Wenn Sie sich in den letzten Tagen des Zyklus regelmäßig mit Kopfweh, Brustschmerzen, Krämpfen und Stimmungsschwankungen quälen, könnte regelmäßiger Fischverzehr Linderung bringen. Die Omega-3-Fettsäuren wirken sich günstig auf den Hormonhaushalt aus und entspannen zudem die Gefäße. Je höher der Fettgehalt der Fische, desto besser die Wirkung. Besonders gute Quellen sind Hering, Lachs, Makrele und Tunfisch.

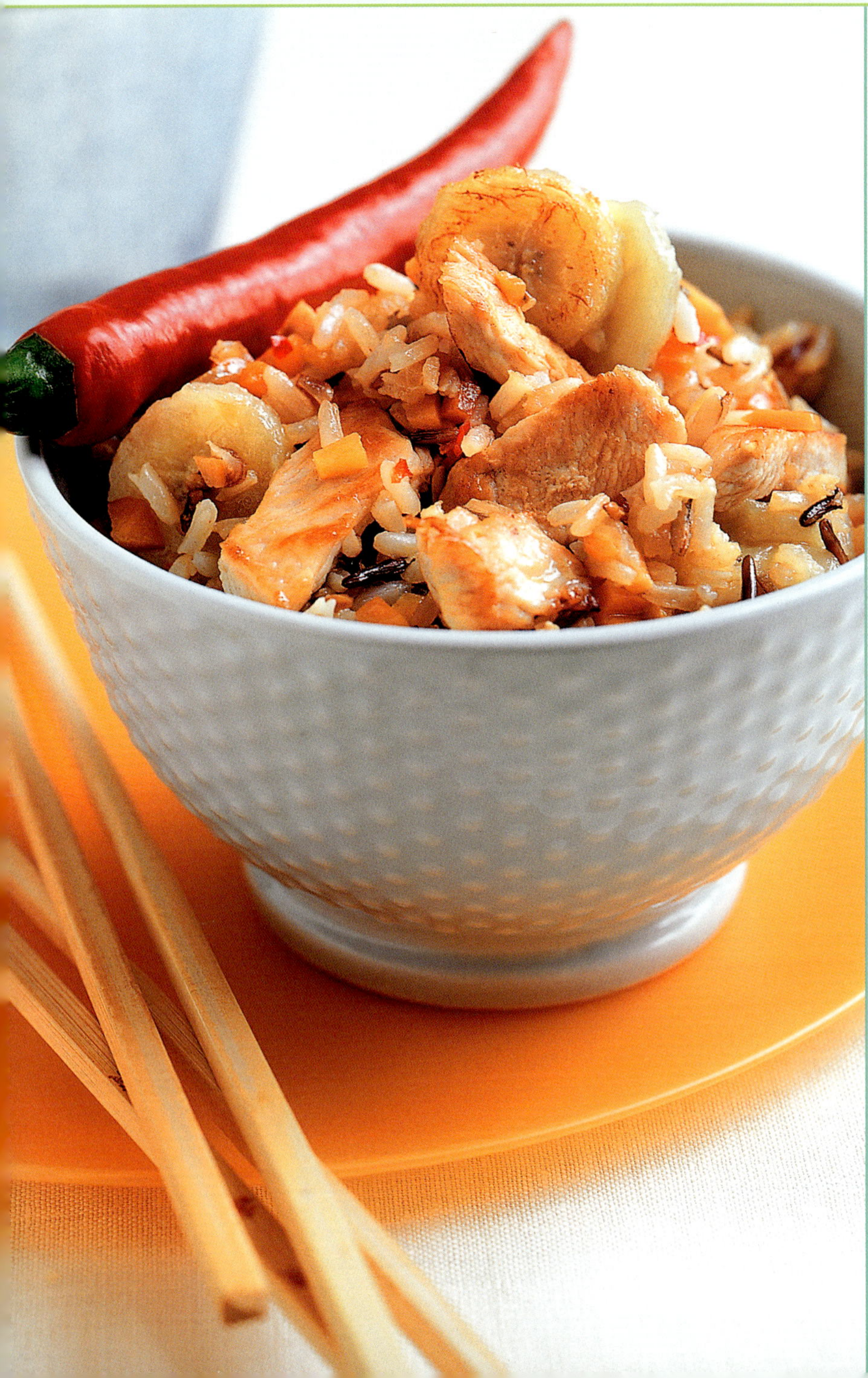

Scharfer Reis

➤ ***Zutaten für 2 Personen:***
2 getrocknete Datteln (ersatzweise Feigen) | 140 Basmati-Wildreis-Mischung | Salz | 250 g Putenschnitzel | 2 Schalotten | 1 rote Peperoni | 1 mittelgroße Möhre | 1 Banane | 1 EL Öl | 1 EL Sojasauce | Pfeffer

Zubereitungszeit: 25 Minuten
Pro Portion ca.: 530 kcal | 38 g Eiweiß | 9 g Fett | 72 g Kohlenhydrate

➤ ***Zubereitung:***

_1. Die Datteln in kleine Würfel schneiden. Den Reis und die Datteln in 300 ml Salzwasser nach Packungsanleitung garen (Feigen erst am Ende der Garzeit unter den Reis mischen und darin warm werden lassen).

_2. Die Putenschnitzel in dünne Streifen schneiden. Die Schalotten schälen und fein würfeln. Die Peperoni längs aufschlitzen, den Stielansatz abknipsen und die Kerne entfernen, waschen und kleinschneiden. Die Möhre putzen, waschen und in kleine Würfel schneiden. Die Banane schälen und in Scheiben schneiden.

_3. Das Öl in einer beschichteten Pfanne erhitzen. Die Schalotten bei schwacher Hitze glasig werden lassen. Das Fleisch dazugeben und 2–3 Minuten bei mittlerer Hitze unter Rühren anbraten. Peperoni und Möhre dazugeben, 2 Minuten braten. Die Banane kurz mitbraten, bis sie weich ist. Den gegarten Reis untermischen. Mit Sojasauce, Salz und Pfeffer abschmecken.

Kaninchen in Estragon

➤ ***Zutaten für 2 Personen:***
300 g Kaninchenteile (ohne Knochen) | Salz | 2 mittelgroße Zwiebeln | 1 EL Butter | 1 EL Öl | 200 ml trockener Weißwein | 3 EL frische Estragonblätter (ersatzweise 3 TL getrockneter Estragon) | 2 EL saure Sahne | Pfeffer aus der Mühle, Zucker

Zubereitungszeit: 45 Minuten
Pro Portion ca.: 430 kcal | 32 g Eiweiß | 24 g Fett | 6 g Kohlenhydrate

➤ ***Zubereitung:***

_1. Die Kaninchenteile von Sehnen und Fett befreien, waschen, trockentupfen und salzen. Die Zwiebeln schälen und fein würfeln. Die Butter und das Öl in einem Bräter erhitzen, die Zwiebelwürfel bei schwacher Hitze glasig werden lassen. Die Kaninchenteile hineinlegen und von beiden Seiten bei mittlerer Hitze anbraten. Den Wein angießen und den Estragon dazugeben. Das Fleisch zugedeckt bei mittlerer Hitze 20 Minuten schmoren lassen.

_2. Die Kaninchenteile herausnehmen, in Alufolie wickeln und warm stellen. Die Sauce im offenen Bräter bei mittlerer Hitze in 5 Minuten einkochen lassen. Die saure Sahne mit dem Schneebesen unterrühren, mit Salz, Pfeffer und etwas Zucker abschmecken.

TIPP

Wenn die Pfunde nicht weniger werden, könnte es sein, …

➤ … dass Sie bereits Ihr persönliches Wohlfühlgewicht erreicht haben, den so genannten Set-point.

➤ … dass Ihr Körper gerade Fett in Muskelmasse umwandelt.

➤ … dass Sie akut besonders unter Stress stehen? In Stresssituationen werden Hormone (Cortisol) ausgeschüttet, die die Einlagerung von Fettreserven an Bauch und Hüfte fördern.

➤ … dass Ihr Körper sich eine Pause beim Fettabbau gönnt.

Nicht entmutigen lassen, durchhalten. Sie sind auf dem richtigen Weg!

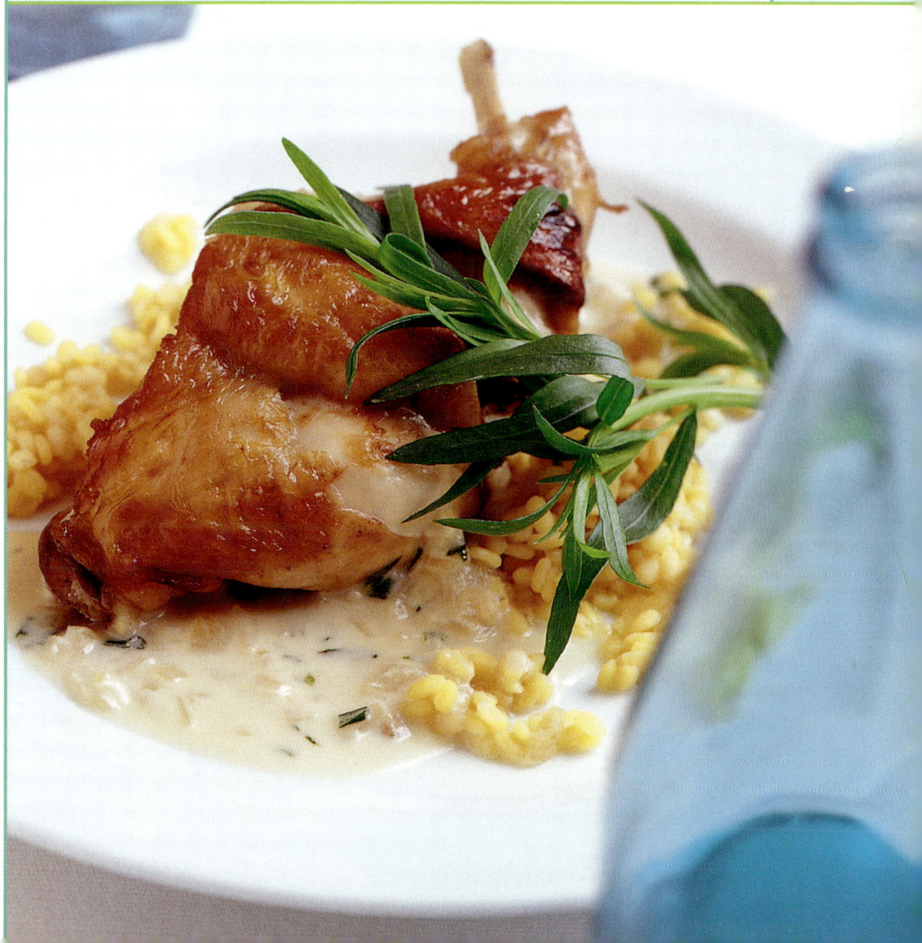

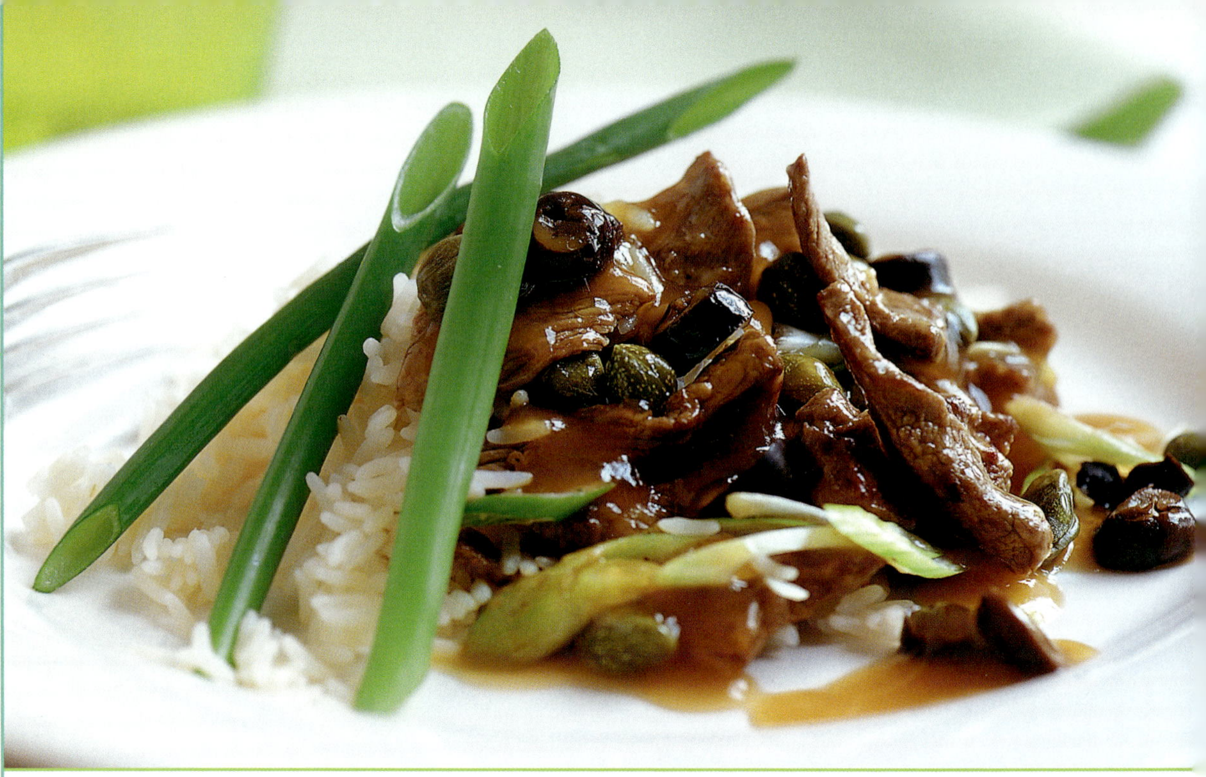

Geschnetzeltes mit Oliven

➤ ***Zutaten für 2 Personen:***
250 g Filet vom Rind, Schwein oder Lamm |
1 Bund Frühlingszwiebeln |
5 entsteinte schwarze Oliven |
1 EL Öl | 1 EL Mehl |
120 ml Rinder-, Geflügel- oder Lammfond (aus dem Glas) |
2 EL Kapern

Zubereitungszeit: 20 Minuten
Pro Portion ca.: 260 kcal |
29 g Eiweiß | 14 g Fett |
9 g Kohlenhydrate

➤ ***Zubereitung:***

_1. Das Filet von den Sehnen befreien und in sehr feine Streifen schneiden. Die Frühlingszwiebeln putzen, waschen und in Ringe schneiden. Die Oliven in Scheiben schneiden.

_2. Das Öl in einer beschichteten Pfanne erhitzen, das Fleisch bei starker Hitze unter Rühren 5 Minuten scharf anbraten. Das Fleisch herausnehmen und warm stellen. Die Frühlingszwiebeln in die Pfanne geben und bei mittlerer Hitze 3 Minuten dünsten. Das Fleisch wieder hinzufügen. Alles mit Mehl bestäuben und dieses unter Rühren leicht bräunen lassen. Mit dem Fond ablöschen und das Geschnetzelte 2 Minuten köcheln lassen. Die Oliven und die Kapern unterrühren.

_Dazu passt Reis.

_*Wohlfühltipp:* Kochen Sie nicht auf Vorrat und essen Sie Ihre Mahlzeit nicht zwingend auf, wenn Sie eigentlich schon längst satt sind.

_Lernen Sie, kleine Reste ohne schlechtes Gewissen wegzuwerfen. Wenn Sie über das Sättigungsgefühl hinaus essen, können Sie sicher sein, dass Sie einen Großteil dieser zusätzlichen Kalorien bald als neue Pölsterchen auf Ihren Hüften begrüßen dürfen.

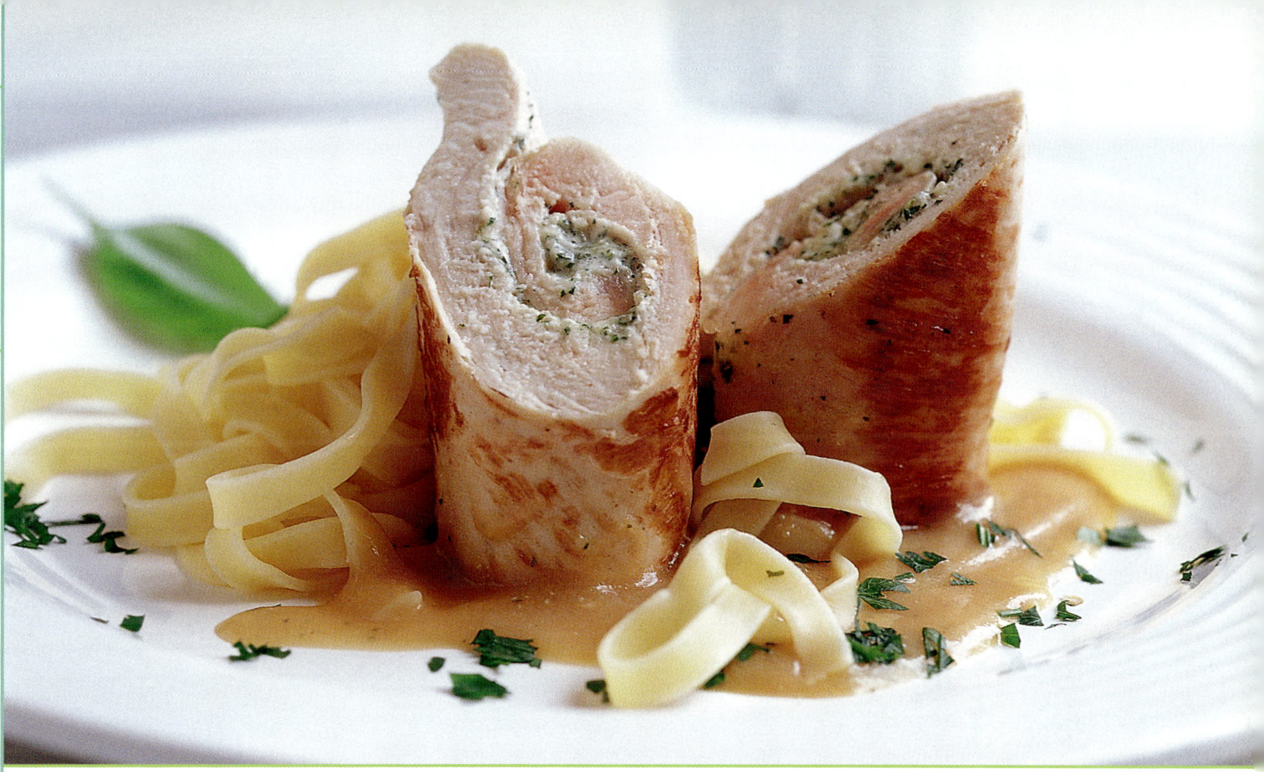

Putenröllchen

Zutaten für 2 Personen:
2 Putenschnitzel (à ca. 120 g) | 1 Knoblauchzehe | 2 EL frisch geriebener Parmesan | 2 EL saure Sahne | 1 TL getrockneter Estragon | 1 TL getrocknetes Basilikum | 1 TL scharfer Senf | Salz, Pfeffer | 1 TL Öl | 125 ml Gemüsebrühe | 120 g Tagliatelle | 1 EL frisch gehackte Petersilie
Was Sie sonst noch brauchen: kleine Holzspießchen zum Fixieren

Zubereitungszeit: 45 Minuten
Pro Portion ca.: 425 kcal | 40 g Eiweiß | 8 g Fett | 47 g Kohlenhydrate

Zubereitung:

_1. Die Schnitzel etwas flach klopfen. Den Knoblauch schälen und fein würfeln. Mit dem Parmesan, 1 EL saurer Sahne, Estragon, Basilikum und Senf vermischen, mit Salz und Pfeffer würzen. Die Schnitzel mit der Käsecreme bestreichen, dabei an den Rändern 1 1/2 cm freilassen. Die Schnitzel fest einrollen und mit Holzspießchen zusammenstecken.

_2. Das Öl in einer beschichteten Pfanne erhitzen und die Putenröllchen bei mittlerer Hitze von allen Seiten kräftig anbraten. Die Gemüsebrühe angießen und das Fleisch zugedeckt bei schwacher Hitze 20 Min. garen. Inzwischen die Tagliatelle nach Packungsanweisung garen.

_3. Die Putenröllchen aus der Pfanne nehmen und warm stellen. 1 EL saure Sahne bei schwacher Hitze in den Bratensaft einrühren, dabei nicht mehr kochen lassen. Die Sauce mit Salz und Pfeffer abschmecken. Die Putenröllchen auf zwei Tellern anrichten, mit Sauce übergießen und mit Petersilie bestreuen.

_*Tipp:* Sie können für die Füllung der Putenschnitzel auch andere würzige Mischungen verwenden, z. B. fein gehackten Blattspinat, geriebenen Käse und saure Sahne.

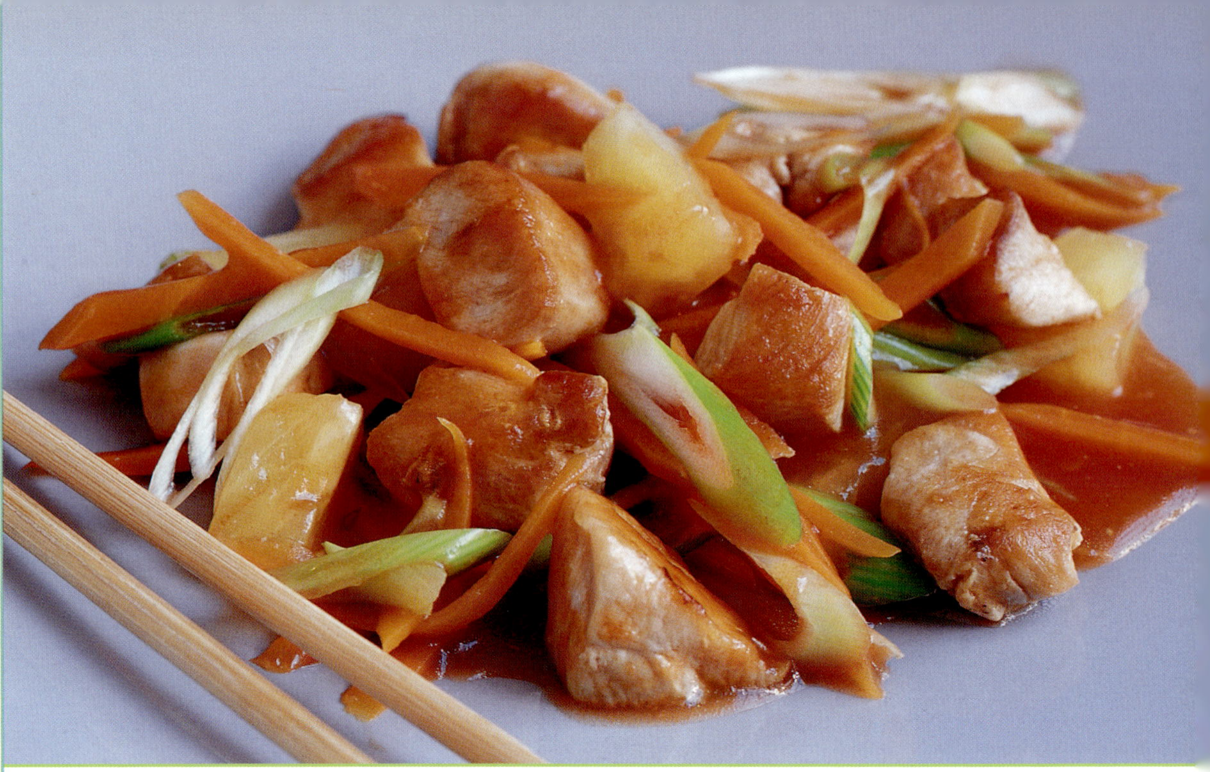

Hähnchenbrustfilet süßsauer

➤ ***Zutaten für 2 Personen:***
20 g frischer Ingwer | 1 Knoblauchzehe | 4 EL helle Sojasauce | 2 EL Reisessig (ersatzweise Weißweinessig) | 1/2 TL Fünf-Gewürz-Pulver | 200 g Hähnchenbrustfilet | 1 Bund Frühlingszwiebeln | 2 Möhren | 3 Scheiben Ananas (frisch oder aus der Dose) | 1 TL Öl | 200 ml Gemüsebrühe | 2 EL Tomatenmark | 1 TL Speisestärke | Salz, Pfeffer | Zucker

Zubereitungszeit: 15 Minuten
Plus Ruhezeit: 30 Minuten
Pro Portion ca.: 290 kcal | 26 g Eiweiß | 6 g Fett | 31 g Kohlenhydrate

➤ ***Zubereitung:***

_1. Den Ingwer und den Knoblauch schälen und sehr fein würfeln. Mit Sojasauce, Reisessig und Fünf-Gewürz-Pulver verrühren. Das Hähnchenbrustfilet unter fließendem Wasser abspülen, trockentupfen, in kleine Würfel schneiden und in die Marinade geben. Zugedeckt mindestens 30 Minuten kalt stellen, dabei ein Mal wenden.

_2. Die Frühlingszwiebeln putzen, waschen und in feine Ringe schneiden. Die Möhren schälen und in feine Stifte schneiden. Die Ananas in Stücke schneiden. Das Öl in einer beschichteten Pfanne erhitzen. Das Fleisch aus der Marinade nehmen und rundherum scharf anbraten. Die Frühlingszwiebeln und die Möhren hinzufügen und ebenfalls anbraten.

_3. Die Marinade mit der Gemüsebrühe, dem Tomatenmark und der Speisestärke verquirlen, in die Pfanne gießen und aufkochen lassen. Die Ananas untermischen, mit Salz, Pfeffer und Zucker würzen und alles 2–3 Minuten köcheln lassen.

_Dazu passt Naturreis.

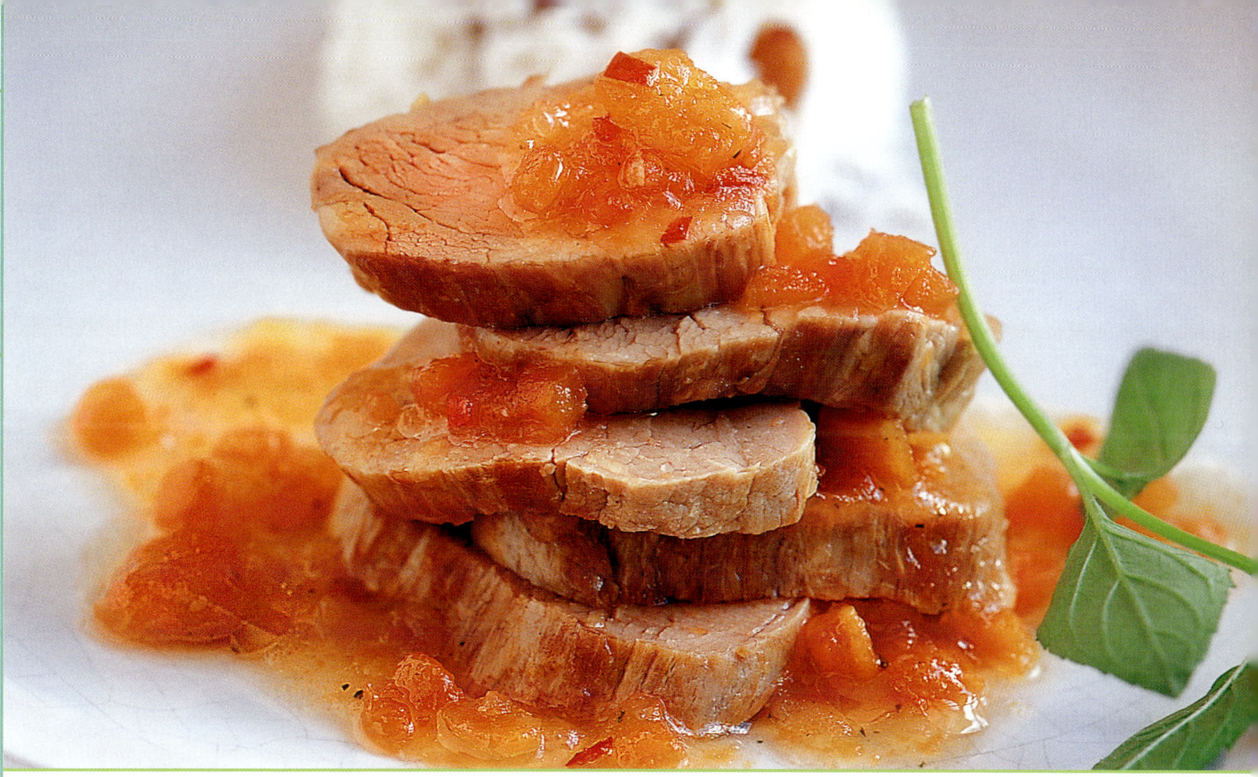

Schweinefilet in Kakisauce

➤ ***Zutaten für 2 Personen:***
1 kleines Schweinefilet (etwa 250 g) | Salz, Pfeffer |
1 1/2 EL Öl | 150 g Basmatireis |
2 EL Rosinen |
1/2 rote Peperoni | 1 Kaki |
1 TL Agar-Agar (Reformhaus) |
250 ml Gemüsebrühe

Zubereitungszeit: 35 Minuten
Pro Portion ca.: 570 kcal |
35 g Eiweiß | 13 g Fett |
76 g Kohlenhydrate

➤ ***Zubereitung:***

_1. Das Schweinefilet von Sehnen und Fett befreien, mit Salz und Pfeffer würzen. 1 EL Öl in einer beschichteten Pfanne erhitzen, das Filet bei mittlerer Hitze von allen Seiten 20 Minuten braten.

_2. Inzwischen den Reis waschen und abtropfen lassen. Die Rosinen heiß waschen. In einem Topf 1 TL Öl erhitzen und den Reis darin glasig werden lassen. Die Rosinen und 300 ml Wasser zugeben, und den Reis bei schwacher Hitze zugedeckt in 10–12 Minuten ausquellen lassen.

_3. Die Peperoni längs aufschlitzen, putzen, waschen und fein würfeln. Die Kaki schälen, halbieren, entkernen und ebenfalls in feine Würfel schneiden. Das Agar-Agar in der Gemüsebrühe auflösen. Das Schweinefilet aus der Pfanne nehmen und warm stellen.

_4. Die Peperoni und die Kaki im Bratfett kurz anbraten, die Gemüsebrühe angießen und bei schwacher Hitze unter Rühren etwas einkochen lassen. Das Fleisch schräg aufschneiden, mit dem Reis auf zwei Tellern anrichten und mit der Kakisauce überziehen.

_ ***Wohlfühltipp:*** Sie wollen sich eingefahrene Gewohnheiten wie den obligatorischen Nachtisch oder den Griff zur Schokolade bei Frust abgewöhnen? Essen Sie ein Stück gute, mindestens 70-prozentige Bitterschokolade. Das stillt Ihre Gelüste bestimmt. Denn Bitterschokolade schmeckt sehr intensiv und enthält besonders viel Kakao, dessen Inhaltsstoffe im Körper die Produktion von Glücks- und Entspannungshormonen anregen. Je »hochprozentiger« die Schokolade, desto effektiver die Wirkung. Vollmilch oder Schokoriegel haben diese Wirkung nicht, ihr Zucker stimuliert den Appetit auf Süßes noch.

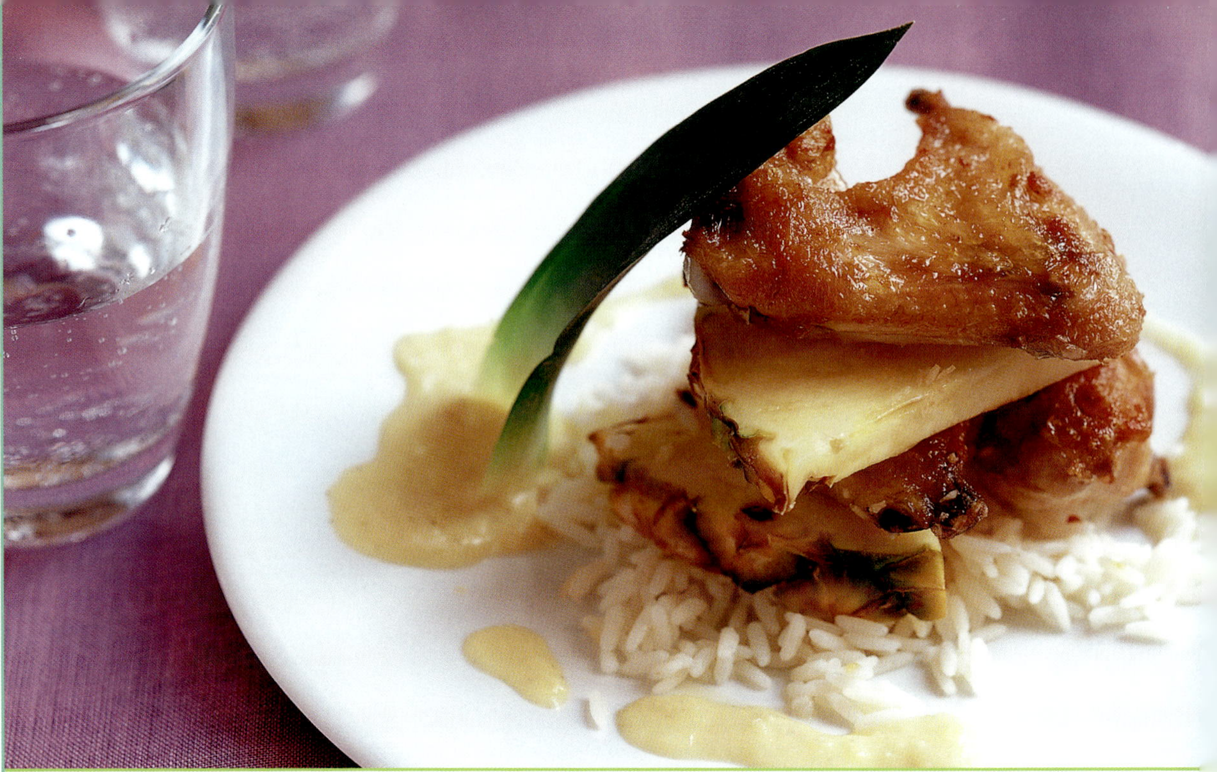

Hähnchenbrust in Ananas-Kokos-Sauce

Zutaten für 2 Personen:
300 g Hähnchenbrustfilets | Salz | 3 EL Kokoscreme (Asienladen) | 5 EL Milch | 2 EL Zitronensaft | 1/2 TL Kurkuma | 150 g Basmatireis | 4 TL Öl | 1 Schalotte | 1 Knoblauchzehe | 200 g Ananas | Mark von 1/2 Vanilleschote oder 1 Msp. gem. Vanille | 1 TL Honig

Zubereitungszeit: 60 Minuten
Pro Portion ca.: 480 kcal | 44 g Eiweiß | 12 g Fett | 44 g Kohlenhydrate

Zubereitung:

_1. Die Hähnchenbrustfilets unter fließendem Wasser abspülen, trockentupfen und leicht salzen. Für die Marinade 2 EL Kokoscreme mit der Milch, Zitronensaft und Kurkuma verrühren. Die Hähnchenbrustfilets in der Marinade zugedeckt 30 Minuten ziehen lassen.

_2. Inzwischen den Reis waschen und abtropfen lassen. In einem Topf 1 TL Öl erhitzen und den Reis darin glasig werden lassen. 300 ml Wasser zugeben, und den Reis bei schwacher Hitze zugedeckt in 10–12 Minuten ausquellen lassen.

_3. Für die Sauce die Schalotte und den Knoblauch schälen und fein würfeln. Das Fruchtfleisch der Ananas pürieren. 1 TL Öl in einem kleinen Topf erhitzen, die Schalotte und den Knoblauch bei schwacher Hitze glasig werden lassen. Das Ananaspüree, 1 EL Kokoscreme, das Mark der Vanilleschote und den Honig dazugeben und bei schwacher Hitze 3–4 Minuten ziehen lassen.

_4. 2 TL Öl in einer beschichteten Pfanne erhitzen. Die Hähnchenbrustfilets aus der Marinade nehmen und von beiden Seiten bei mittlerer Hitze knusprig braun braten. Die Hähnchenbrustfilets auf zwei Tellern verteilen und die Sauce getrennt dazureichen.

_*Tipp:* Kokoscreme ist konzentrierter als Kokosmilch. Sie erhalten sie in gut sortierten Asienläden. Ersatzweise können Sie aber auch Kokosmilch verwenden: Öffnen Sie die Dose, ohne Sie zuvor zu schütteln und schöpfen Sie die Kokossahne ab, die sich oben abgesetzt hat.

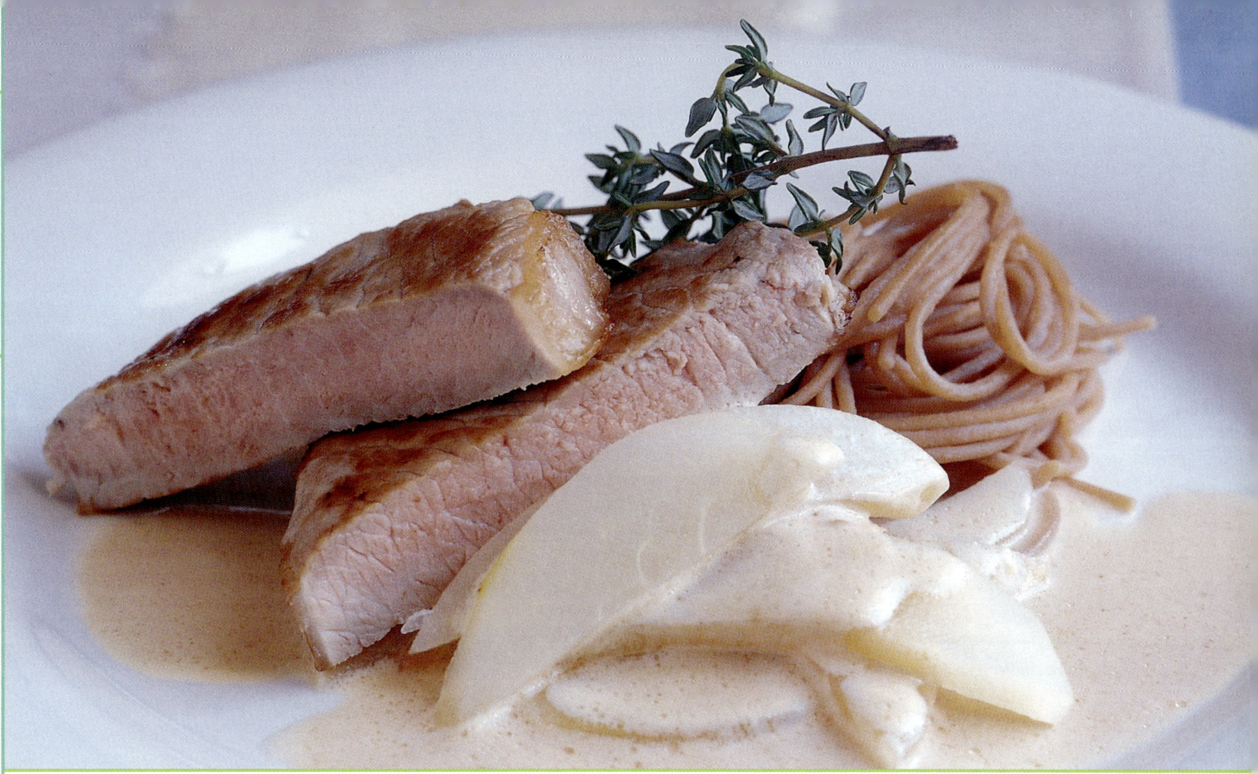

Schweinesteaks mit Birnen

➤ ***Zutaten für 2 Personen:***
2 Schweinesteaks (à etwa 150 g) | Salz, Pfeffer | 1 EL Öl | 1 große Birne | 3 EL Zitronensaft | 3 EL Schmand

Zubereitungszeit: 20 Minuten
Pro Portion ca.: 285 kcal | 34 g Eiweiß | 12 g Fett | 10 g Kohlenhydrate

➤ ***Zubereitung:***

_1. Die Schweinesteaks von den Sehnen befreien und mit Salz und Pfeffer würzen. Das Öl in einer beschichteten Pfanne erhitzen und die Schweinesteaks bei starker Hitze von beiden Seiten jeweils 1 Minute scharf anbraten. Bei mittlerer Hitze weitere 6–8 Minuten braten, dabei gelegentlich wenden. Herausnehmen und in Alufolie gewickelt ruhen lassen.

_2. Die Birne schälen, vierteln, das Kerngehäuse entfernen und das Fruchtfleisch in schmale Spalten schneiden. Mit dem Zitronensaft beträufeln. Die Birne in die Pfanne geben und bei schwacher Hitze im Bratensaft weich garen. Den Schmand mit 2 EL Wasser verrühren und untermischen. Die Sauce offen bei mittlerer Hitze etwas einkochen lassen. Die Steaks mit der Sauce auf zwei Tellern anrichten.

_Dazu passen Vollkornbrötchen oder Vollkornnudeln.

_***Wohlfühltipp:*** Sie haben mehr gegessen als Sie eigentlich vorhatten und fühlen sich jetzt nicht ganz wohl in Ihrer Haut? Eigentlich macht es gar nichts, wenn Sie Ihre guten Vorsätze mal nicht erfüllen. Den Gedanken »ich habe gesündigt« streichen Sie mal gleich wieder. Sie können Ihr Gewissen aber beruhigen, indem Sie einen Schalttag einlegen (vgl. Seite 87).

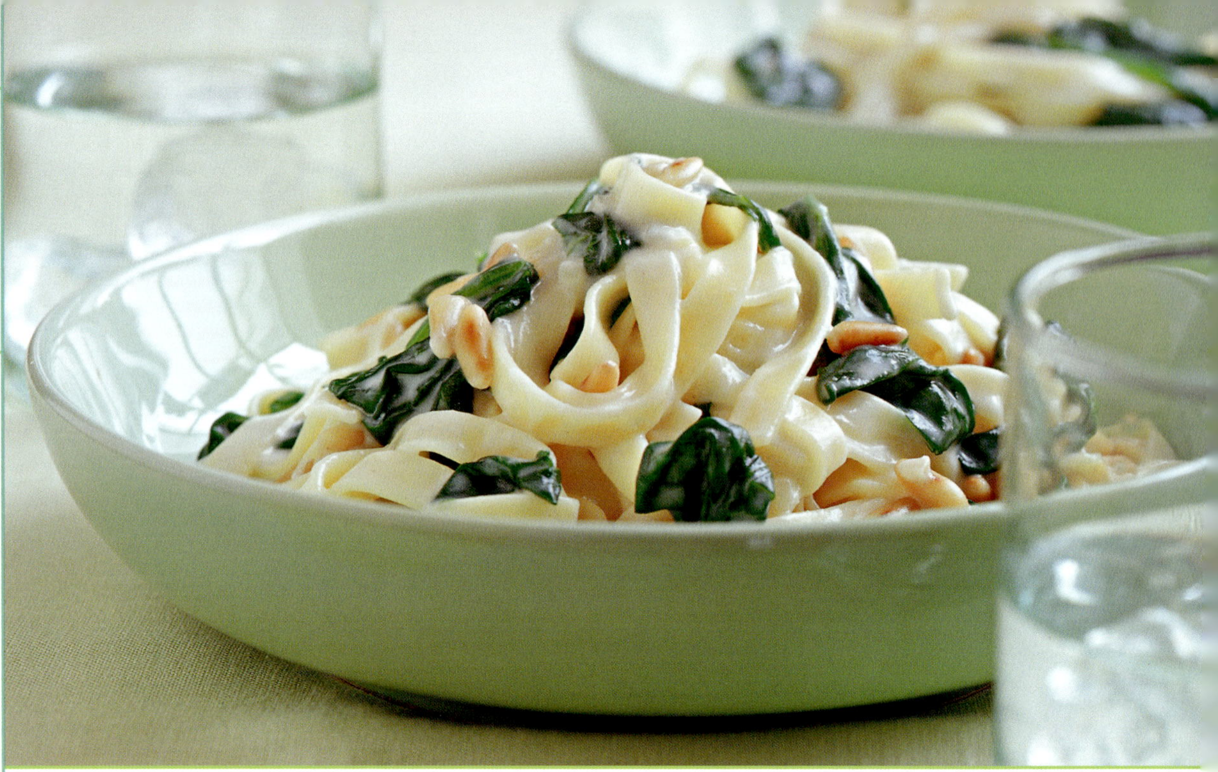

Tagliatelle mit Blattspinat

➤ ***Zutaten für 2 Personen:***
150 g Tagliatelle | Salz |
500 g frischer Spinat
(ersatzweise 300 g tiefgekühlter Blattspinat) | 1 kleine Zwiebel |
1–2 Knoblauchzehen |
150 ml Milch | 1 EL Öl |
1 EL Pinienkerne | 30 g frisch geriebener Parmesan | Pfeffer |
1–2 Msp. frisch geriebene Muskatnuss

Zubereitungszeit: 20 Minuten
Pro Portion ca.: 455 kcal |
21 g Eiweiß | 13 g Fett |
63 g Kohlenhydrate

➤ ***Zubereitung:***

_1. Die Tagliatelle in reichlich Salzwasser nach Packungsangabe bissfest garen. Inzwischen den Spinat verlesen, gründlich waschen und abtropfen lassen. Die Blätter von den Stielen zupfen und in mundgerechte Stücke schneiden. Die Zwiebel und den Knoblauch schälen und fein hacken. Die Milch in einem kleinen Topf bei schwacher Hitze erwärmen.

_2. Das Öl in einer beschichteten Pfanne erhitzen. Die Zwiebel, den Knoblauch und die Pinienkerne bei schwacher Hitze anbraten. Den Spinat hinzufügen und so lange unter Rühren erhitzen, bis er zusammengefallen und alle Flüssigkeit verdunstet ist.

_3. Die Milch angießen und den Parmesan darüber streuen. Alles gut vermischen. Das Spinatgemüse mit Salz, Pfeffer und Muskat abschmecken und etwas einkochen lassen.

_4. Die Nudeln durch ein Sieb abgießen, kurz abtropfen lassen, mit dem Spinat vermengen und auf zwei Tellern anrichten.

_***Wohlfühltipp:*** Fehlprogrammierung? Normalerweise sind die Gründe für die Regulierung der Körperfunktionen plausibel, auch wenn manche der schlanken Figur nicht zuträglich sind.

_Manches aber ist unverständlich: je vielfältiger die Geschmacksrichtungen, desto mehr können wir essen. Das liegt offenbar daran, dass das Sättigungszentrum spezifisch auf süße, würzige, salzige und bittere Speisen reagiert. Deswegen haben wir auf einen süßen Nachtisch auch dann noch Appetit, wenn wir eigentlich längst satt sind.

_Passen Sie deswegen bei Menüs und Buffets doppelt auf, wie viel Sie essen.

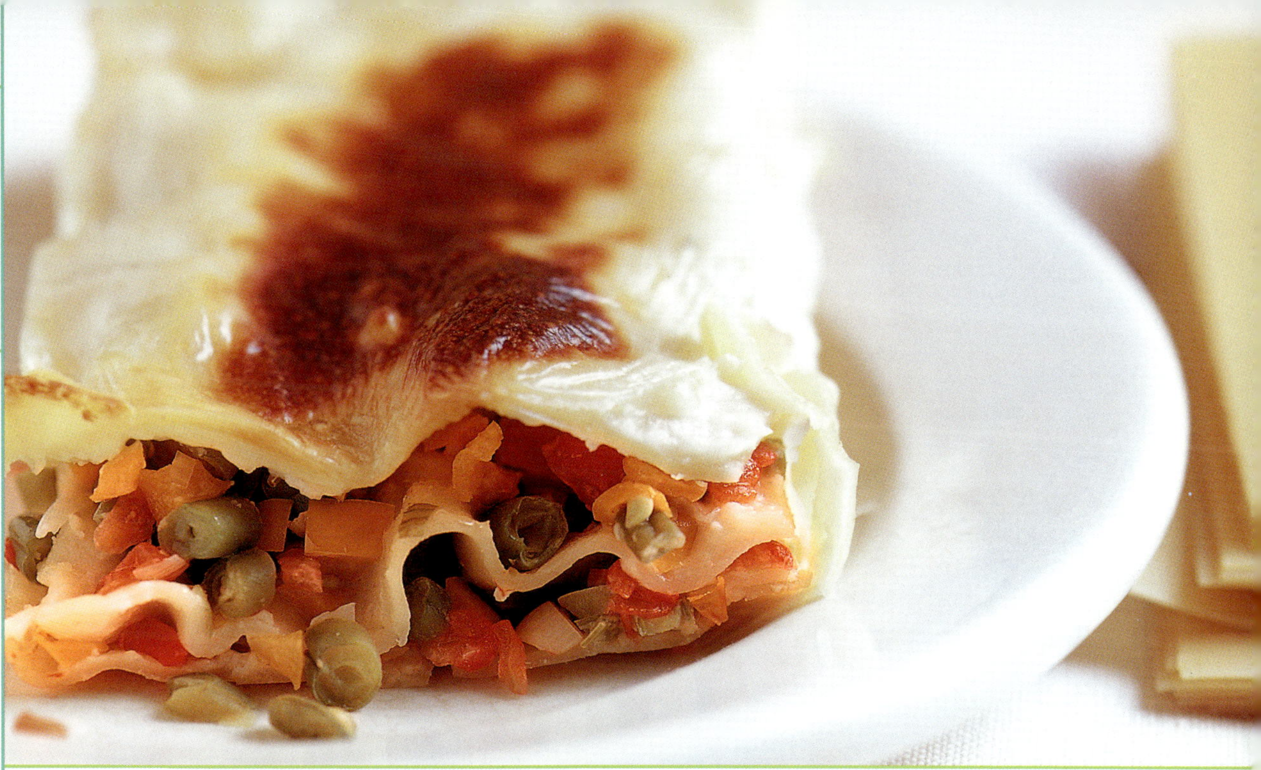

Gemüselasagne

➤ ***Zutaten für 2 Personen:***
150 g grüne Bohnen |
1 Lauchstange (etwa 200 g) |
1 kleine gelbe Paprikaschote |
300 g Fleischtomaten |
2 Knoblauchzehen | 2 EL Öl |
2 TL italienische Würzmischung | Salz, Pfeffer |
25 g Weizenmehl (Type 1050) |
250 ml Milch | 30 g frisch geriebener Parmesan |
9 helle Lasagneblätter (135 g, ohne Vorkochen)
Was Sie sonst noch brauchen:
Fett für die Form

Zubereitungszeit: 45 Minuten
Backzeit: 40 Minuten
Pro Portion ca.: 560 kcal |
24 g Eiweiß | 17 g Fett |
73 g Kohlenhydrate

➤ ***Zubereitung:***

_1. Die Bohnen, den Lauch und die Paprikaschote putzen, waschen und in kleine Würfel schneiden. Die Tomaten über Kreuz einritzen, mit kochend heißem Wasser überbrühen, 1 Minute ziehen lassen, häuten, die Stielansätze entfernen und die Tomaten in Würfel schneiden. Den Knoblauch schälen und fein würfeln.

_2. 1 EL Öl in einer beschichteten Pfanne erhitzen. Den Lauch bei schwacher Hitze 5 Minuten dünsten. Das restliche Gemüse, den Knoblauch und die Würzmischung unterrühren. Bei schwacher Hitze 15 Minuten ohne Deckel garen, bis alle Flüssigkeit verdunstet ist, dabei gelegentlich umrühren. Mit Salz und Pfeffer abschmecken.

_3. Den Backofen auf 200° vorheizen. 1 EL Öl in einem kleinen Topf erhitzen, das Mehl hinzufügen und unter Rühren hellgelb anschwitzen. Nach und nach die Milch einrühren und alles bei schwacher Hitze zu einer glatten, sämigen Sauce einkochen lassen. Den Parmesan untermischen.

_4. Eine feuerfeste Form (ca. 20 x 25 cm) dünn einfetten. 3 Lasagneblätter hineinlegen und abwechselnd die Hälfte des Gemüses, 3 Teigblätter, Gemüse und die restlichen Lasagneblätter darin schichten. Die Sauce gleichmäßig darüber verteilen. Die Lasagne im Backofen (unten, Umluft 180°) in 35–40 Minuten goldbraun backen.

_Dazu passen ein gemischter Salat oder Eisbergsalat.

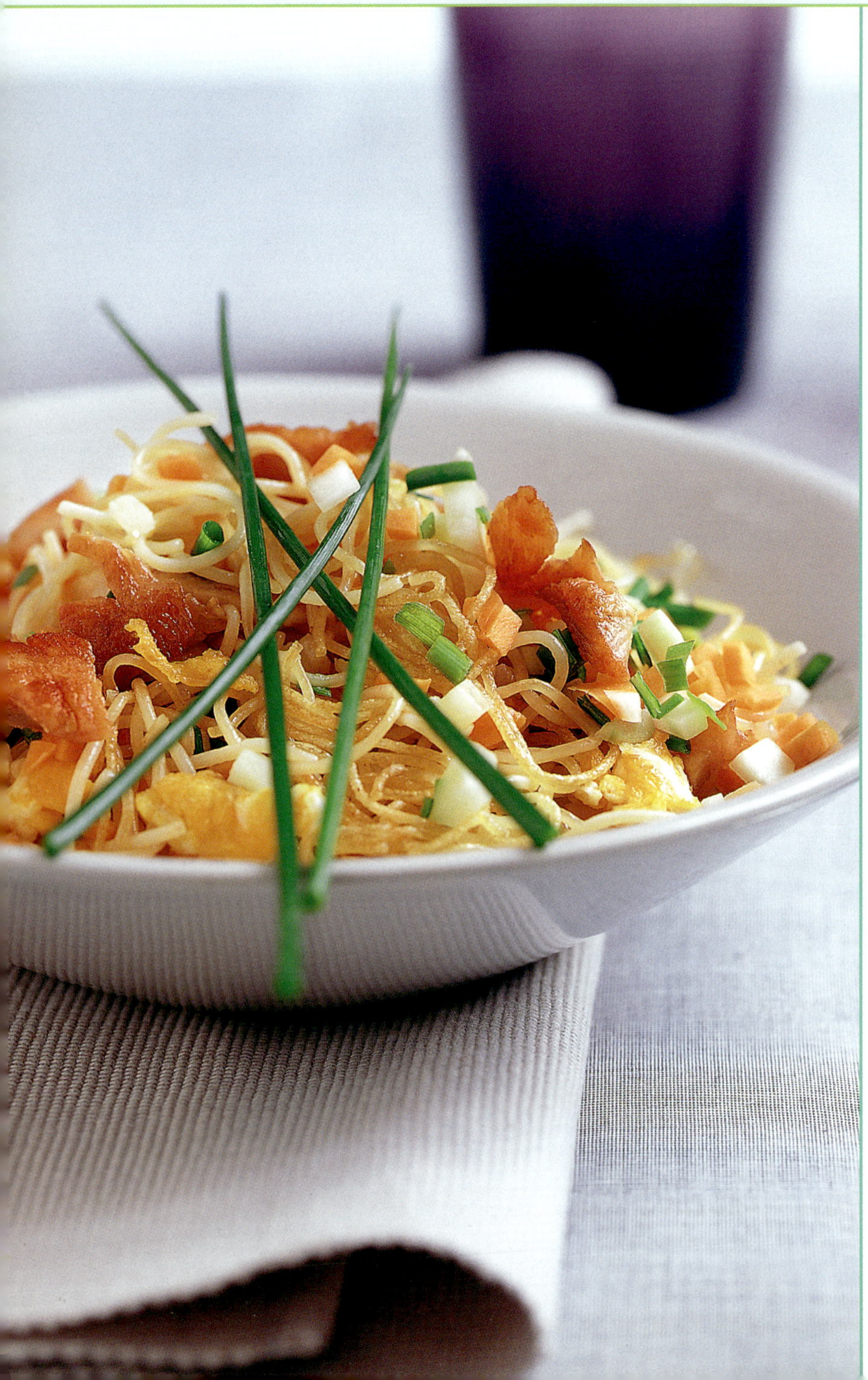

Gebratene Nudeln

➤ ***Zutaten für 2 Personen:***
120 g Spaghetti | Salz | 1 Möhre | 1 Kohlrabi | 5 Frühlingszwiebeln | 200 g Putenbrustfilet | 1–1 1/2 EL Öl | 1 Ei | 3–4 EL helle Sojasauce | 2 EL Schnittlauchröllchen

Zubereitungszeit: 40 Minuten
Pro Portion ca.: 480 kcal | 40 g Eiweiß | 13 g Fett | 52 g Kohlenhydrate

➤ ***Zubereitung:***

_1. Die Spaghetti in etwa 3–4 cm lange Stücke brechen und in reichlich Salzwasser nach Packungsangaben bissfest garen. Inzwischen die Möhre putzen und waschen, den Kohlrabi schälen und beide Gemüse in kleine Würfel schneiden. Die Frühlingszwiebeln putzen, waschen, längs vierteln und in feine Streifen schneiden. Das Putenfleisch in sehr feine Streifen schneiden.

_2. 1 EL Öl in einer beschichteten Pfanne erhitzen. Das Putenfleisch bei starker Hitze kräftig anbraten, herausnehmen und warm stellen. Das Ei verquirlen, in die Pfanne geben und stocken lassen, mit einem Kochlöffel zerteilen und ebenfalls warm stellen. Eventuell noch einmal etwas Öl erhitzen und das Gemüse in 2–3 Minuten anbraten.

_3. Die Nudeln durch ein Sieb abgießen. Putenfleisch, Ei und Nudeln zum Gemüse geben und unter Rühren noch 2–3 Minuten braten. Mit der Sojasauce würzen und mit Schnittlauchröllchen bestreuen.

Bunte Reisnudelpfanne

➤ *Zutaten für 2 Personen:*
160 g breite Reisbandnudeln | 4 Stangen Staudensellerie | 1 rote Paprikaschote | 1 Knoblauchzehe | 20 g Ingwer | 1 EL Öl | 1/2 Dose Maiskörner (Einwaage 150 g) | 1 TL Sambal Oelek | 3 EL helle Sojasauce | Salz, Pfeffer

Zubereitungszeit: 30 Minuten
Pro Portion ca.: 490 kcal | 18 g Eiweiß | 7 g Fett | 92 g Kohlenhydrate

➤ *Zubereitung:*

_1. Die Nudeln in reichlich warmem Wasser etwa 20 Minuten einweichen. Inzwischen den Sellerie und die Paprikaschote putzen, waschen, den Sellerie in Scheiben und die Paprikaschote in Streifen schneiden. Den Knoblauch und den Ingwer schälen und fein würfeln.

_2. Das Öl in einem Wok oder in einer beschichteten Pfanne erhitzen. Den Knoblauch und den Ingwer bei schwacher Hitze unter Rühren kurz anbraten. Den Sellerie und die Paprika hinzufügen und unter Rühren etwa 3 Minuten braten.

_3. Die Nudeln abtropfen lassen. Mit dem Mais zum Gemüse geben und unter Rühren 1–2 Minuten braten. Mit dem Sambal Oelek und der Sojasauce würzen, aufkochen lassen und mit Salz und Pfeffer abschmecken.

TIPP

Wenn die Pfunde nicht weniger werden, könnte helfen, …

➤ … das Sportprogramm zu variieren, um den Aufbau neuer Muskelpartien anzuregen.

➤ … Ihr Essverhalten zu überprüfen. Haben Sie in letzter Zeit ungewohnt oft geschlemmt, mehr Süßes oder überwiegend Fast Food gegessen?

➤ … Geduld zu haben. Gönnen Sie Ihrem Organismus eine Verschnaufpause. Die Fettdepots, die es jetzt noch abzubauen gilt, sitzen hartnäckiger.

Bedenken Sie in jedem Fall, dass Sie überflüssiges Fett nicht schneller abbauen können, als Sie zugenommen haben! 2–3 Kilogramm pro Monat sind schon ziemlich viel, 1–2 Kilogramm sind realistischer.

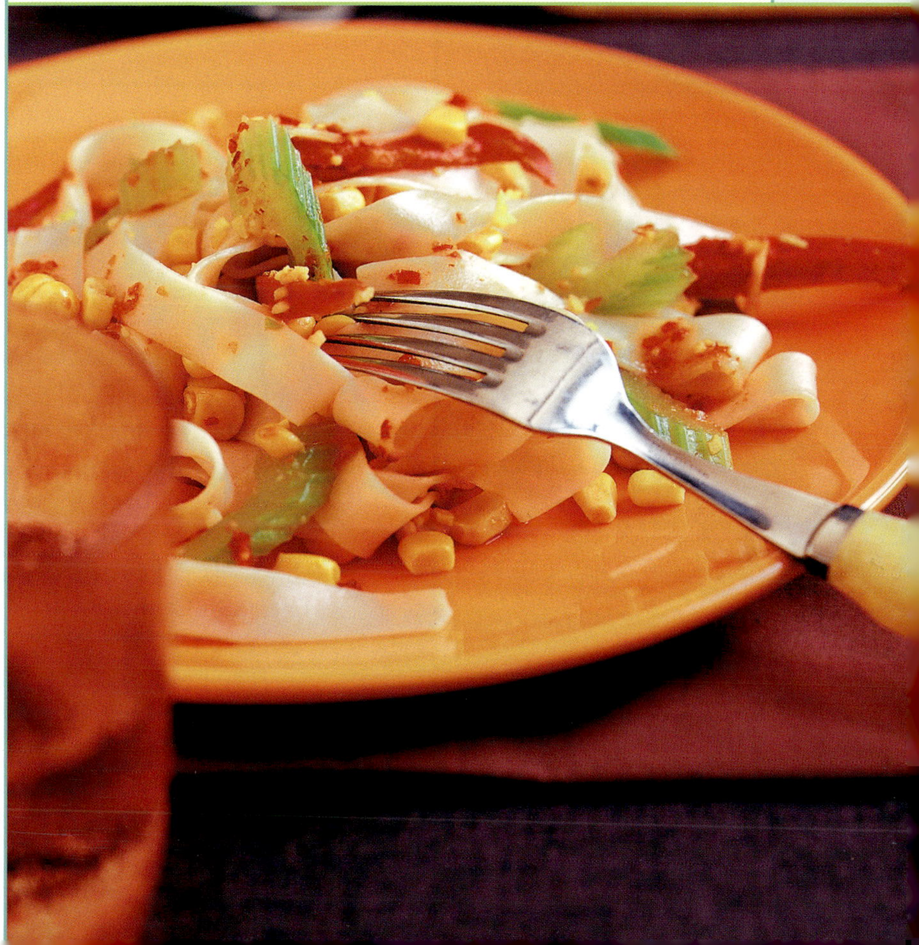

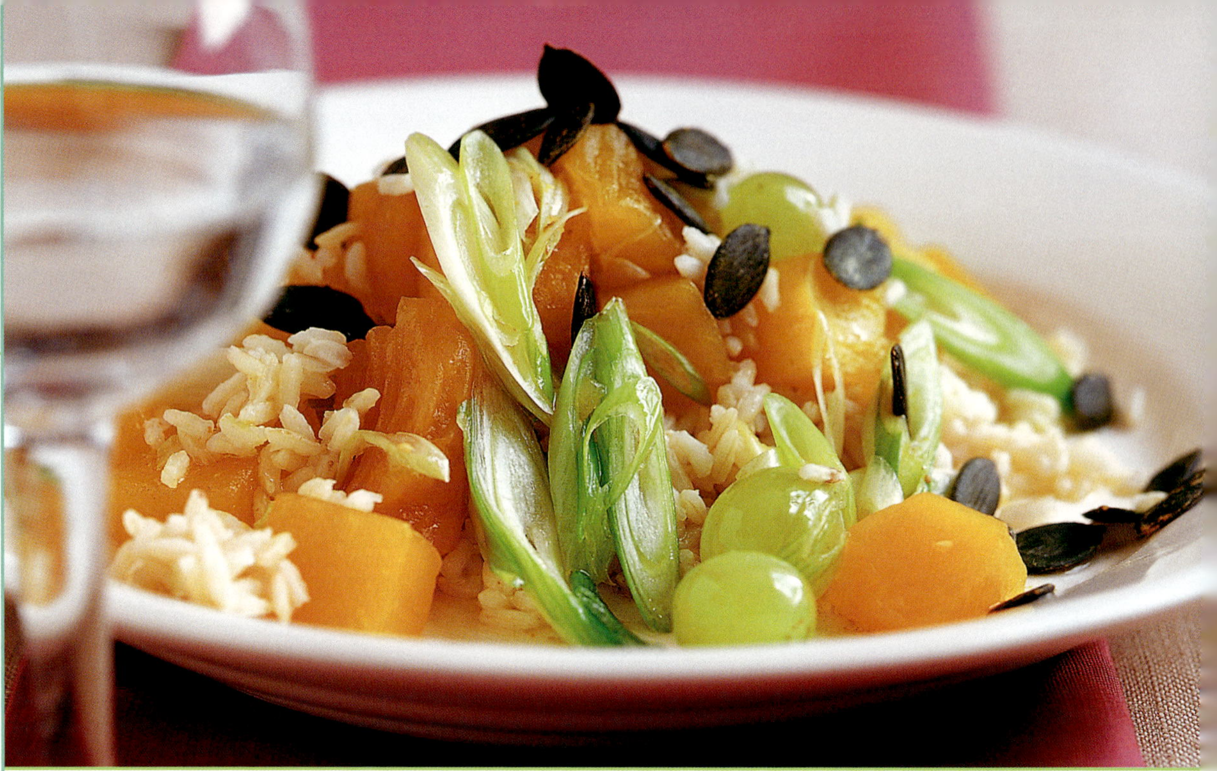

Kürbispfanne mit Naturreis

Zutaten für 2 Personen:
2 TL Öl | 120 g Naturreis |
350 ml Gemüsebrühe |
500 g Kürbis | Salz |
5 Frühlingszwiebeln |
1 kleine rote Chilischote |
1 Knoblauchzehe |
50 g Weintrauben |
1–2 Msp. Currypulver | Pfeffer |
2 TL Kürbiskerne

Zubereitungszeit: 40 Minuten
Pro Portion ca.: 400 kcal |
10 g Eiweiß | 12 g Fett |
63 g Kohlenhydrate

Zubereitung:

_1. 1 TL Öl in einem Topf erhitzen und den Reis darin glasig werden lassen. Die Gemüsebrühe zugeben und den Reis bei schwacher Hitze zugedeckt in 20–25 Minuten garen.

_2. Inzwischen den Kürbis schälen, die Kerne und Fasern entfernen. Das Fruchtfleisch in 1–2 cm große Würfel schneiden. Den Kürbis in wenig leicht gesalzenem Wasser 5 Minuten dünsten. Mit einem Schaumlöffel herausheben und in einem Sieb abtropfen lassen. Den Sud auffangen und beiseite stellen.

_3. Die Frühlingszwiebeln putzen, waschen und in dünne Ringe schneiden. Die Chilischote längs aufschlitzen, den Stielansatz abknipsen und entkernen. Den Knoblauch schälen. Die Chilischote und den Knoblauch fein hacken. Die Weintrauben heiß waschen, kalt abspülen, halbieren und eventuell die Kerne entfernen.

_4. Das restliche Öl in einer beschichteten Pfanne erhitzen. Die Chilischote, den Knoblauch sowie die Frühlingszwiebeln bei schwacher Hitze unter Rühren kurz anbraten. Das Currypulver unterrühren, die Weintrauben und den Kürbis hinzufügen, alles mit Salz und Pfeffer würzen und mit dem Kürbissud ablöschen. Zugedeckt bei schwacher Hitze 5 Minuten köcheln lassen. Den Reis untermischen und mit Kürbiskernen bestreuen.

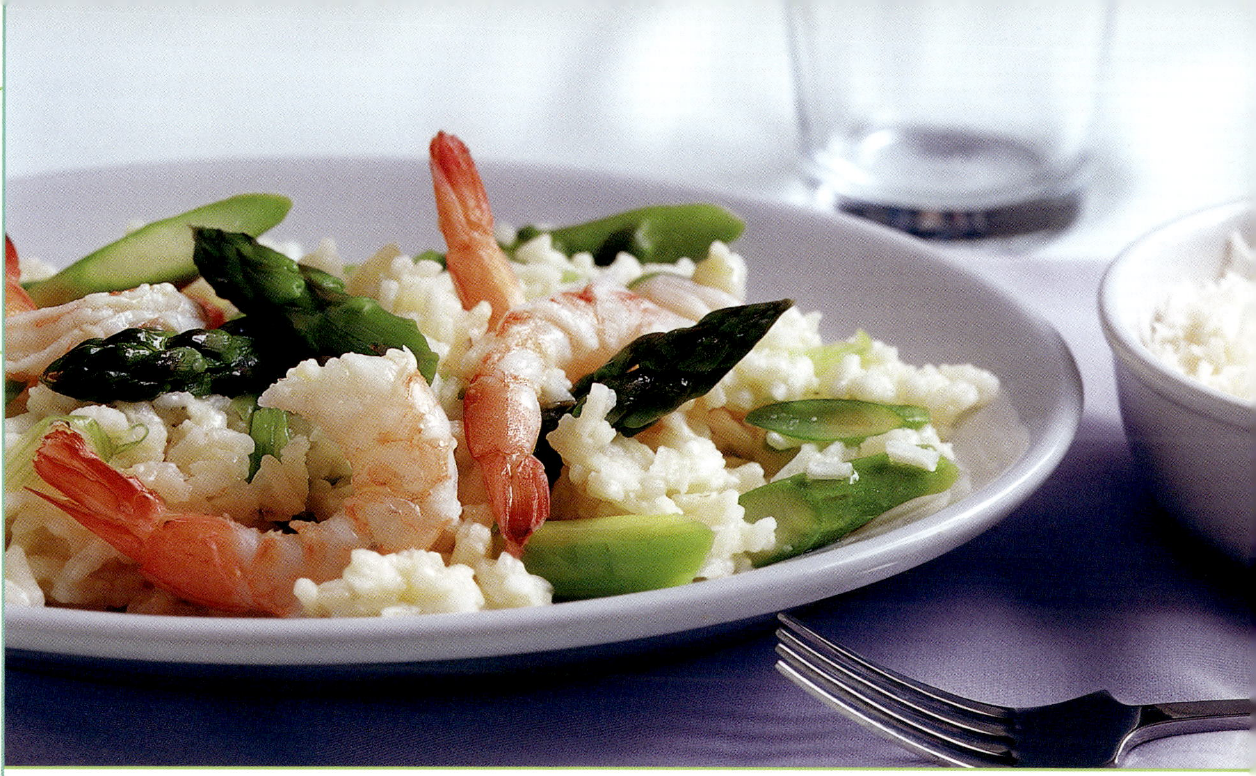

Spargelrisotto mit Garnelen

➤ ***Zutaten für 2 Personen:***
250 g grüner Spargel | 6 Frühlingszwiebeln | 25 g Butter | 160 g Risottoreis (z.B. Arborioreis) | 150 ml trockener Weißwein | 300–400 ml Gemüsebrühe | 100 g geschälte, gekochte Riesengarnelen | Salz, weißer Pfeffer | 2 EL frisch geriebener Parmesan

Zubereitungszeit: 40 Minuten
Pro Portion ca.: 580 kcal | 23 g Eiweiß | 17 g Fett | 72 g Kohlenhydrate

➤ ***Zubereitung:***

_1. Den Spargel waschen, im unteren Drittel schälen. Die Köpfe abschneiden und zugedeckt beiseite stellen. Die Spargelstangen in 3–4 cm lange Stücke schneiden. Die Frühlingszwiebeln putzen, waschen, die weißen Teile in kleine Würfel schneiden und das zarte Grün in dünne Ringe schneiden.

_2. Die Butter in einem Topf leicht erhitzen. Die weißen Zwiebelteile glasig werden lassen. Die Spargelstücke (nicht die Köpfe) anbraten, den Reis einstreuen und mitbraten, bis er glasig ist. Mit Wein ablöschen. Nach und nach die Gemüsebrühe angießen und den Reis bei schwacher Hitze etwa 20 Minuten garen. Gelegentlich umrühren.

_3. Nach 10 Minuten Garzeit die Spargelköpfe und die grünen Teile der Frühlingszwiebeln dazugeben und mitgaren. Das Risotto ist fertig, wenn der Reis cremig ist, aber noch Biss hat. Den Topf vom Herd nehmen, die Garnelen auf den Reis legen und zugedeckt in 3–4 Minuten warm werden lassen.

_4. Das Risotto mit Salz und Pfeffer abschmecken, den Parmesan separat dazureichen.

_***Gesundheitstipp:*** Ersetzen Sie den Spargel je nach Saison durch ein anderes Gemüse. Früchte und Gemüse der Saison sind importierter Ware oder konservierten Alternativen immer vorzuziehen – eine Ausnahme stellen Tomaten dar. Denn frische Ernteprodukte aus der Region stecken voller gesundheitsfördernder Vitalstoffe, die Ihr Körper für Elan und Power gerade benötigt.

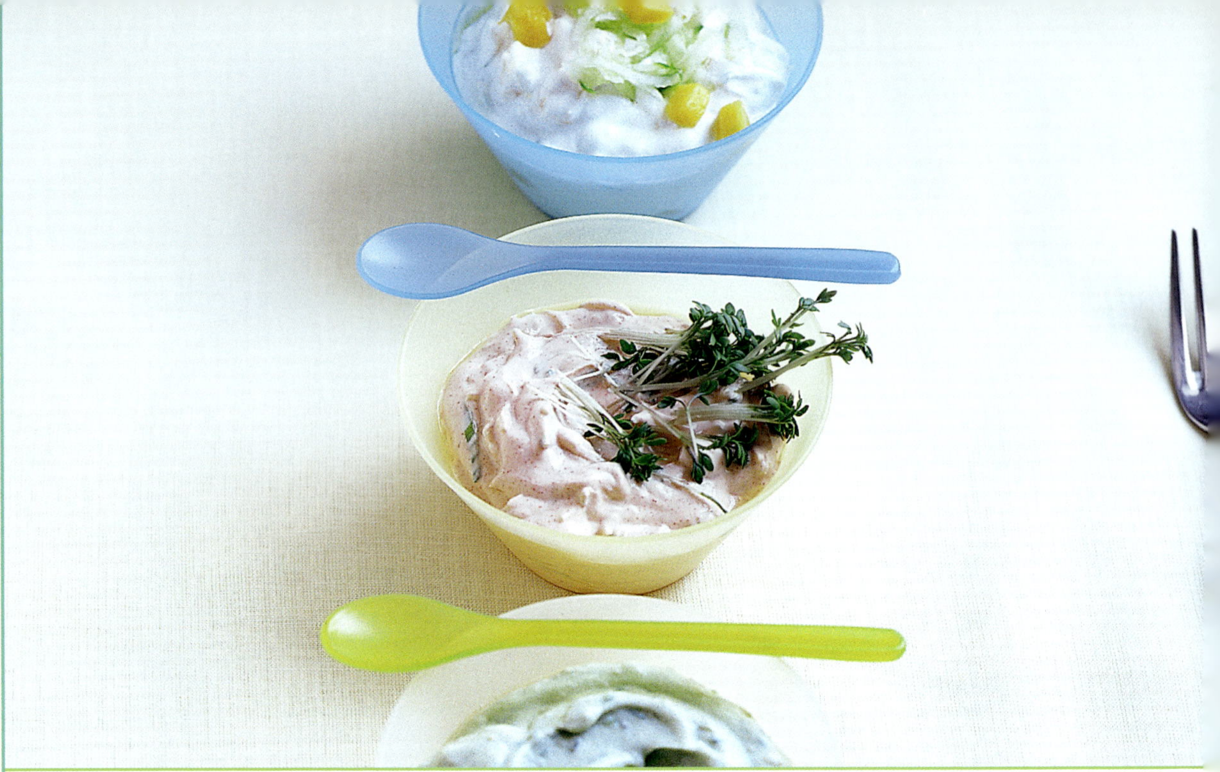

Pellkartoffeln mit Quark

➤ ***Zutaten für 2 Personen:***
400 g kleine neue Kartoffeln | Salz | 1 TL Kümmel |
Für den Paprikaquark (1):
1 Knoblauchzehe |
100 g Magerquark | 1 TL mittelscharfer Senf | 1/2 TL Paprikapulver, rosenscharf | Salz |
2 Frühlingszwiebeln | Kresse
Für den grünen Quark (2):
100 g Magerquark | 1/2 Avocado | 2 TL Zitronensaft | 1 EL frisch gehackter Dill | Salz, Pfeffer

Zubereitungszeit: 20 Minuten
Pro Portion (Variante 1) ca.:
160 kcal | 10 g Eiweiß | 1 g Fett | 26 g Kohlenhydrate
Pro Portion (Variante 2) ca.:
290 kcal | 11 g Eiweiß |
15 g Fett | 26 g Kohlenhydrate

➤ ***Zubereitung:***

_1. Die Kartoffeln waschen und gründlich abbürsten, zugedeckt in wenig Salzwasser mit Kümmel in 15–20 Minuten nicht zu weich garen. Inzwischen den Quark zubereiten.

_***Variante 1:*** 2. Den Knoblauch schälen und durch die Presse drücken. Den Quark mit etwas Wasser cremig rühren, mit Knoblauch, Senf und Paprikapulver gut verrühren und mit Salz abschmecken. Die Frühlingszwiebeln putzen, waschen, in feine Ringe schneiden und untermischen. Die Kresse waschen, abtropfen lassen, abschneiden und darüber streuen.

_***Variante 2:*** 2. Den Quark mit etwas Wasser cremig rühren. Die Avocado halbieren, den Kern entfernen, das Fruchtfleisch mit einem Löffel aus der Schale lösen und mit einer Gabel fein zerdrücken. Mit Zitronensaft, Dill und Quark gut verrühren. Mit Salz und Pfeffer abschmecken.

_3. Die Kartoffeln abgießen und mit dem Quark servieren.

_***Genusstipp:*** Eine süß-pikante Variante: 100 g Magerquark mit etwas Wasser cremig rühren. Etwa 10 cm Salatgurke schälen, längs halbieren, die Kerne herausschaben und grob raspeln. 1/2 Mango schälen, das Fruchtfleisch vom harten Kern schneiden und in kleine Würfel schneiden. Den Quark mit 1–2 EL Zitronensaft, der Gurke und der Mango gut verrühren und mit Pfeffer und wenig Salz abschmecken. Zu den Kartoffeln servieren.
(Pro Portion ca.: 190 kcal | 10 g Eiweiß | 1 g Fett | 33 g Kohlenhydrate).

Linsen mit Sellerie

➤ ***Zutaten für 2 Personen:***
2 EL Walnüsse | 1 Dose Tellerlinsen (530 g Abtropfgewicht) | 4 Stangen Staudensellerie | 1 1/2 EL Öl | 1 TL Zucker | 2–3 EL Aceto Bianco | Salz, Pfeffer | 2 EL saure Sahne | 2 Scheiben Vollkornbrot

Zubereitungszeit: 20 Minuten
Pro Portion ca.: 490 kcal | 27 g Eiweiß | 14 g Fett | 65 g Kohlenhydrate

➤ ***Zubereitung:***

_1. Die Walnüsse grob hacken und in einer kleinen beschichteten Pfanne bei schwacher Hitze ohne Fett goldbraun rösten. Beiseite stellen. Die Linsen in ein Sieb geben, abbrausen und abtropfen lassen.

_2. Den Sellerie waschen, putzen, eventuell am unteren Ende dünn abschälen. In 3 cm lange Stücke schneiden und diese in Streifen schneiden. Das Öl in einem breiten Topf erhitzen und die Selleriestreifen unter Rühren anbraten. Die Linsen dazugeben und mit dem Zucker, dem Essig, Salz und Pfeffer abschmecken. 5–10 Minuten kochen lassen, dabei gelegentlich umrühren.

_3. Das Linsengemüse auf zwei Tellern verteilen und jeweils 1 EL saure Sahne in die Mitte geben. Mit den Walnüssen bestreuen und mit dem Vollkornbrot servieren.

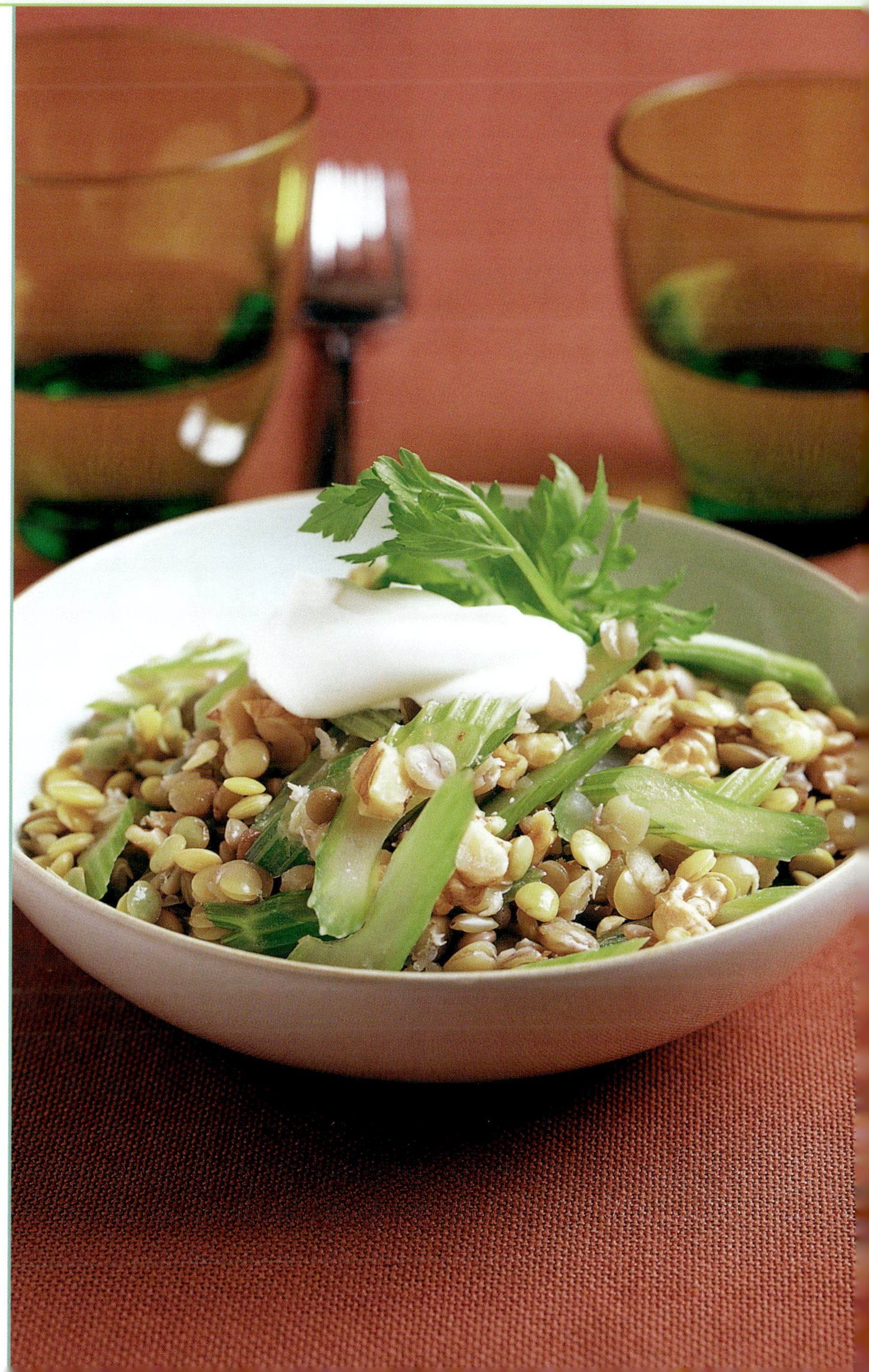

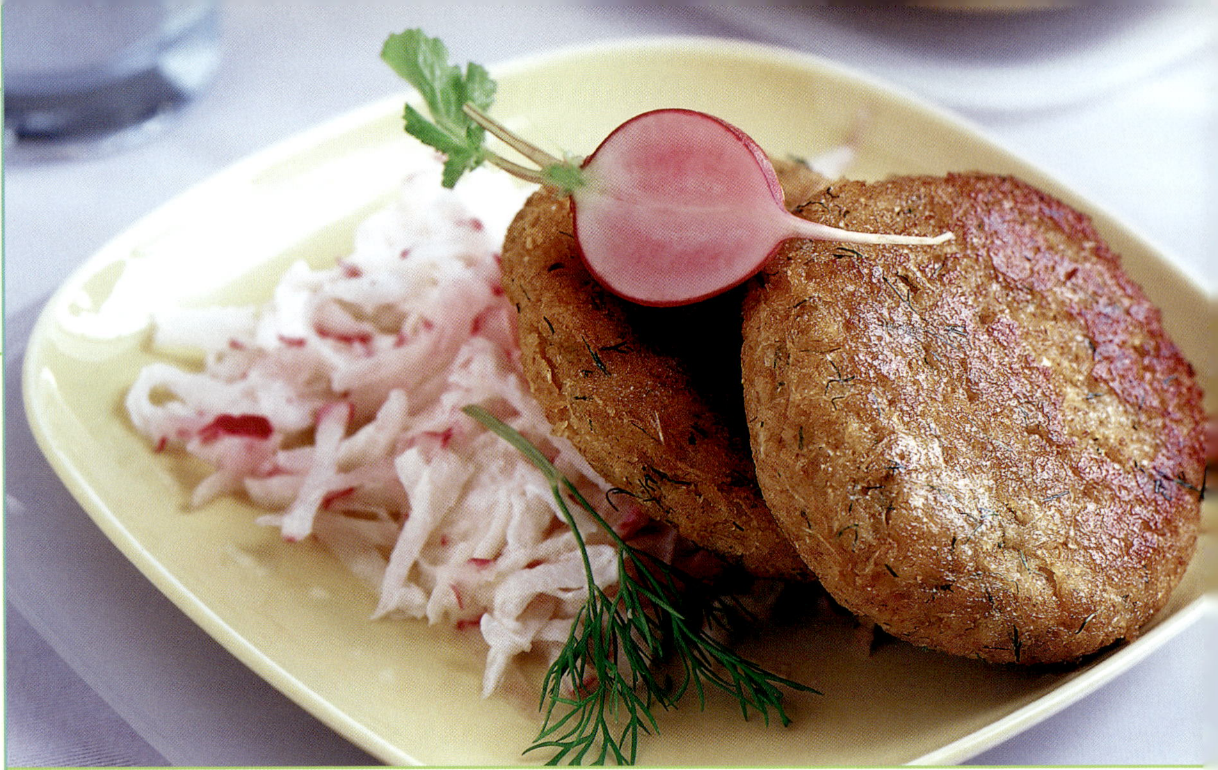

Grünkernburger mit scharfem Salat

➤ Zutaten für 2 Personen:
125 ml Gemüsebrühe | 60 g feiner Grünkernschrot | 1 kleine Möhre | 1 Kohlrabi | 1 kleines Ei | 1/2 Rettich | 6 Radieschen | 2 EL fettarmer Joghurt | 1 EL fettarmer Frischkäse (je nach Sorte 5–16 g Fett pro 100 g) | Salz, Pfeffer | 1 Msp. Kreuzkümmel (Cumin) | 1/2–1 Bund Dill | 3 TL Öl
Was Sie sonst noch brauchen: evtl. 2 EL Semmelbrösel

Zubereitungszeit: 35 Minuten
Pro Portion ca.: 295 kcal | 12 g Eiweiß | 12 g Fett | 33 g Kohlenhydrate

➤ Zubereitung:

_1. Die Gemüsebrühe zum Kochen bringen. Den Grünkernschrot einrühren und zugedeckt bei schwacher Hitze 10 Minuten quellen lassen.

_2. Inzwischen die Möhre und den Kohlrabi schälen und fein raspeln. Das Gemüse zum Grünkern geben und alles weitere 5 Minuten garen. In eine Schüssel umfüllen, das Ei unterrühren und die Mischung etwas abkühlen lassen.

_3. Für den Salat den Rettich schälen, die Radieschen waschen und trockentupfen. Den Rettich und die Radieschen grob raspeln. Den Joghurt und den Frischkäse gut verrühren, mit Salz, Pfeffer und Kreuzkümmel abschmecken. Rettich und Radieschen unterrühren.

_4. Den Dill waschen, trockenschütteln, von den Stielen zupfen und fein hacken. Unter den Grünkern rühren und diesen mit Salz und Pfeffer abschmecken. Aus der Masse 4 Burger formen. Falls die Grünkernmasse zu feucht ist, die Semmelbrösel untermengen.

_5. Das Öl in einer beschichteten Pfanne erhitzen, die Burger bei schwacher Hitze 10 Minuten braten, dabei gelegentlich wenden. Mit dem Rettich-Radieschen-Salat servieren.

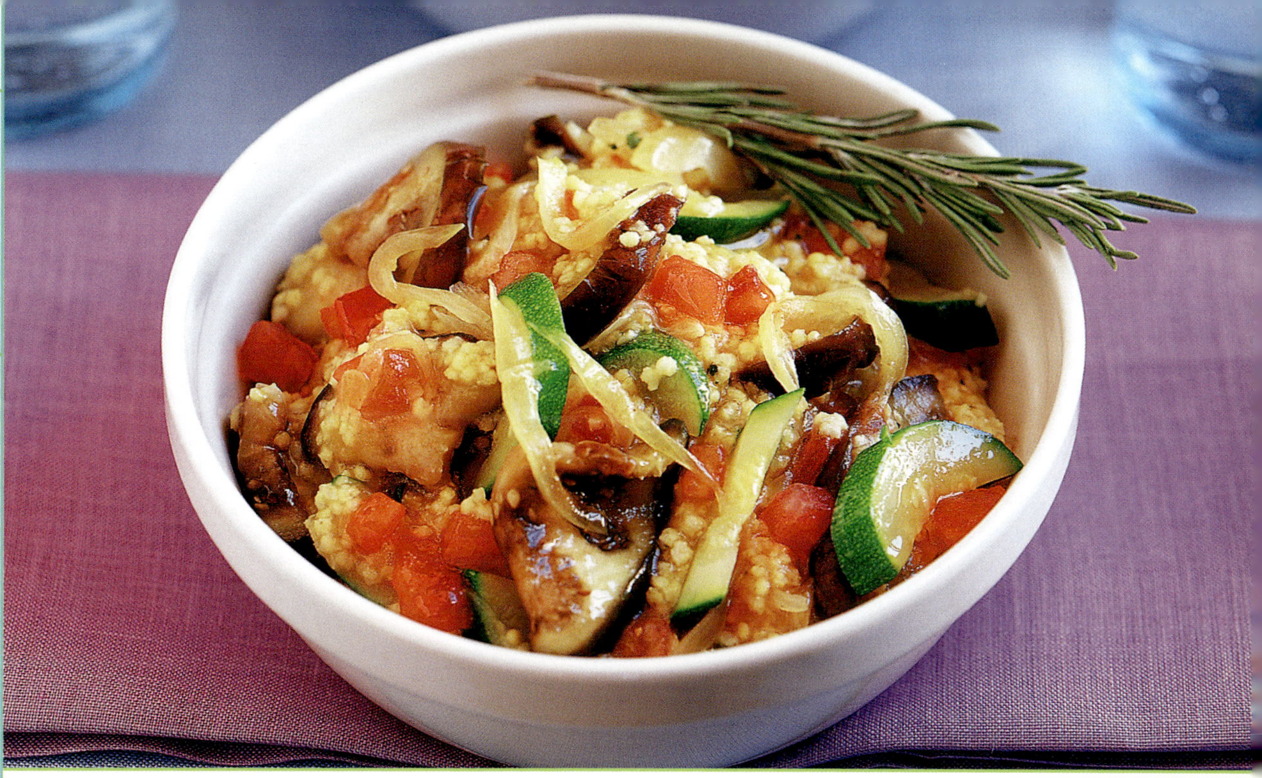

Ratatouille mit Hirse

➤ ***Zutaten für 2 Personen:***
1 kleine Aubergine (etwa 200 g) | Salz | 1 kleiner Zucchino | 350 g Zwiebeln | 2–3 Knoblauchzehen | 1 EL Öl | 80 g Hirse | 250 ml Gemüsebrühe | 1 Zweig Rosmarin | 450 g Fleischtomaten | Cayennepfeffer

Zubereitungszeit: 1 Stunde
Pro Portion ca.: 310 kcal | 10 g Eiweiß | 9 g Fett | 46 g Kohlenhydrate

➤ ***Zubereitung:***

_1. Die Aubergine gründlich waschen, trockentupfen, längs halbieren und in Scheiben schneiden. In eine Schüssel geben, salzen und zugedeckt einige Minuten ziehen lassen. Den Zucchino waschen, halbieren und ebenfalls in Scheiben schneiden. Die Zwiebeln und den Knoblauch schälen und in feine Streifen schneiden.

_2. Das Öl erhitzen. Die Zwiebeln und den Knoblauch bei schwacher Hitze glasig werden lassen. Die Hirse hinzufügen und unter Rühren anbraten. Die Gemüsebrühe angießen und die Hirse zugedeckt bei schwacher Hitze 20 Minuten quellen lassen.

_3. Die Aubergine in ein Sieb geben, abspülen und abtropfen lassen. Die Aubergine und den Zucchino unter die Hirse mischen. Den Rosmarinzweig obenauf legen und alles zugedeckt weitere 15 Minuten garen lassen.

_4. Die Tomaten über Kreuz einritzen, mit kochend heißem Wasser überbrühen, 1 Minute ziehen lassen, häuten, die Stielansätze entfernen und die Tomaten in Würfel schneiden. 5 Minuten vor Ende der Garzeit den Rosmarinzweig entfernen, die Tomaten unter die Ratatouille mischen und kräftig mit Salz und Cayennepfeffer würzen.

_***Betthupferl:*** Je unbeschwerter Sie durchs Leben gehen, desto weniger Chance haben Stresshormone Ihre Körperfunktionen lahmzulegen! Krönen Sie diese Gelassenheit mit einem kurzen, zügigen Spaziergang täglich. Er wirkt wie eine Wellness-Dusche, versorgt Sie mit viel Sonnenlicht und Sauerstoff. Atmung, Kreislauf, Blutzuckerspiegel, Blutdruck und Verdauung können nach Plan arbeiten – Sie werden sich kraftvoll und ausgeglichen fühlen, wie schon lange nicht mehr!

Heidelbeereis

➤ *Zutaten für 2 Personen:*
200 g Heidelbeeren | 200 g Kefir |
1/2 TL gemahlene Vanille | 1 EL Zucker

Zubereitungszeit: 15 Minuten
Plus Gefrierzeit: 6 Stunden
Pro Portion ca.: 135 kcal | 4 g Eiweiß |
4 g Fett | 18 g Kohlenhydrate

➤ *Zubereitung:*
_1. Die Heidelbeeren verlesen, vorsichtig waschen und gut abtropfen lassen. Einige Früchte zum Garnieren in einer kleinen Schüssel zugedeckt in den Kühlschrank stellen. Die restlichen Heidelbeeren mit dem Kefir, der Vanille und dem Zucker pürieren.
_2. Die Heidelbeercreme in einer Eismaschine in 30 Minuten gefrieren lassen oder in einer gefrierbeständigen Schüssel zugedeckt 6 Stunden gefrieren lassen. Dabei gelegentlich sehr kräftig umrühren, damit sich möglichst wenig Eiskristalle bilden können.

_*Tipp:* Dieses Eis sollten Sie wegen seines niedrigen Fettgehaltes möglichst bald servieren.

Buttermilcheis

➤ *Zutaten für 4 Personen:*
Mark von 1/2 Vanilleschote oder 1 Msp. gemahlene Vanille | 1 unbehandelte Zitrone | 150 g Buttermilch | 150 g fettarmer Joghurt | 3 EL Zucker | 2 Eiweiße

Zubereitungszeit: 20 Minuten
Plus Gefrierzeit: 5 Stunden
Pro Portion ca.: 85 kcal | 4 g Eiweiß |
0 g Fett | 15 g Kohlenhydrate

➤ *Zubereitung:*
_1. Die Vanilleschote längs aufschlitzen, das Mark mit einem scharfen Messer herauskratzen. Die Zitrone heiß abwaschen, trockentupfen, die Schale abreiben und den Saft auspressen. Die Buttermilch und den Joghurt mit Vanillemark, Zitronenschale und Zitronensaft sowie dem Zucker glatt rühren. Die Eiweiße steif schlagen und unter die Buttermilch-Creme heben.
_2. Die Creme in einer Eismaschine in 20 Minuten gefrieren lassen oder in einer gefrierbeständigen Schüssel zugedeckt 5 Stunden gefrieren lassen. Dabei gelegentlich sehr kräftig umrühren, damit sich möglichst wenig Eiskristalle bilden können.

_*Tipp:* Kleinere Mengen Eis lassen sich kaum zubereiten. Kein Problem, da das Eis im Gefriergerät 4 Monate lang aufbewahrt werden kann.

Bunte Obstspieße

➤ *Zutaten für 2 Personen:*
60 g blaue Weintrauben | 1 kleine Kiwi | 2 reife rote Pflaumen | 1/2 kleiner Apfel | 1 TL Zitronensaft | 30 g dunkle Schokolade (mindestens 70 % Kakaoanteil)
Was Sie sonst noch brauchen:
4 lange Holzspieße

Zubereitungszeit: 25 Minuten
Pro Portion ca.: 130 kcal | 2 g Eiweiß |
5 g Fett | 20 g Kohlenhydrate

➤ *Zubereitung:*
_1. Die Trauben waschen, trockentupfen, halbieren und eventuell die Kerne entfernen. Die Kiwi schälen, längs halbieren und jede Hälfte quer in etwa 1 cm dicke Scheiben schneiden. Die Pflaumen waschen, trockentupfen und vierteln, dabei die Steine entfernen. Den halben Apfel quer halbieren, das Kerngehäuse entfernen und die beiden Viertel in Spalten schneiden. Sofort mit Zitronensaft beträufeln.
_2. Die Früchte abwechselnd auf 4 lange Holzspieße stecken und je zwei Spieße auf einem flachen Teller anrichten. Die Schokolade hacken und in einer kleinen Schüssel im Wasserbad oder in der Mikrowelle schmelzen lassen. Die Schokolade in feinen Linien über die Spieße träufeln und fest werden lassen.

_*Tipp:* Schmeckt auch mit allen anderen Früchten der Saison.

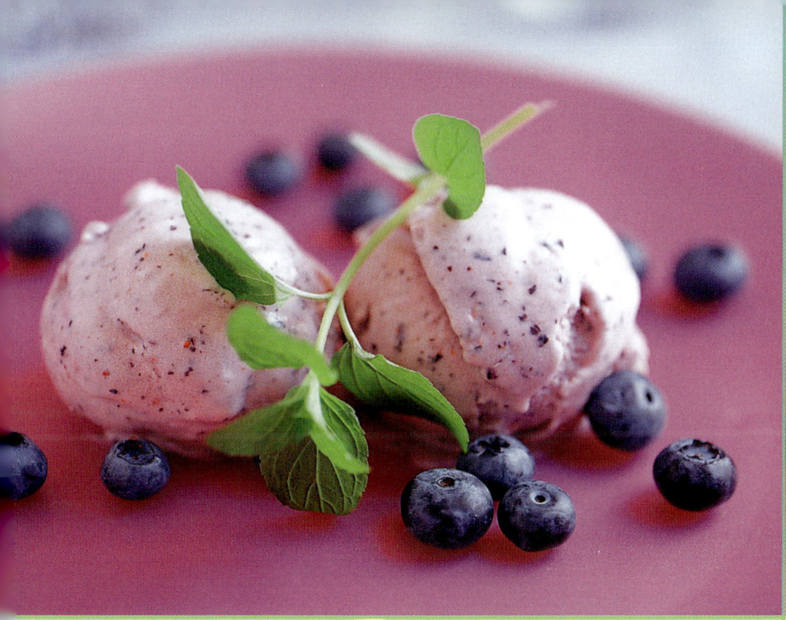

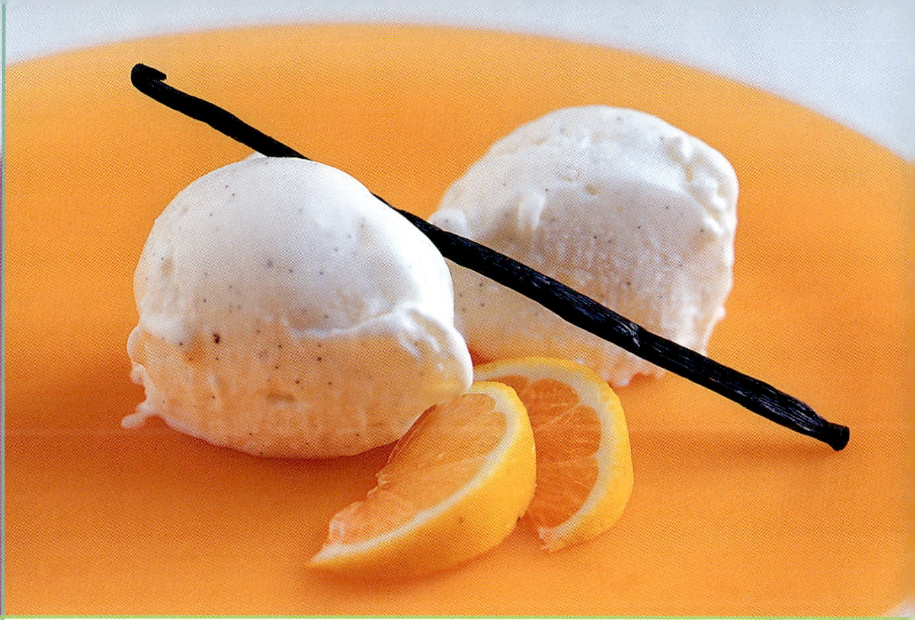

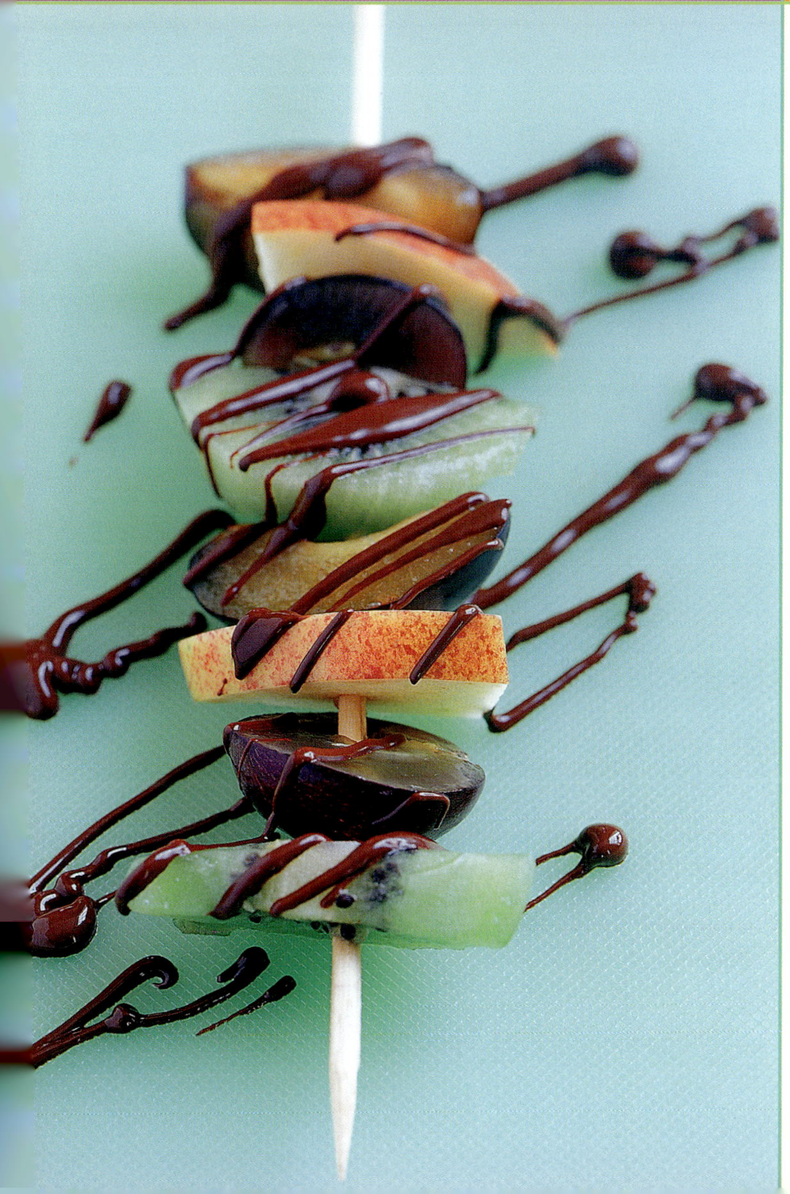

TIPP

Schluss mit dem Terror …

- Wiegen Sie sich maximal einmal wöchentlich und messen Sie dem Ausschlag des Zeigers Ihrer Waage nicht allzu viel Bedeutung bei. Das Gewicht schwankt täglich – in den Tagen vor den Tagen kann der Körper sogar bis zu vier Kilogramm Wasser zusätzlich einlagern.
- Wenn Sie durch das neu aufgenommene Sportprogramm Muskeln aufbauen, kann die Waage auch zunächst mehr Gewicht anzeigen. Am besten verbannen Sie die Waage ganz und vertrauen dem Sitz Ihrer Hosen und Röcke – wenn diese weiter und weiter werden, ist dies ein deutliches Indiz, dass Ihre Figur täglich straffer wird. Eine schöne Belohnung für Ihr Durchhaltevermögen!

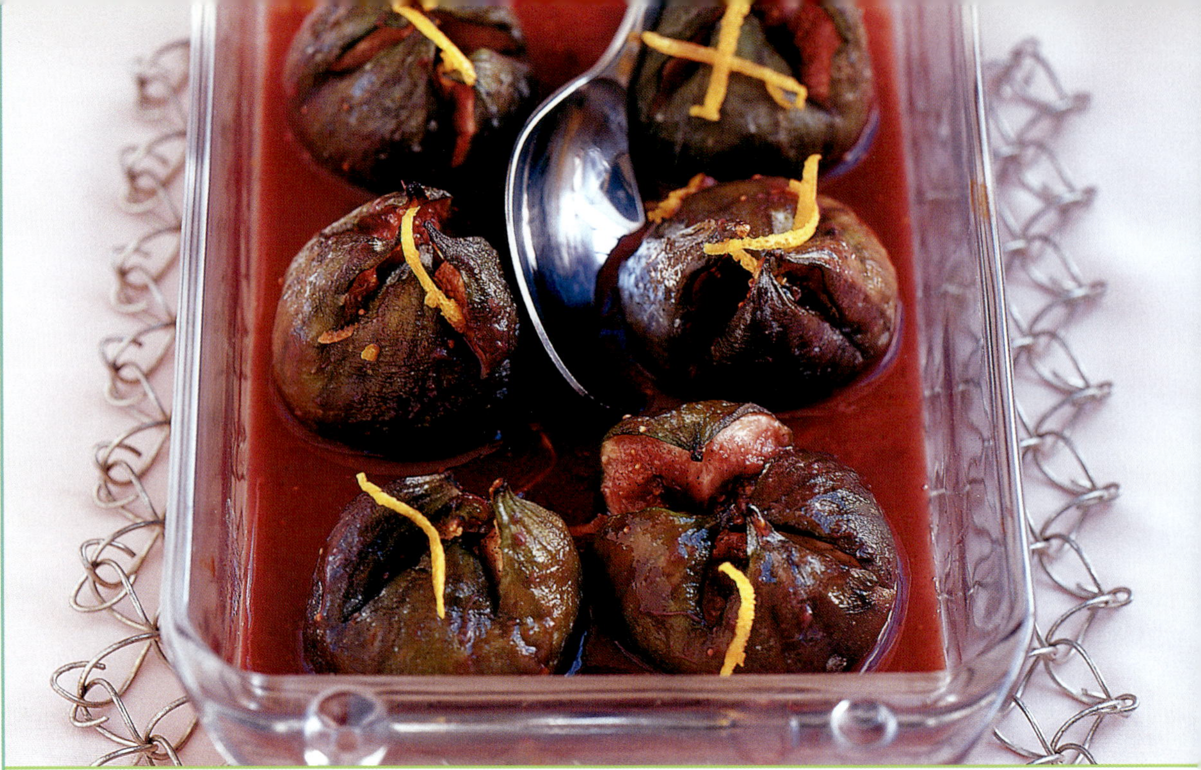

Marinierte Feigen auf Rotweinsauce

➤ ***Zutaten für 2 Personen:***
6 reife Feigen |
Mark von 1 Vanilleschote oder
1 Msp. gemahlene Vanille |
2 TL Zucker |
1 unbehandelte Orange |
125 ml milder Rotwein
Was Sie sonst noch brauchen:
Fett für die Form

Zubereitungszeit: 30 Minuten
Pro Portion ca.: 210 kcal |
2 g Eiweiß | 4 g Fett |
29 g Kohlenhydrate

➤ ***Zubereitung:***

_1. Den Backofen auf 200° vorheizen. Eine kleine feuerfeste Form dünn einfetten. 4 Feigen kreuzweise einschneiden, vorsichtig auseinander ziehen und in die Form setzen. Die Vanilleschote längs aufschlitzen, das Mark herauskratzen und mit dem Zucker vermischen.

_2. Jeweils 1/2 TL dieser Mischung in jede Feige geben. Im Backofen (Mitte, Umluft 180°) 10–15 Minuten backen, bis der Zucker geschmolzen ist.

_3. Inzwischen für die Sauce die restlichen Feigen kleinschneiden. Die Orange heiß waschen, trockentupfen, 1 TL Schale abreiben und den Saft auspressen. Die Feigen, Orangenschale und Orangensaft mit dem Rotwein und der ausgekratzten Vanilleschote bei mittlerer Hitze 10 Minuten offen kochen lassen. Dabei gelegentlich umrühren.

_4. Die Vanilleschote herausnehmen. Die Sauce pürieren, über die gebackenen Feigen gießen und diese noch heiß in der Form servieren.

_***Genusstipp:*** Eine einfache Variante: Lassen Sie die marinierten Feigen auskühlen und bis zum Servieren im Kühlschrank eiskalt werden.

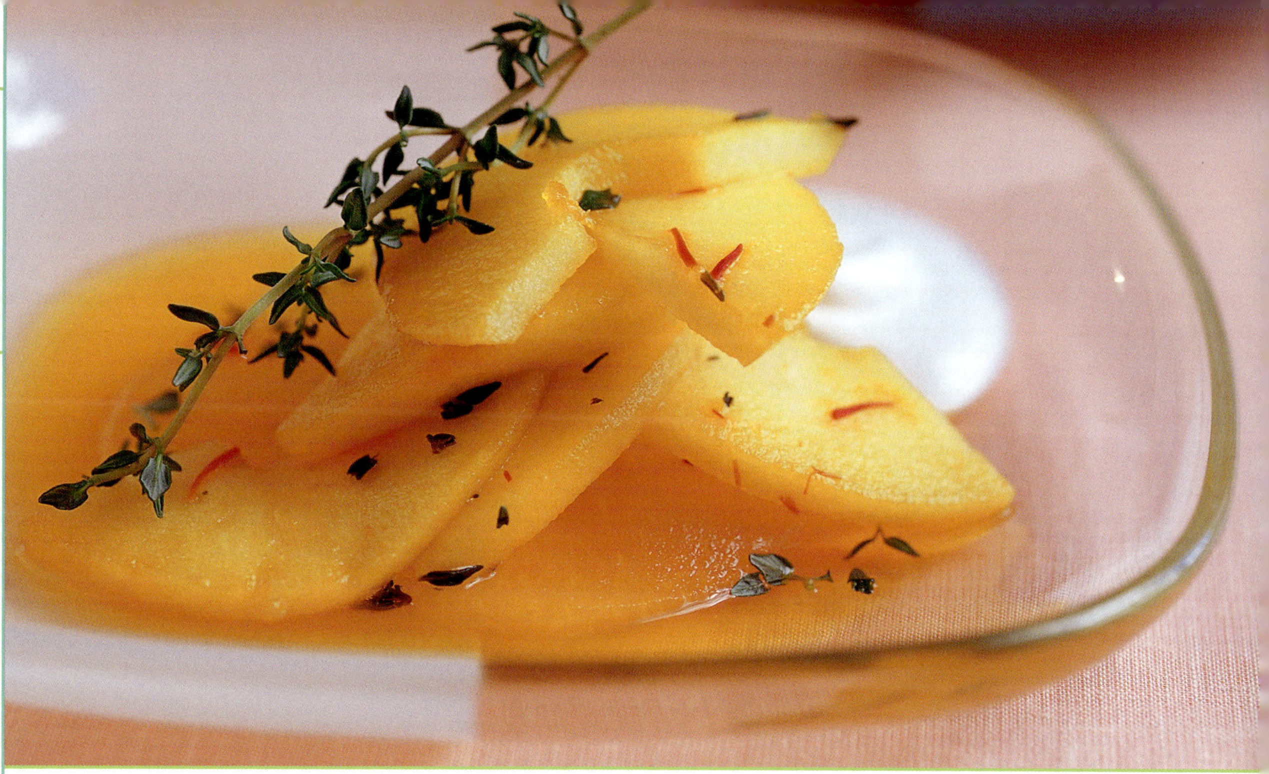

Apfelscheiben mit Thymian und Ingwer

➤ ***Zutaten für 2 Personen:***
1 haselnussgroßes Stück Ingwer | 2 Äpfel (z.B. Golden Delicious) | 125 ml trockener Weißwein | 1 EL Honig | 2 Gewürznelken | 1 TL getrockneter Thymian | 1 Briefchen Safranfäden (Reformhaus) | 2 EL Crème fraîche

Zubereitungszeit: 20 Minuten
Pro Portion ca.: 190 kcal | 1 g Eiweiß | 7 g Fett | 22 g Kohlenhydrate

➤ ***Zubereitung:***

_1. Den Ingwer schälen und sehr fein würfeln. Die Äpfel schälen, entkernen und in dünne Scheiben schneiden. Den Weißwein in einem kleinen Topf aufkochen lassen und mit Ingwer, Honig, Nelken, Thymian und Safran würzen. Die Äpfel dazugeben, alles erneut aufkochen lassen, vom Herd nehmen und zugedeckt 5 Minuten ziehen lassen.

_2. Die Apfelscheiben noch heiß auf zwei Desserttellern anrichten oder im Kühlschrank erkalten lassen. Jeweils mit 1 Klecks Crème fraîche servieren.

_***Wohlfühltipp:*** Frische Äpfel sind ein fruchtig erfrischender Snack.

_Nebenbei bringt das Apfelpektin die Verdauung in Schwung, Fruchtzucker und Kohlenhydrate machen innerhalb kurzer Zeit fit, und der apfeltypische Vitamincocktail stärkt die Abwehrkräfte.

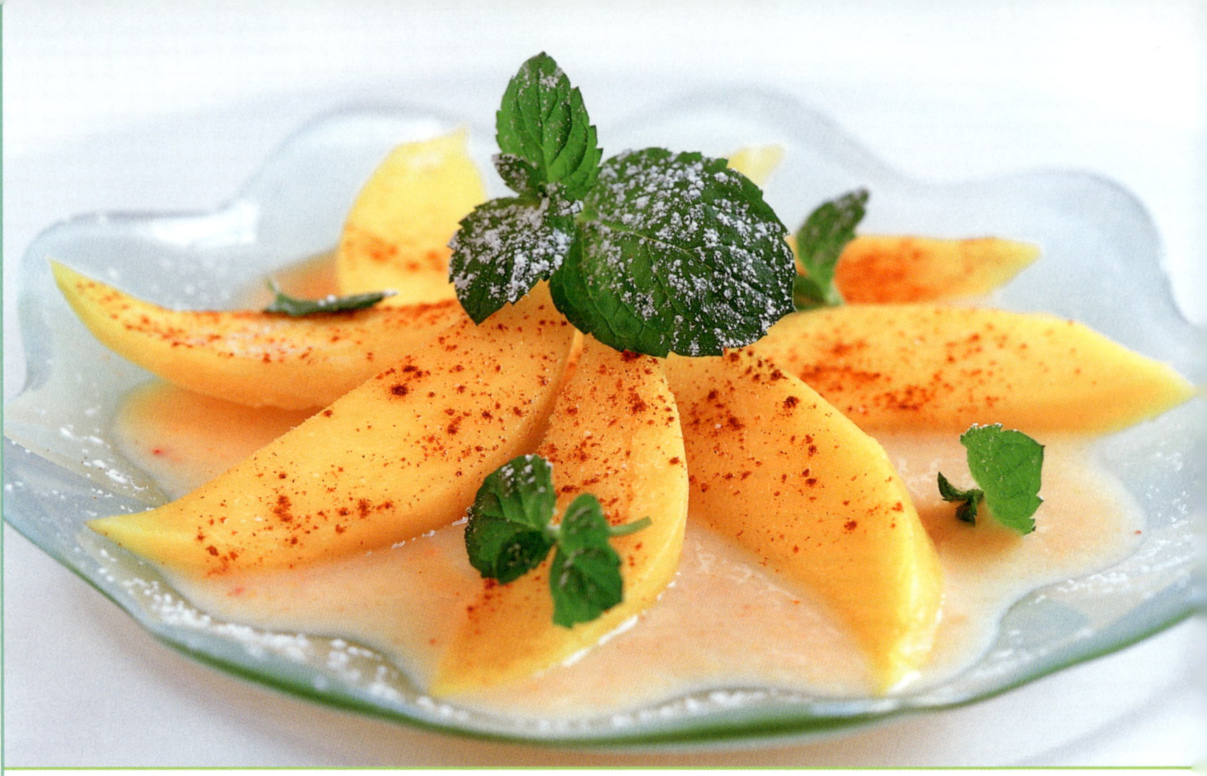

Geeiste Mango mit Buttermilch

➤ ***Zutaten für 2 Personen:***
1 reife Mango |
1 TL gemahlenen Zimt |
6 Blättchen Minze |
3–4 EL Zitronensaft |
1 Pfirsich |
1 EL Zucker |
125 g Buttermilch

Zubereitungszeit: 20 Minuten
Plus Kühlzeit: 1 Stunde
Pro Portion ca.: 200 kcal |
4 g Eiweiß | 1 g Fett |
42 g Kohlenhydrate

➤ ***Zubereitung:***

_1. Die Mango schälen und in schmalen Spalten vom Kern schneiden. Die Spalten nebeneinander auf einen flachen Teller legen und mit Zimt bestäuben. Die Minzeblättchen waschen, trockenschütteln und auf den Mangospalten verteilen. Zugedeckt 1 Stunde gefrieren lassen.

_2. Inzwischen die Zitrone auspressen. Den Pfirsich schälen, den Kern entfernen und das Fruchtfleisch in Stücke schneiden. Die Pfirsichstücke mit dem Zitronensaft, dem Zucker und der Buttermilch pürieren. Die Sauce auf zwei Dessertteller gießen und die geeisten Mangospalten darauf anrichten. Mit etwas Zimt bestäuben und sofort servieren.

_*Wohlfühltipp:* Wer sich regelmäßig körperlich bewegt, ist nachweisbar glücklicher, ausgeglichener und hält die schlanke Silhouette einfacher als unsportliche Mitmenschen. Denn die Aktivität pusht den Fettstoffwechsel und senkt langfristig den Appetit auf Süßes. Zudem hat ein muskulöser Körper einen höheren Energiebedarf. Nehmen Sie sich vor, drei Mal wöchentlich Sport zu treiben.

_Wählen Sie Ihre Aktivitäten nach den Kriterien »Spaß« und »Möglichkeit« aus. Nur regelmäßiges, leichtes Training, das Sie gerne durchführen ohne sich zu überanstrengen, macht Sinn. Wenn Sie sich zum Training zwingen müssen, blockiert dieser Stress den Fettabbau!

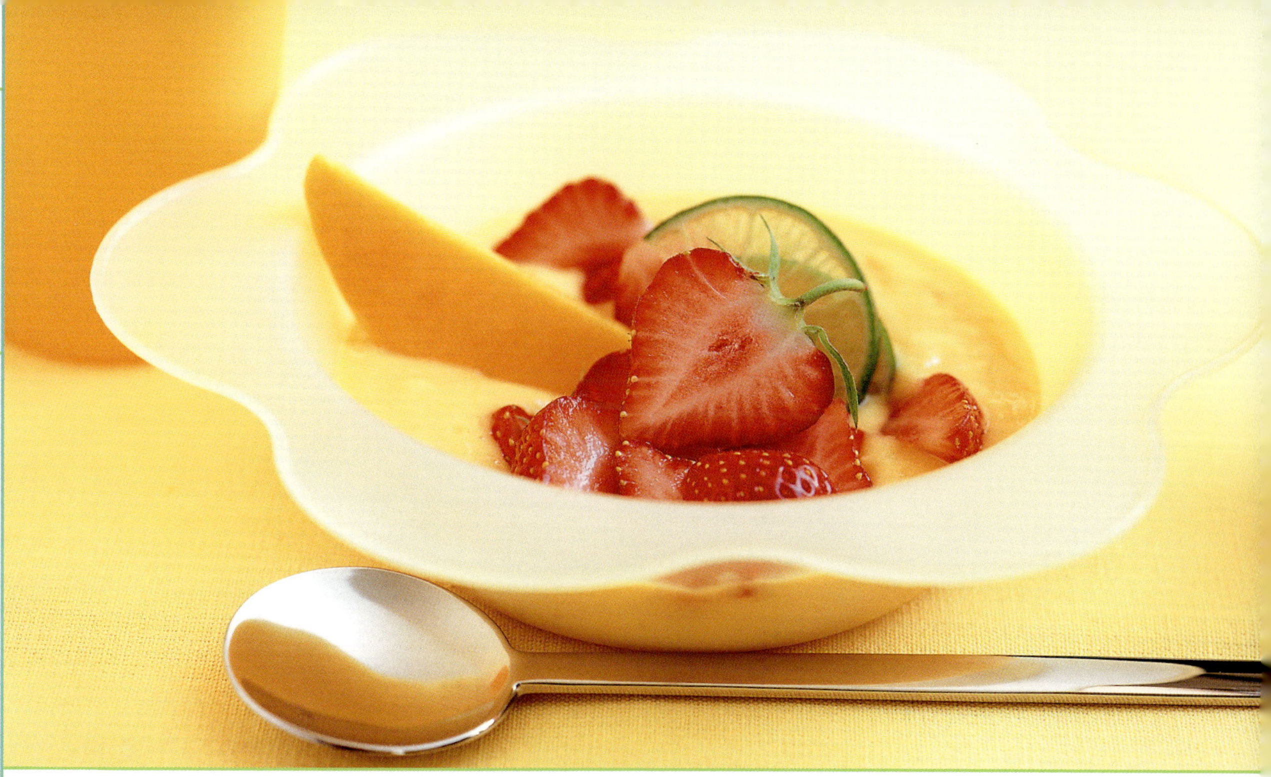

Mango-Joghurtcreme

➤ *Zutaten für 2 Personen:*
1 reife Mango | 1 Limette |
100 g Erdbeeren | 2 EL Zucker |
150 g fettarmer Joghurt |
2 EL Crème fraîche |
1/2 TL gemahlener Kardamom
oder 1 Msp. Zimt

Zubereitungszeit: 25 Minuten
Pro Portion ca.: 315 kcal |
5 g Eiweiß | 11 g Fett |
48 g Kohlenhydrate

➤ *Zubereitung:*

_1. Die Mango schälen und in schmalen Spalten vom Kern schneiden, zwei Mangospalten beiseite legen. Die Limette auspressen. Die Erdbeeren vorsichtig waschen, entkelchen und abtropfen lassen. Große Erdbeeren vierteln, kleinere halbieren.

_2. Das Mangofruchtfleisch mit dem Limettensaft und dem Zucker pürieren. Den Joghurt mit der Crème fraîche und dem Kardamom oder Zimt verrühren. Mit dem Mangomus mischen und auf zwei Schüsselchen verteilen. Mit den Erdbeeren und den Mangospalten garnieren.

_*Wohlfühltipp:* Es kommt beim Sport gar nicht darauf an, wie viel Energie Sie verbrennen, sondern aus welchen Reserven der Körper diese freisetzt. Um das Fett aus den Depots zu locken, müssen Sie mindestens 30 Minuten durchhalten!

_Atmen Sie tief und gleichmäßig, Fettverbrennung erfordert große Mengen an Sauerstoff. Eine flache Atmung signalisiert, dass Sie zu angestrengt trainieren.

_Nach dem Sport sollen Sie 90 Minuten warten, bevor Sie etwas essen. Sonst wird die angeregte Verwertung von Depotfett wieder unterbrochen. Trinken Sie bis dahin aber reichlich: Fruchtsaftschorle oder mineralstoffreiches Mineralwasser.

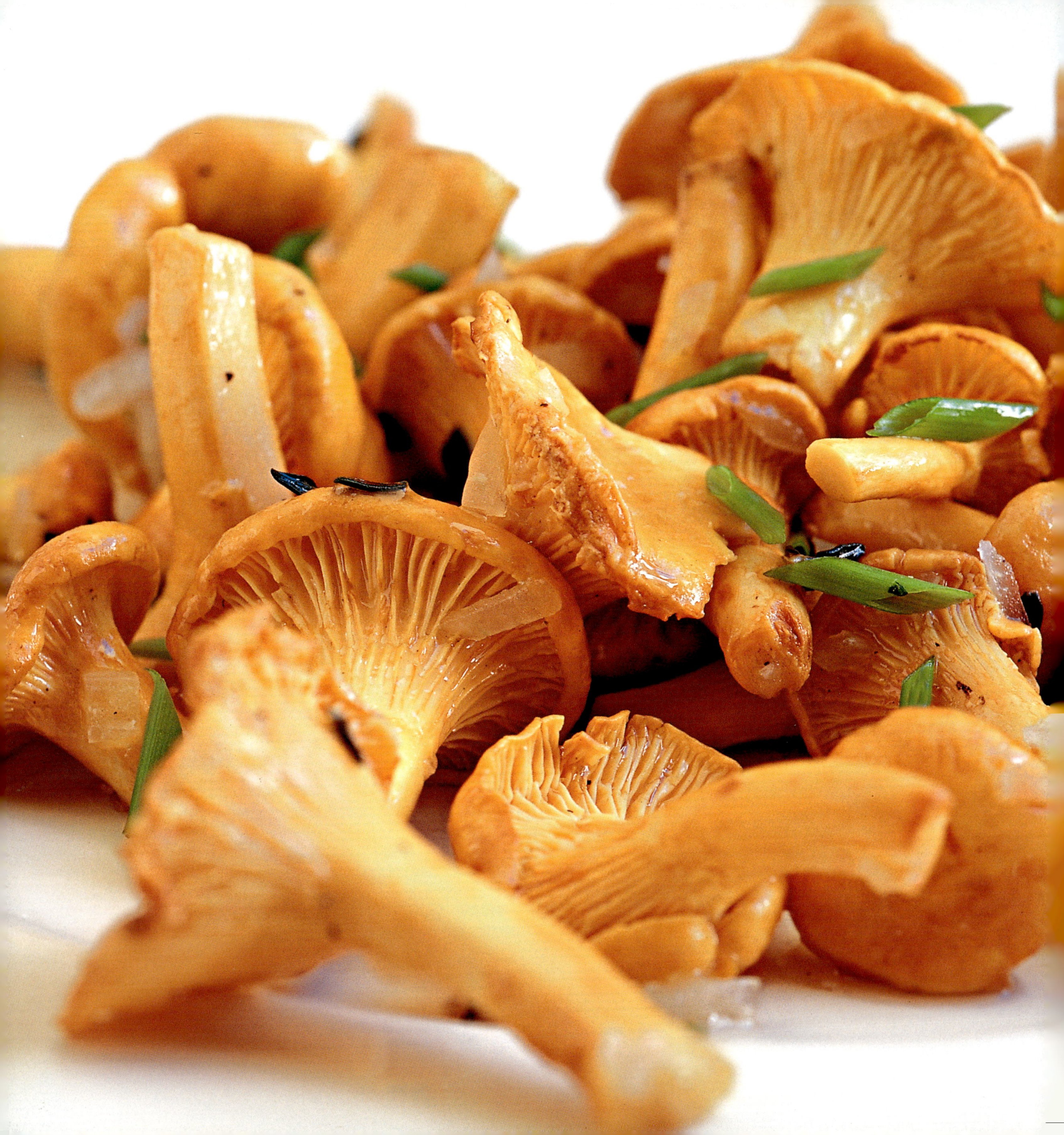

TRAUM & WAHRHEIT

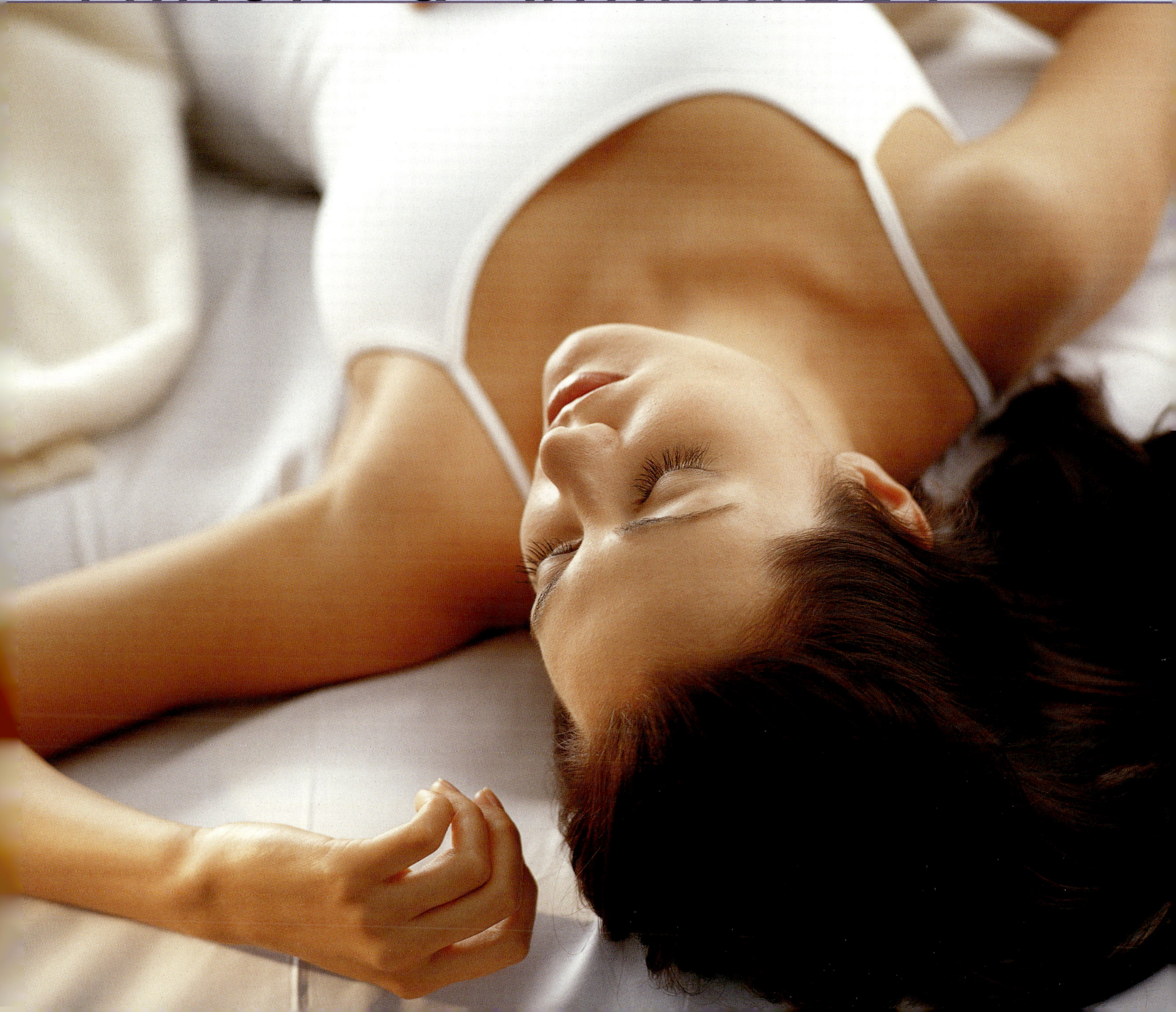

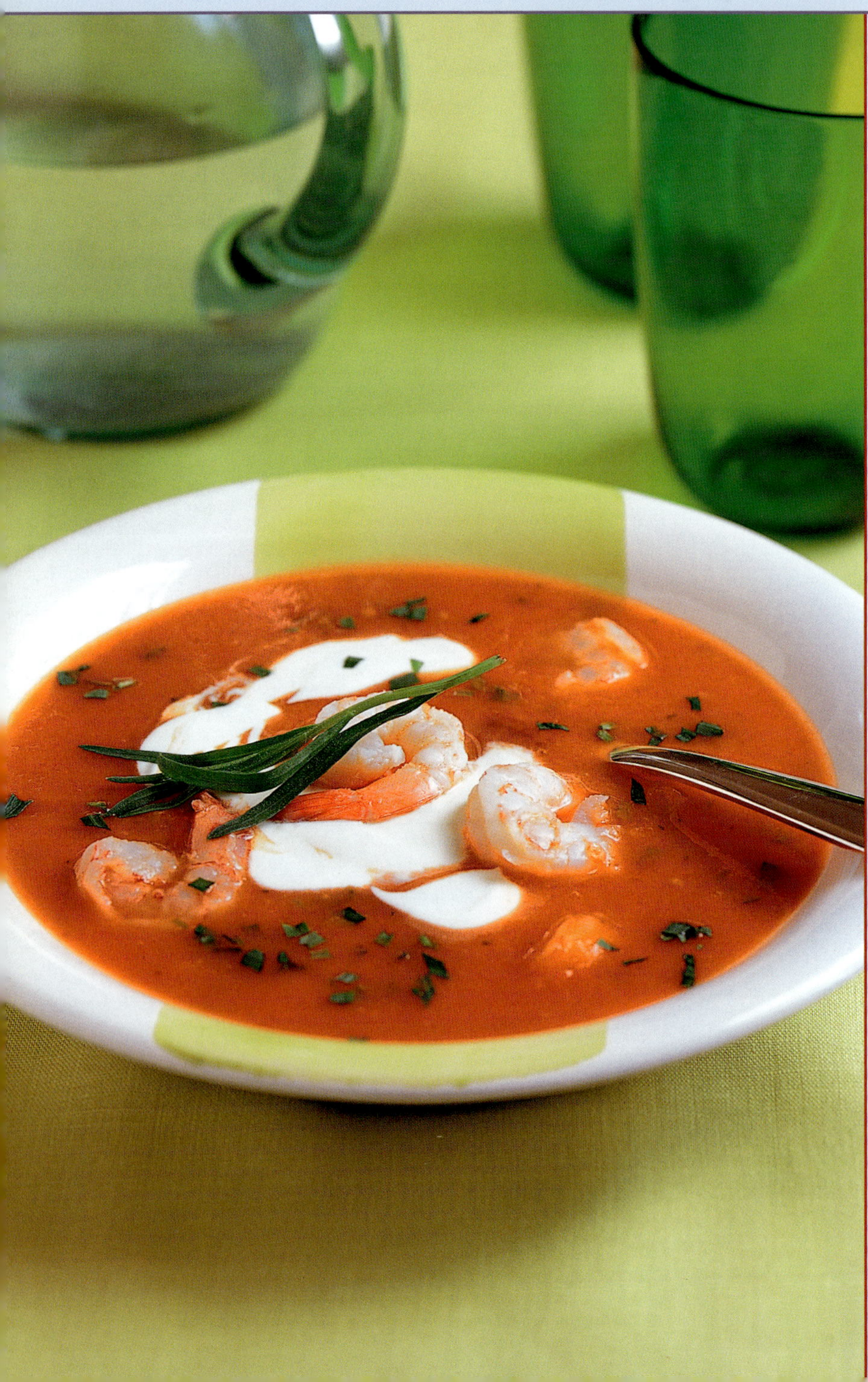

Tomatensuppe mit Garnelen

➤ ***Zutaten für 2 Personen:***
1 kleine Zwiebel | 1 fest kochende Kartoffel | 1 EL Öl | 500 ml Gemüsebrühe | 1 kleine Dose stückige Tomaten (480 g Inhalt) | 100 g gekochte, geschälte Garnelen | 2 EL frisch gehackter Estragon (ersatzweise getrockneter Estragon) | 1 EL saure Sahne

Zubereitungszeit: 25 Minuten
Pro Portion ca.: 230 kcal | 13 g Eiweiß | 9 g Fett | 19 g Kohlenhydrate

➤ ***Zubereitung:***

_1. Die Zwiebel schälen und hacken. Die Kartoffel schälen und in Würfel schneiden. Das Öl in einem beschichteten Topf erhitzen und die Zwiebel anbraten. Die Kartoffel und die Gemüsebrühe dazugeben, aufkochen lassen und bei schwacher Hitze 10 Minuten zugedeckt dünsten. Die Kartoffel muss gar sein, aber noch Biss haben.

_2. Die Tomaten samt Saft dazugeben und alles nochmals aufkochen lassen. Die Suppe fein pürieren, die Garnelen und den Estragon untermischen und bei schwacher Hitze erwärmen.

_3. Die Suppe in zwei tiefe Teller füllen und jeweils 1 EL saure Sahne in die Mitte geben. Dazu passt kräftiges Bauernbrot.

_*Tipp:* Als Auftakt eines Menüs reicht diese Menge für vier Personen.

Cremige Kräuter-suppe

➤ *Zutaten für 2 Personen:*
1 Schalotte | 1 große, mehlig kochende Kartoffel | 1 TL Öl |
400 ml Gemüsebrühe | 100 ml Milch |
1 Päckchen 8-Kräuter-Mischung (tiefgekühlt) |
Salz, Pfeffer | frisch geriebene Muskatnuss |
1–2 TL Zitronensaft | 2 EL saure Sahne |
2 EL Schnittlauchröllchen

Zubereitungszeit: 25 Minuten
Pro Portion ca.: 170 kcal | 4 g Eiweiß | 7 g Fett | 21 g Kohlenhydrate

➤ *Zubereitung:*

_1. Die Schalotte schälen und in Ringe schneiden. Die Kartoffel waschen, schälen und in Würfel schneiden. Das Öl in einem beschichteten Topf erhitzen und die Schalotte bei schwacher Hitze glasig werden lassen.

_2. Die Gemüsebrühe angießen, die Kartoffel und die Milch hinzufügen, alles aufkochen lassen und 10 Minuten garen. Dabei gelegentlich umrühren. Die Suppe fein pürieren und eventuell durch ein Sieb passieren.

_3. Die Kräuter in der Suppe erwärmen, alles mit Salz, Pfeffer, Muskatnuss und Zitronensaft abschmecken. Die Suppe in zwei tiefe Teller füllen, jeweils 1 EL saure Sahne in die Mitte geben, leicht verquirlen und mit Schnittlauch bestreuen.

TIPP

Variante: Aus dieser leichten Suppe wird im Handumdrehen ein Hauptgericht, wenn Sie 200 g Fischfilet in der Suppe pochieren. Den Fisch (Kabeljau, Seelachs, Rotbarsch oder Lachs) waschen, mit Küchenpapier trockentupfen, mit Zitronensaft beträufeln und mit Salz und Pfeffer würzen.

Das Filet in mundgerechte Stücke schneiden und etwa 5 Minuten in der Gemüsebrühe gar ziehen lassen. Vor dem Pürieren der Suppe mit dem Schaumlöffel herausheben und warm stellen. Nach dem Abschmecken wieder in die Suppe geben.

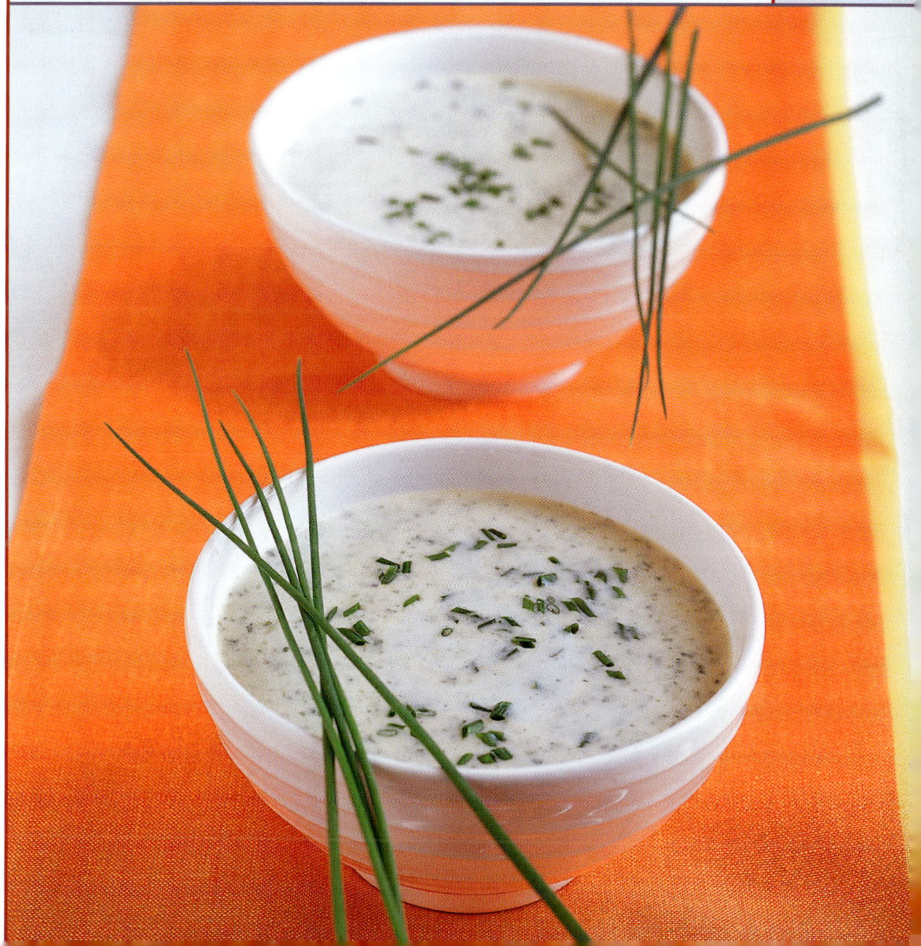

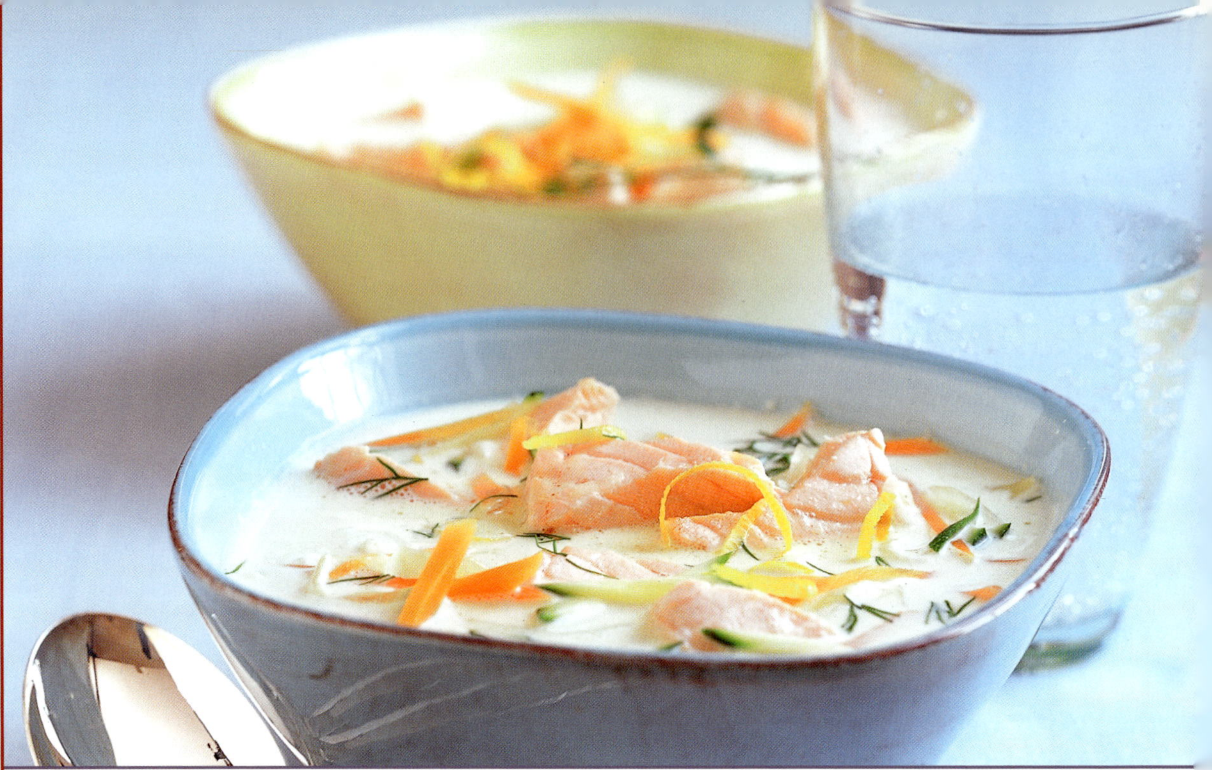

Joghurtsuppe mit Lachs

➤ ***Zutaten für 2 Personen:***
200 g Lachsfilet |
1–2 EL Zitronensaft |
1 Zwiebel | 1 mittelgroße Möhre | 1 kleiner Zucchino |
1 EL Öl | 280 ml Fischfond (aus dem Glas) | 50 g saure Sahne |
150 g fettarmer Joghurt |
1 TL abgeriebene Schale von 1 unbehandelten Zitrone |
Salz, Pfeffer |
2 EL frisch gehackter Dill

Zubereitungszeit: 35 Minuten
Pro Portion ca.: 400 kcal |
27 g Eiweiß | 24 g Fett |
18 g Kohlenhydrate

➤ ***Zubereitung:***

_1. Den Lachs waschen, mit Küchenpapier trockentupfen und in etwa 1,5 cm breite Streifen schneiden. Mit 1 EL Zitronensaft beträufeln und zugedeckt ziehen lassen.

_2. Die Zwiebel schälen und in dünne Ringe schneiden. Die Möhre und den Zucchino waschen, putzen und beide Gemüse in etwa 3 cm lange, sehr feine Streifen (Julienne) schneiden.

_3. Das Öl in einem beschichteten Topf erhitzen, das Gemüse unter Rühren bei schwacher Hitze 5 Minuten dünsten. Mit dem Fischfond ablöschen und aufkochen lassen. Das Gemüse mit einem Schaumlöffel aus dem Sud heben und warm stellen. Die Fischstreifen im Sud 4 Minuten pochieren, mit einem Schaumlöffel herausheben und ebenfalls warm stellen.

_4. Den Sud bei mittlerer Hitze im offenen Topf etwas einkochen lassen. Vom Herd nehmen und die Sahne und den Joghurt unterrühren. Mit der Zitronenschale, etwas Zitronensaft, Salz und Pfeffer abschmecken. Den Fisch und das Gemüse wieder hineingeben und nochmals erwärmen, aber nicht mehr aufkochen lassen. Die Suppe in zwei tiefe Teller füllen und mit Dill bestreuen.

_***Betthupferl:*** Ein kleiner eiweißhaltiger Snack vor dem Zubettgehen kann die nächtliche Fettverbrennung erleichtern. Ein Abendessen mit Hüttenkäse, Tofu, magerem Fisch, Pellkartoffeln mit Quark oder eine süße Quarkspeise mit Zitrusfrüchten sind ideal.

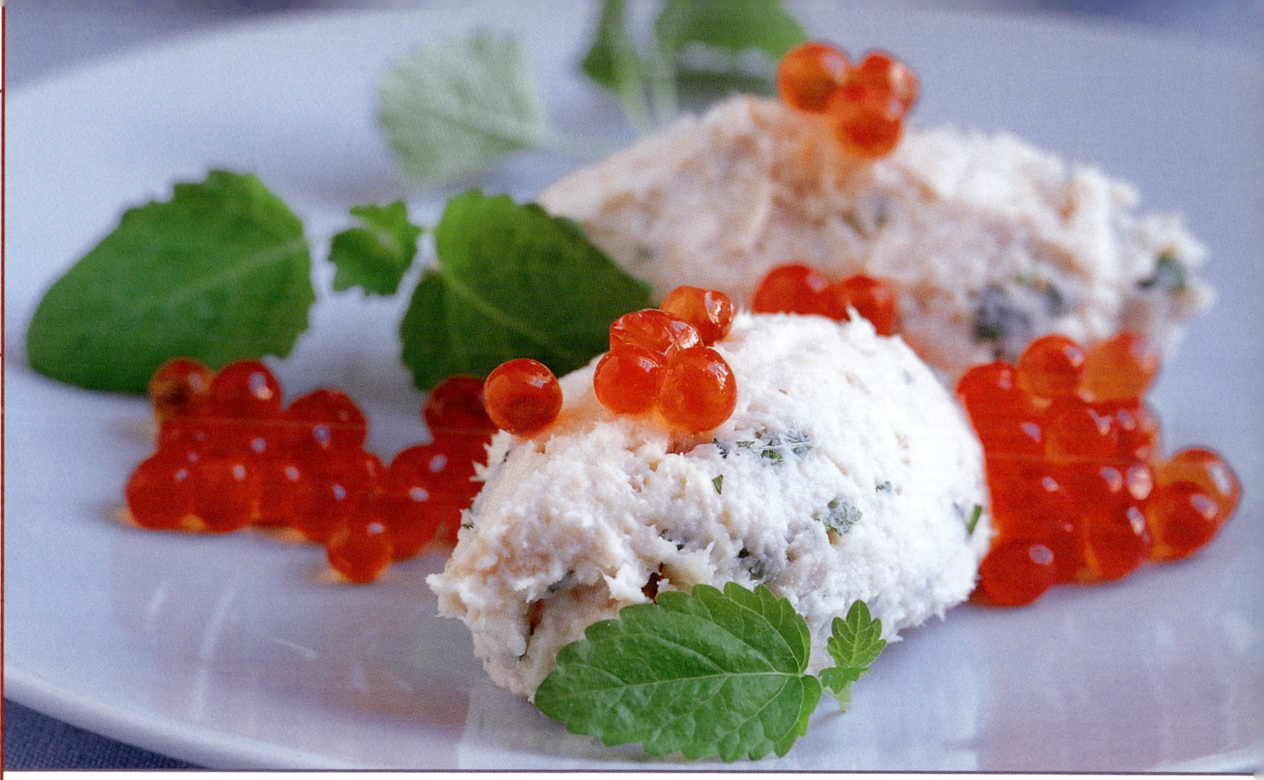

Forellencreme mit Ketakaviar

Zutaten für 2 Personen:
125 g geräuchertes Forellenfilet |
3 EL gehackte Zitronenmelisse oder Schnittlauchröllchen |
2 EL Zitronensaft |
50 g Magerquark |
1 EL saure Sahne |
1 kleines Döschen Ketakaviar (50 g Inhalt)

Zubereitungszeit: 10 Minuten
Pro Portion ca.: 175 kcal |
22 g Eiweiß | 5 g Fett |
2 g Kohlenhydrate

Zubereitung:

_1. Das Forellenfilet zerpflücken und mit 2 EL Zitronenmelisse oder Schnittlauch und dem Zitronensaft fein pürieren. Den Quark und die saure Sahne unterrühren. Eventuell 1–2 EL Wasser dazugeben, so dass die Creme eine streichfähige Konsistenz hat.

_2. Aus der Masse mit zwei nassen Esslöffeln 4 Nocken abstechen und auf zwei Teller setzen. Die Forellencreme mit der restlichen Zitronenmelisse bestreuen und mit dem Ketakaviar dekorativ anrichten.

_*Wohlfühltipp:* Ketakaviar ist zwar kein »echter« Kaviar aus frischem Rogen vom Stör, aber dennoch viel mehr als nur eine preisgünstige Alternative dazu. Verwöhnen Sie Ihren Gaumen und freuen Sie sich auf diesen puren Genuss!

_Ketakaviar ist sehr kräftig im Geschmack. Diesen Fischrogen vom Lachs erkennen Sie an seinem sehr großen Korn und der kräftigen dunkelorangen Farbe. Ersatzweise können Sie auch den gelblichen, kleinkörnigeren Forellen-Kaviar verwenden.

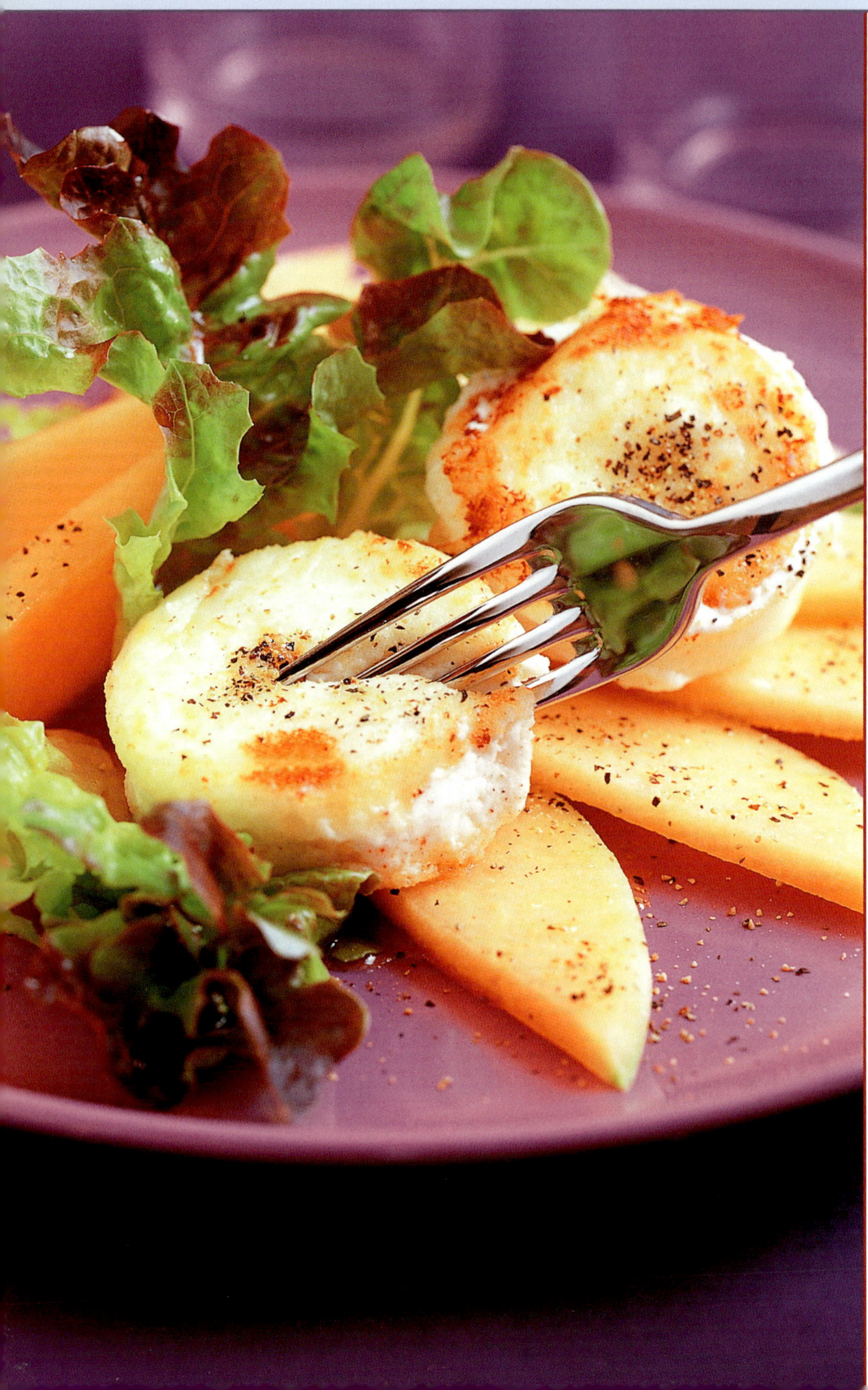

Gebratener Ziegenkäse auf Melone

➤ ***Zutaten für 2 Personen:***
8 Blätter Eichblattsalat | 2 EL Sherryessig oder Weißweinessig | Salz, Pfeffer aus der Mühle | 2 EL Öl | 1 Kantalup-Melone (ersatzweise Galia- oder Ogen-Melone oder 1 Mango) | 4 kleine Ziegenfrischkäse à 40 g (aus der Käsetheke)

Zubereitungszeit: 15 Minuten
Pro Portion ca.: 360 kcal | 18 g Eiweiß | 28 g Fett | 11 g Kohlenhydrate

➤ ***Zubereitung:***

_1. Die Salatblätter putzen, waschen, trockenschleudern und auf zwei Tellern verteilen. Für das Dressing den Essig, Salz und Pfeffer verquirlen, bis sich das Salz ganz gelöst hat. Erst dann 1 EL Öl mit einem Schneebesen kräftig unterrühren. Das Dressing über den Salat träufeln.

_2. Die Melone schälen, halbieren, von den Kernen befreien und in schmale Spalten schneiden. Die Melone sternförmig auf dem Salat anrichten.

_3. 1 EL Öl in einer kleinen beschichteten Pfanne erhitzen und die Käselaibchen bei schwacher Hitze jeweils 1 Minute pro Seite goldbraun anbraten. Den Käse aus der Pfanne heben, auf den Salat setzen und mit Pfeffer aus der Mühle übermahlen.

Bunter Camembert auf Knäckebrot

Zutaten für 2 Personen:
6 Radieschen | 1/2 rote Paprikaschote | 70 g Camembert (30 % Fett i.Tr.) | 2 EL fettarmer Frischkäse (je nach Sorte 5–16 g Fett pro 100 g) | Salz, Pfeffer | 4 Scheiben Knäckebrot | 1 kleiner saurer Apfel

Zubereitungszeit: 10 Minuten
Pro Portion ca.: 185 kcal | 12 g Eiweiß | 5 g Fett | 22 g Kohlenhydrate

Zubereitung:

_1. Die Radieschen und die Paprikaschote waschen, putzen und in kleine Würfel schneiden. Den Camembert mit dem Frischkäse pürieren. Die Gemüsewürfel unter die Käsecreme rühren und alles mit Salz und Pfeffer abschmecken.

_2. Die Knäckebrote mit der Käsecreme bestreichen. Den Apfel waschen, vierteln, vom Kerngehäuse befreien, in dünne Spalten schneiden und dekorativ auf den Knäckebroten verteilen oder separat dazureichen.

TIPP

Schlank im Schlaf ...

... so einfach ist das leider nicht mit der Wunschfigur. Aber ausreichende Erholungsphasen sind dennoch wichtig für eine schlanke Linie. Schlafen Sie weniger als sechs Stunden, kann dies zu Beeinträchtigungen im Glukose(Zucker)-Stoffwechsel führen. Dieser »rächt« sich dafür und drosselt seine Leistung.

Langfristig kann das nicht nur zu mehr Pfunden, sondern auch zu Erkrankungen wie Diabetes und erhöhtem Blutdruck führen.

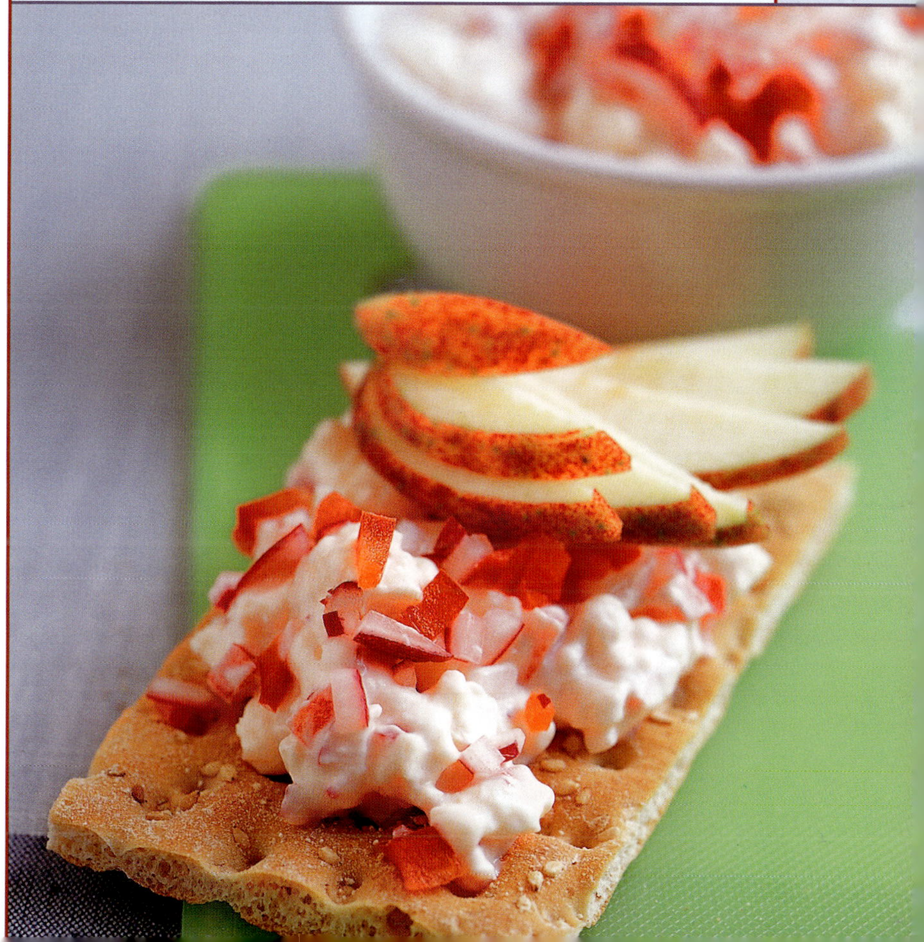

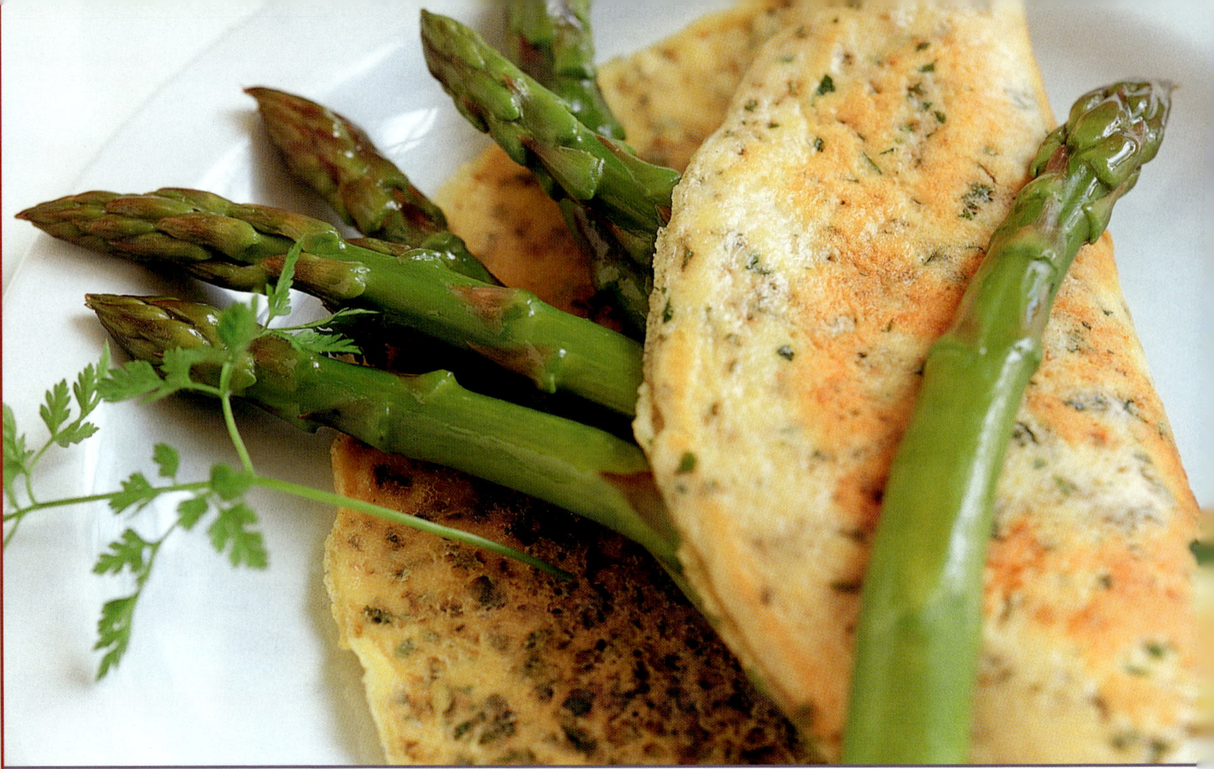

Kräuteromelett mit Spargel

➤ *Zutaten für 2 Personen:*
250 g grüner Spargel | Salz |
1 TL Butter | 1 TL Zucker |
3 Eier | 2 EL Milch |
2 EL frisch gehackte Petersilie |
1–2 EL frisch gehackter Kerbel |
weißer Pfeffer | 1–2 TL Öl

Zubereitungszeit: 20 Minuten
Pro Portion ca.: 195 kcal |
13 g Eiweiß | 14 g Fett |
4 g Kohlenhydrate

➤ *Zubereitung:*

_1. Den Spargel waschen und im unteren Drittel schälen. Wenig Salzwasser mit der Butter und dem Zucker zum Kochen bringen. Den Spargel zugedeckt 10 Minuten dämpfen.

_2. In der Zwischenzeit die Eier mit der Milch und den Kräutern verquirlen, mit Salz und Pfeffer würzen. In einer beschichteten Pfanne jeweils 1/2–1 TL Öl erhitzen und nacheinander 2 Omeletts backen.

_3. Den Spargel aus dem Salzwasser heben, gut abtropfen lassen und in die Omeletts wickeln.

_Dazu passen besonders gut neue Kartoffeln und ein frischer Salat oder Kirschtomaten.

_*Wohlfühltipp:* Mehr als 80 Prozent aller Frauen weisen in der Region zwischen Po und Knien leichte bis ausgeprägtere Cellulite auf. Das führt zu der logischen Schlussfolgerung, dass Cellulite ganz normal und kein Leiden ist. Denn tut sie weh? Sie hängt auch nicht davon ab, ob frau übergewichtig ist oder nicht, sondern ist eine Frage der ererbten Bindegewebsstärke. Unendlich viel Geld geht in Produkte und Behandlungen gegen Cellulite. Doch die meisten Maßnahmen bringen keinen oder keinen dauerhaften Erfolg. Regelmäßige Übungen zur Kräftigung der Muskulatur, Ausdauersport wie Radfahren oder Walken, eine abwechslungsreiche Ernährung mit vielen frischen Lebensmitteln und wenigen Fertigprodukten, Bürstenmassage und Wechselduschen können dem Fortschreiten der so genannten »Orangenhaut« Einhalt gebieten. Und die Flüssigkeitszufuhr muss stimmen! Mindestens zwei, besser drei Liter am Tag trinken! (vgl. Seite 140)

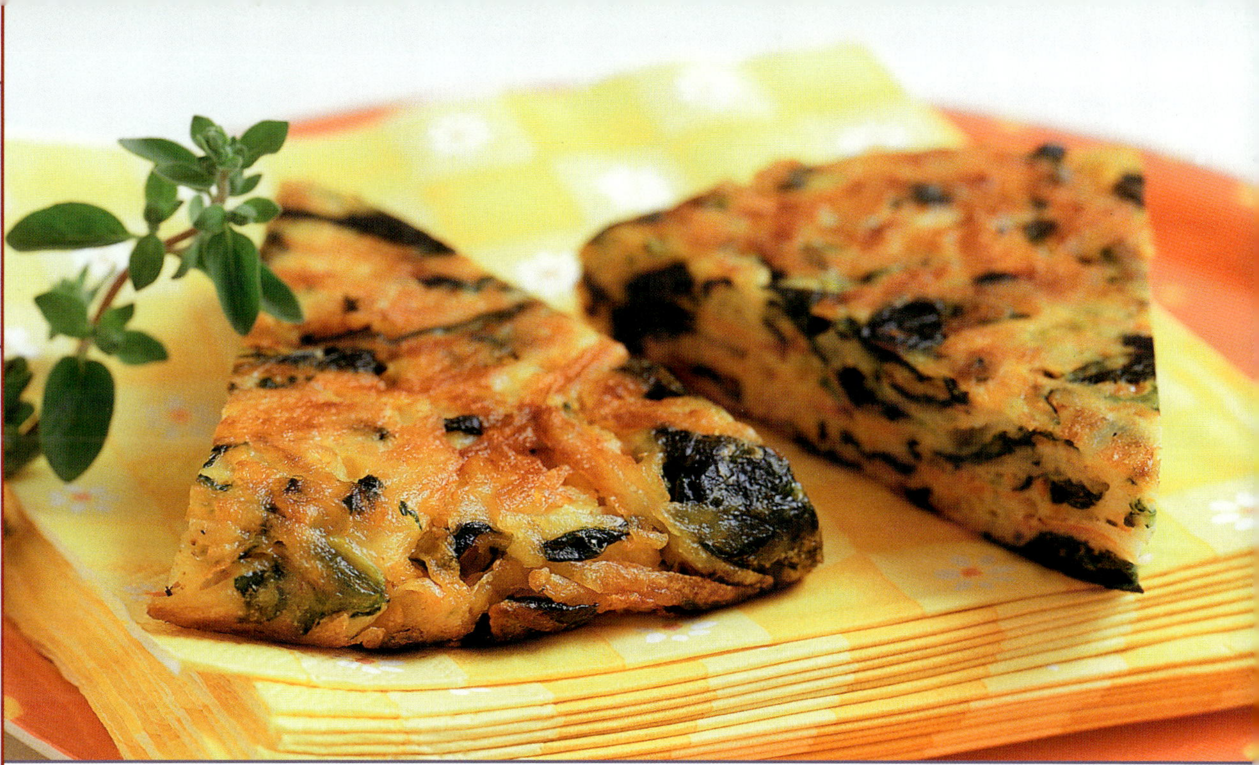

Möhren-Spinat-Tortilla

➤ ***Zutaten für 2 Personen:***
200 g frischer Spinat (oder 125 g tiefgekühlter Blattspinat) |
400 g Kartoffeln |
1 Möhre | 1 kleine Zwiebel |
2 Eier |
Salz, Pfeffer |
2 EL frisch gehackter Majoran |
2 EL Öl

Zubereitungszeit: 60 Minuten
Pro Portion ca.: 310 kcal |
12 g Eiweiß | 16 g Fett |
28 g Kohlenhydrate

➤ ***Zubereitung:***

_1. Frischen Spinat waschen, verlesen, von den groben Stielen befreien und in etwa 1 cm breite Streifen schneiden. Tiefgekühlten Spinat nach Vorschrift auftauen lassen, gut ausdrücken und ebenfalls in Streifen schneiden. Den Spinat in einen kleinen Topf geben und bei mittlerer Hitze zusammenfallen lassen.

_2. Die Kartoffeln und die Möhre schälen bzw. putzen, waschen und grob raspeln. Die Zwiebel schälen und fein hacken. Die Kartoffeln, die Möhre, die Zwiebel, den Spinat und die Eier verrühren. Mit Salz und Pfeffer gut würzen, den Majoran unterrühren.

_3. 1 EL Öl in einer beschichteten Pfanne (25 cm Ø) erhitzen. Den Gemüseteig hineingeben, glatt streichen und bei schwacher Hitze 15 Minuten backen. Die Tortilla auf einen großen Teller gleiten lassen und mit Hilfe eines zweiten Tellers umdrehen. In der Pfanne erneut 1 EL Öl erhitzen, die Tortilla wieder hineingleiten lassen und die andere Seite in 10–15 Minuten fertig backen. Die Tortilla in Stücke schneiden.

_***Betthupferl:*** Ein Glas warme Milch vor dem Schlafengehen verleiht Ihnen ein wohliges Gefühl, das Sie besser einschlafen lässt. Zudem kann der Körper das Kalzium aus der Milch um diese Zeit prima verwerten, z.B. zur »Stabilisierung« der Knochen.

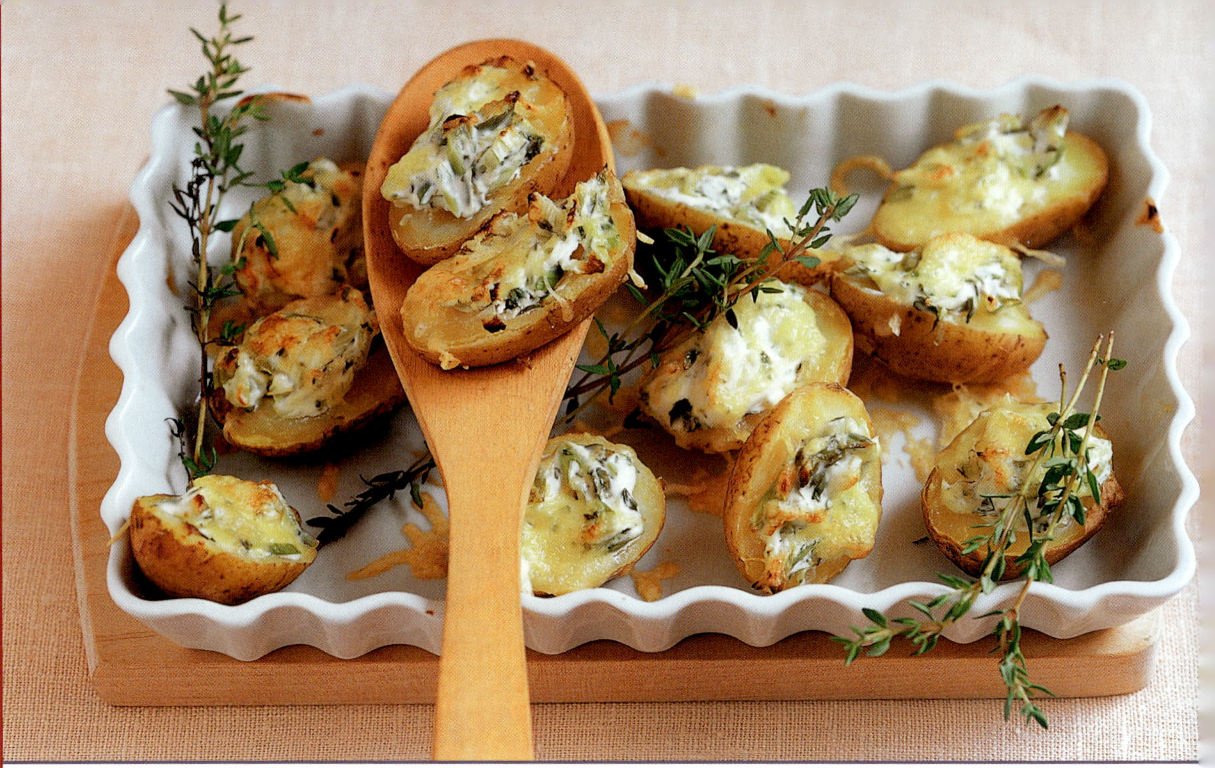

Kartoffelschiffchen

➤ *Zutaten für 2 Personen:*
400 g neue, fest kochende Kartoffeln | Salz | 3 Frühlingszwiebeln | 1/2 Bund glatte Petersilie | 2–3 Zweige Thymian | 60 g Schmand | Pfeffer | Cayennepfeffer | 50 g geriebener Emmentaler (45 % Fett i.Tr.)
Was Sie sonst noch brauchen: Fett für die Form

Zubereitungszeit: 40 Minuten
Pro Portion ca.: 285 kcal | 13 g Eiweiß | 13 g Fett | 28 g Kohlenhydrate

➤ *Zubereitung:*

_1. Die Kartoffeln waschen und gründlich abbürsten, zugedeckt in wenig Salzwasser 15–20 Minuten garen. Sie dürfen nicht zu weich werden.

_2. In der Zwischenzeit die Frühlingszwiebeln putzen, waschen und in sehr feine Ringe schneiden. Die Petersilie und den Thymian waschen, trockenschütteln und hacken. Die Frühlingszwiebeln und die Kräuter mit dem Schmand verrühren und mit Pfeffer und Cayennepfeffer abschmecken.

_3. Den Backofen auf 225° vorheizen. Die Kartoffeln abgießen und in 10 Minuten etwas abkühlen lassen. Quer halbieren und mit einem Teelöffel soweit aushöhlen, dass ein stabiler Rand stehen bleibt. Jede Kartoffel mit etwas Kräutermischung füllen.

_4. Eine feuerfeste Form dünn einfetten, die Kartoffeln hineinsetzen, mit Käse bestreuen und im Backofen (Mitte, Umluft 200°) 10 Minuten gratinieren.

_*Tipp:* Das ausgehöhlte Fleisch der Kartoffeln leicht salzen und pfeffern, zu den Kartoffelschiffchen in die Form geben und knusprig garen.

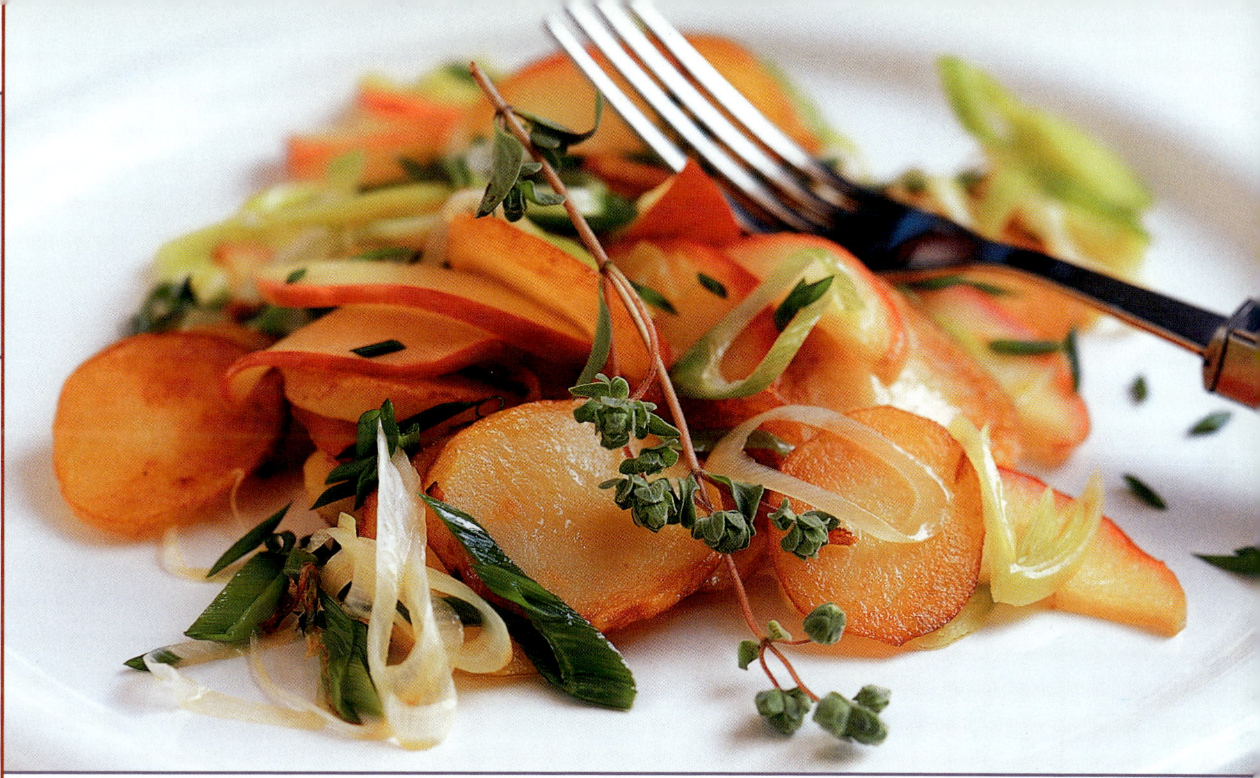

Kartoffelpfanne mit Lauch

Zutaten für 2 Personen:
500 g fest kochende Kartoffeln | Salz | 2 Stangen Lauch | 1 Zwiebel | 1 säuerlicher Apfel (ca. 160 g) | 3 EL Öl | Pfeffer | 1 EL getrockneter Majoran | 2 EL Schnittlauchröllchen

Zubereitungszeit: 50 Minuten
Pro Portion ca.: 360 kcal | 7 g Eiweiß | 16 g Fett | 48 g Kohlenhydrate

Zubereitung:

_1. Die Kartoffeln am besten bereits am Vortag kochen: Die Kartoffeln waschen, gründlich abbürsten und zugedeckt in wenig Salzwasser 20–25 Minuten garen. Sie dürfen nicht zu weich werden. Abgießen und über Nacht auskühlen lassen.

_2. Die Kartoffeln pellen und in Scheiben schneiden. Den Lauch putzen, längs aufschlitzen, gründlich waschen und in Ringe schneiden. Die Zwiebel schälen und fein würfeln. In der Zwischenzeit den Apfel schälen, vierteln, vom Kerngehäuse befreien und in schmale Spalten schneiden.

_3. 1 El Öl in einer beschichteten Pfanne erhitzen. Die Hälfte der Kartoffeln bei starker Hitze 2–3 Minuten braten, vorsichtig wenden, mit Salz und Pfeffer würzen und in weiteren 2 Minuten goldbraun braten. Die Bratkartoffeln herausheben und warm stellen, mit den restlichen Kartoffeln genauso verfahren.

_4. Wiederum 1 EL Öl in der Pfanne erhitzen, den Lauch und die Zwiebel bei schwacher Hitze etwa 2 Minuten dünsten. Mit dem Majoran, Salz und Pfeffer würzen, die Apfelscheiben dazugeben und weitere 3 Minuten dünsten.

_5. Die Bratkartoffeln vorsichtig unter das Lauch-Apfel-Gemüse mischen und in der Pfanne warm werden lassen. Mit Schnittlauch bestreuen.

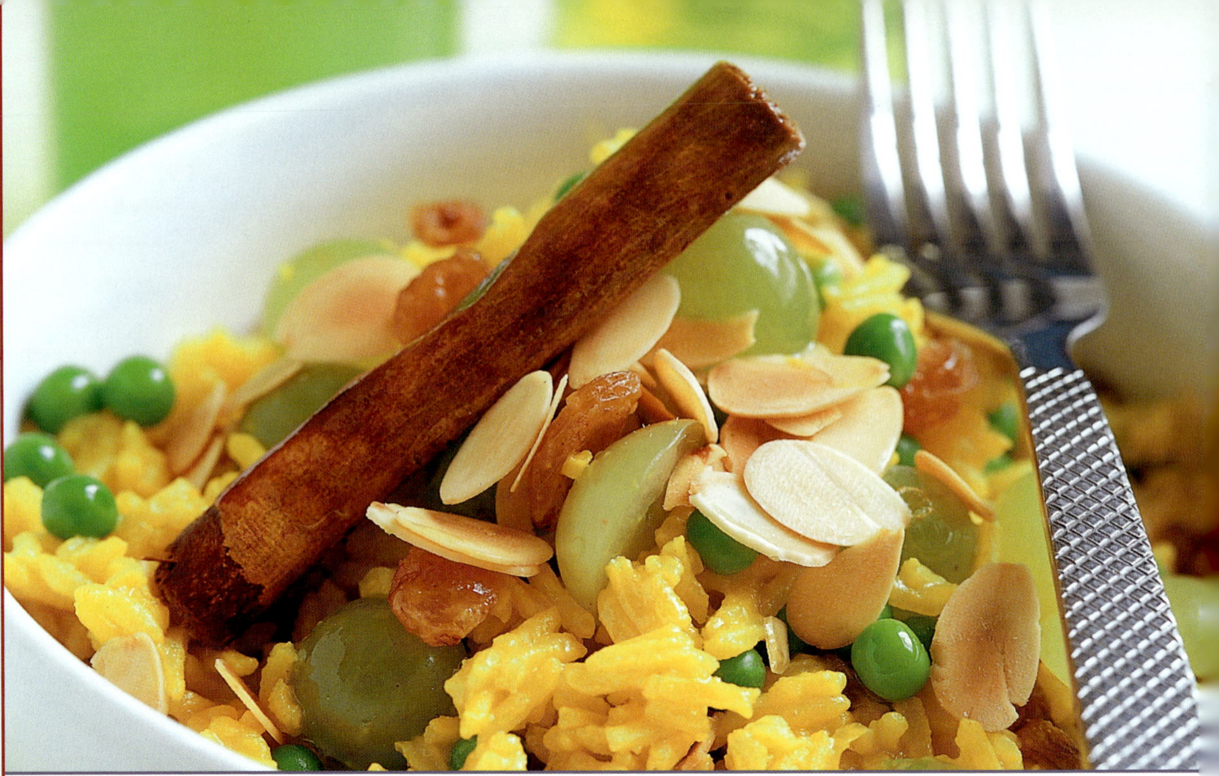

Erbsen-Pilaw mit Trauben

Zutaten für 2 Personen:
120 g tiefgekühlte Erbsen | 1 Zwiebel | 30 g Rosinen | 1 EL Öl | 1/2 TL gem. Kardamom (Asienladen) | 1/2 TL Kreuzkümmel (Cumin) (Asienladen) | 2 Gewürznelken | 1 Stück Zimtstange (etwa 3 cm) | 120 g Basmati-Reis | 280 ml Gemüsebrühe | 2 TL Mandelblättchen | 100 g kernlose weiße Trauben

Zubereitungszeit: 30 Minuten
Pro Portion ca.: 455 kcal | 11 g Eiweiß | 11 g Fett | 78 g Kohlenhydrate

Zubereitung:

_1. Die Erbsen auftauen lassen. Die Zwiebel schälen und fein würfeln. Die Rosinen heiß waschen. Das Öl in einem beschichteten Topf erhitzen und die Zwiebel mit Kardamom, Kumin, Gewürznelken und der Zimtstange bei mittlerer Hitze kurz anbraten. Den Reis dazugeben und unter Rühren glasig werden lassen. Erst dann die Gemüsebrühe angießen und die Rosinen unterrühren. Zugedeckt bei schwacher Hitze etwa 10 Minuten kochen lassen, bis die gesamte Flüssigkeit aufgesogen ist.

_2. In der Zwischenzeit die Mandelblättchen in einer beschichteten Pfanne bei schwacher Hitze ohne Fett goldbraun rösten und beiseite stellen. Die Weintrauben heiß waschen, kalt abspülen, halbieren und eventuell die Kerne entfernen.

_3. Den Reis vom Herd nehmen, mit einer Gabel auflockern, die Zimtstange und die Gewürznelken herausnehmen. Die Trauben und die Erbsen unterrühren und im zugedeckten Topf in 3 Minuten warm werden lassen. Mit den Mandelblättchen bestreuen.

_*Gesundheitstipp:* Viele Kräuter und Gewürze beeinflussen Appetit, Verdauung und Stoffwechsel äußerst positiv. Es lohnt, sich einen kleinen Vorrat an gängigen Gewürzen anzulegen und diese regelmäßig zu verwenden. Auch wenn Sie bisher vorwiegend mit Pfeffer und Salz gewürzt haben, werden Sie bald so geübt im Umgang mit Kümmel, Nelken, Rosmarin, Basilikum, Petersilie und Co. sein, dass Sie gar nicht mehr darauf verzichten möchten!

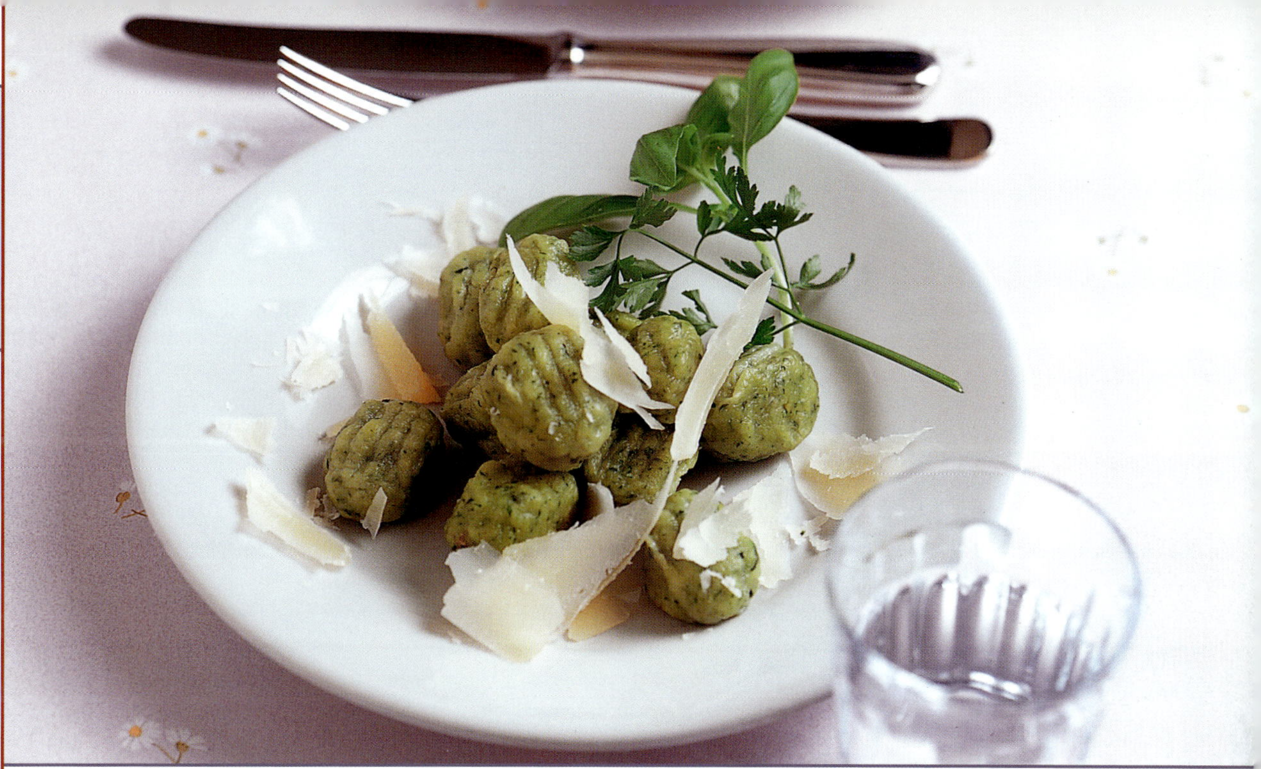

Kräutergnocchi

➤ ***Zutaten für 2 Personen:***
etwa 12 Blättchen Basilikum | 125 g körniger Frischkäse (20 % Fett i.Tr.) | 1 Ei | 2 EL grob gehackte Petersilie | Salz | 140 g Weizenmehl (Type 1050) | 2 EL frisch gehobelter Parmesan
Was Sie sonst noch brauchen: etwas Mehl zum Formen

Zubereitungszeit: 30 Minuten
Plus Kühlzeit: 1 Stunde
Pro Portion ca.: 380 kcal | 21 g Eiweiß | 10 g Fett | 50 g Kohlenhydrate

➤ ***Zubereitung:***

_1. Das Basilikum waschen, trockentupfen und in feine Streifen schneiden. Den Frischkäse pürieren. Das Ei mit Basilikum, Petersilie und 1/2–1 TL Salz verrühren. Den Frischkäse, das verquirlte Ei und das Mehl zu einem geschmeidigen Teig verkneten. Den Teig in Klarsichtfolie wickeln und 1 Stunde im Kühlschrank ruhen lassen.

_2. In einem großen Topf reichlich Salzwasser zum Kochen bringen. Den Teig auf einem leicht bemehlten Brett zu einer etwa daumendicken Rolle formen. Diese in etwa 1,5 cm breite Scheiben schneiden und diese Gnocchi mit einem bemehlten Gabelrücken etwas flach drücken.

_3. Die Gnocchi ins kochende Salzwasser geben und in 3–5 Minuten bei schwacher Hitze gar ziehen lassen. Sobald die Gnocchi an der Oberfläche schwimmen, mit einem Schaumlöffel herausheben und in einem Sieb abtropfen lassen. Mit Parmesan bestreuen.

_Dazu passen gemischter Salat mit einem kräftigen Balsamicodressing oder einfach nur eine Tomatensauce.

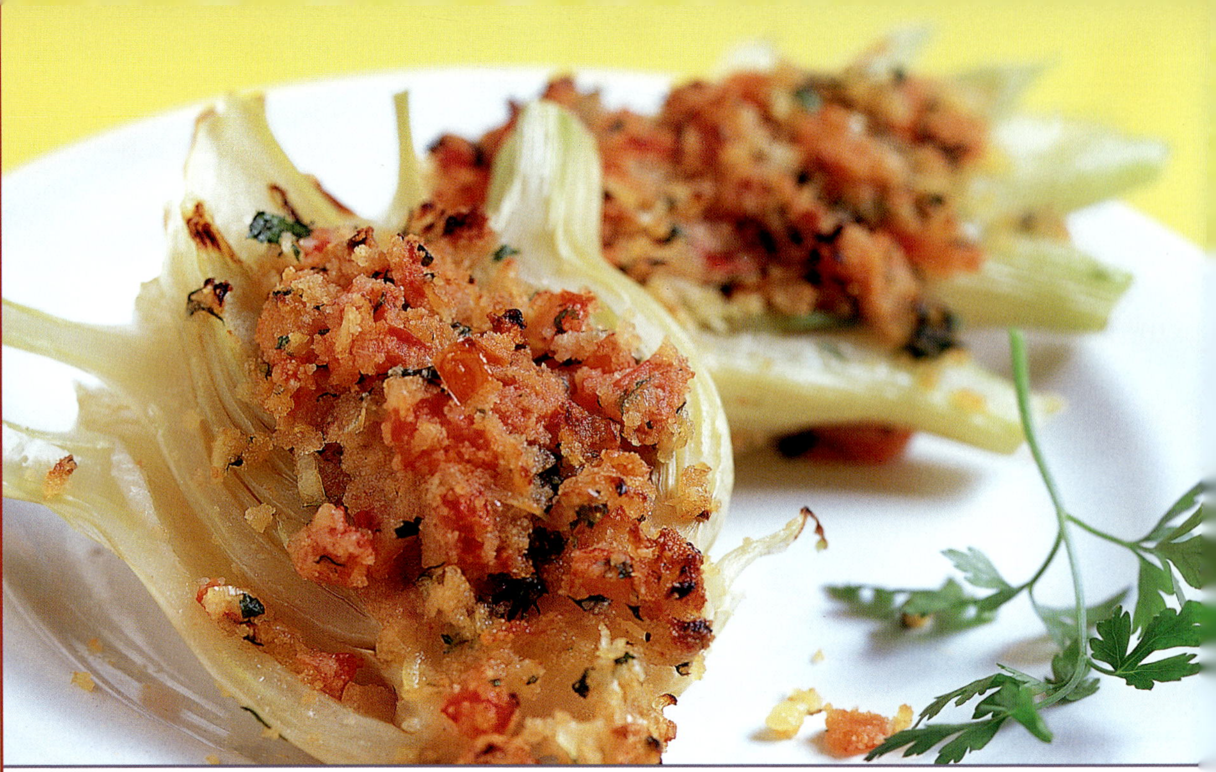

Überbackener Fenchel

➤ ***Zutaten für 2 Personen:***
3 Fenchelknollen | Salz |
3 mittelgroße Tomaten (etwa 300 g) | 1 Zwiebel |
2 Knoblauchzehen | 1 TL Öl |
2 EL frisch gehackte Petersilie |
3 EL Semmelbrösel | 2 EL frisch geriebener Parmesan
Was Sie sonst noch brauchen:
Fett für die Form

Zubereitungszeit: 30 Minuten
Plus Backzeit: ca. 20 Minuten
Pro Portion ca.: 190 kcal |
12 g Eiweiß | 5 g Fett |
23 g Kohlenhydrate

➤ ***Zubereitung:***

_1. Den Fenchel putzen, dabei die äußeren Schalen und harten Stiele entfernen, und längs halbieren. Reichlich Salzwasser zum Kochen bringen. Die Tomaten über Kreuz einritzen, mit kochend heißem Wasser überbrühen, 1 Minute ziehen lassen und herausheben. Die Fenchelhälften im kochenden Wasser 15 Minuten bei mittlerer Hitze garen.

_2. Den Backofen auf 200° vorheizen. In der Zwischenzeit die Tomaten häuten, von den Stielansätzen befreien und in Würfel schneiden. Die Zwiebel und den Knoblauch schälen und fein würfeln. 1 TL Öl in einer beschichteten Pfanne erhitzen. Die Zwiebel und den Knoblauch bei schwacher Hitze glasig werden lassen. Vom Herd nehmen, mit Petersilie, Semmelbröseln und Parmesan verrühren.

_3. Eine mittelgroße feuerfeste Form dünn einfetten. Die Fenchelhälften hineinsetzen, die Tomatenwürfel und schließlich die Zwiebel-Käse-Mischung gleichmäßig darauf verteilen. Im Backofen (Mitte, Umluft 180°) 15–20 Minuten backen, bis die Oberfläche goldbraun ist.

_*Wohlfühltipp:* Essen Sie nach Appetit und Gefühl, nicht nach vorgegebenem Speiseplan oder ernährungswissenschaftlichen Empfehlungen. Manche Menschen fühlen sich wohler, wenn Sie täglich mindestens eine warme Mahlzeit zu sich nehmen, andere schwören auf Rohkost. Manche ziehen aus einem kleinen Apfel mehr Energie für Körper und Geist als andere aus einem Drei-Gänge-Menü. Probieren Sie aus, was Ihnen wann guttut. Geschmäcker und Gewohnheiten ändern sich, so wie das Leben. Seien Sie bereit, sich weiterzuentwickeln!

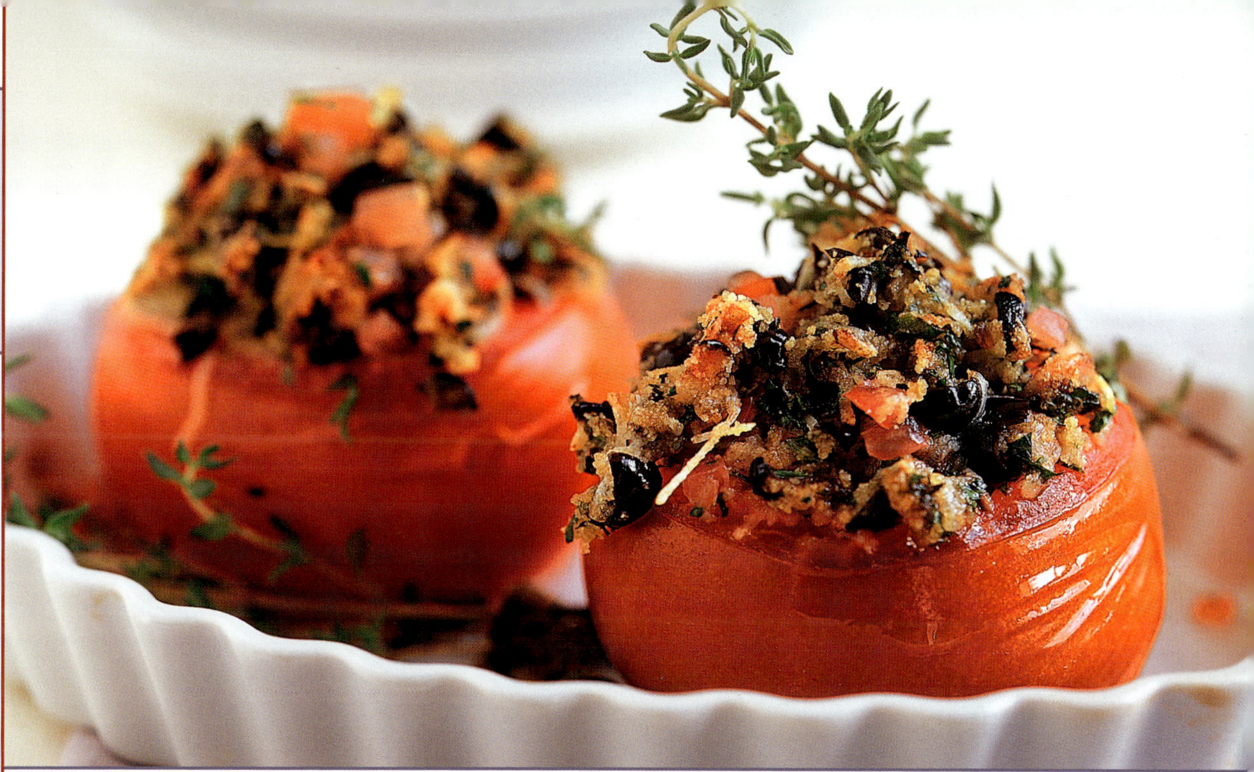

Überbackene gefüllte Tomaten

➤ *Zutaten für 2 Personen:*
2 kleine Fleischtomaten (etwa 260 g) | 2 Schalotten |
1 Knoblauchzehe |
2 Sardellenfilets |
6 schwarze, entsteinte Oliven |
2 TL Öl |
2 EL frisch gehackte Petersilie |
1 EL frisch gehackter Thymian |
2 EL Semmelbrösel |
2 EL frisch geriebener Parmesan |
Salz, Pfeffer

Zubereitungszeit: 30 Minuten
Plus Backzeit: ca. 20 Minuten
Pro Portion ca.: 160 kcal |
7 g Eiweiß | 9 g Fett |
14 g Kohlenhydrate

➤ *Zubereitung:*

_1. Die Tomaten waschen, jeweils an der runden Seite einen Deckel abschneiden und die Tomaten mit einem Teelöffel aushöhlen. Die Kerne entfernen und das Fruchtfleisch fein hacken. Die Tomaten zum Abtropfen mit der offenen Seite nach unten auf ein Sieb legen.

_2. Die Schalotten und den Knoblauch schälen und fein hacken. Die Sardellenfilets kalt abspülen, trockentupfen und ebenfalls fein hacken. Die Oliven in kleine Würfel schneiden.

_3. Den Backofen auf 200° vorheizen. Für die Füllung 1 TL Öl in einer beschichteten Pfanne erhitzen und die Zwiebeln bei schwacher Hitze glasig werden lassen. Knoblauch und Petersilie dazugeben und etwa 2 Minuten dünsten. Die Sardellen und das Tomatenfruchtfleisch in die Pfanne geben und unter Rühren so lange köcheln lassen, bis die Flüssigkeit völlig verdampft ist.

_4. Oliven und Thymian, Semmelbrösel und den geriebenen Parmesan untermischen, alles mit Salz und Pfeffer abschmecken. Eine kleine feuerfeste Form dünn einfetten. Die Tomaten mit der Sardellen-Gemüse-Mischung füllen, in die Form setzen und mit dem restlichen Öl beträufeln. Im Backofen (Mitte, Umluft) 20 Minuten backen, bis die Oberfläche goldbraun ist.

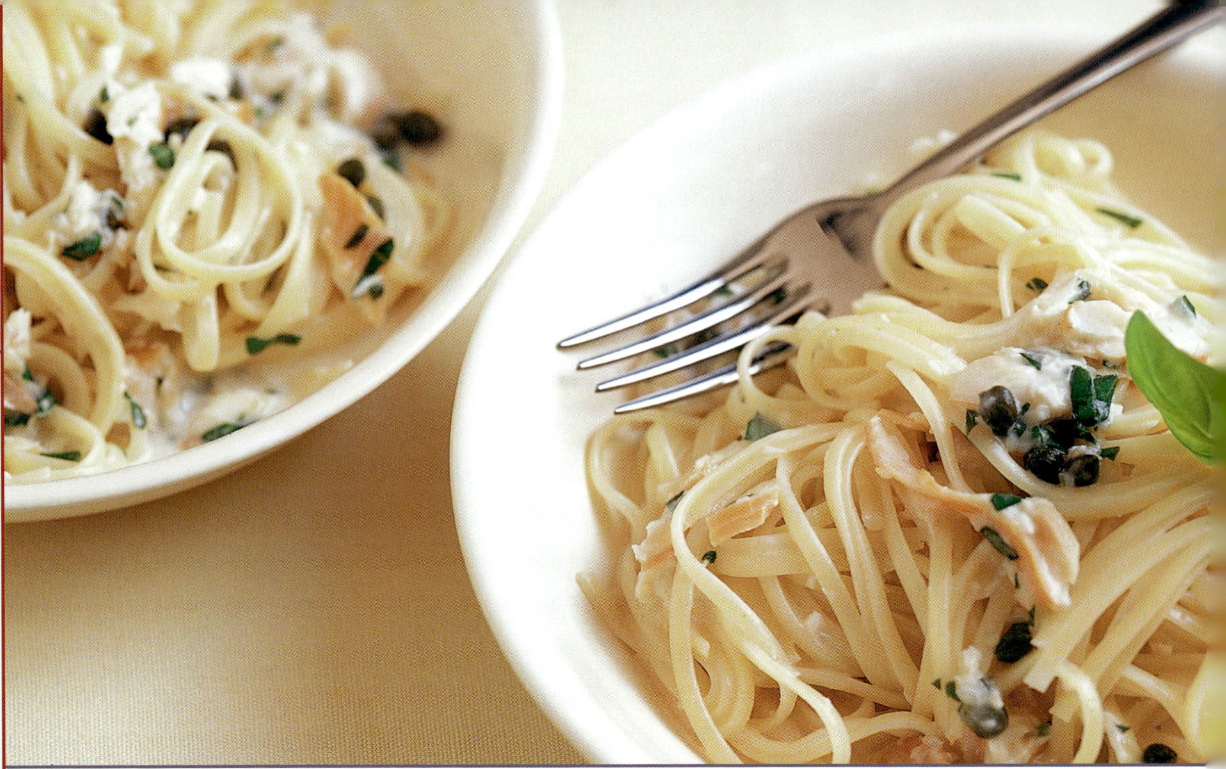

Linguine mit Catfisch und Basilikum

➤ ***Zutaten für 2 Personen:***
Salz | 150 g Linguine (flache schmale Bandnudeln, ersatzweise Spaghetti) |
2 Schalotten | 1 Knoblauchzehe |
2 TL Kapern | 1 TL Öl |
50 ml Gemüsebrühe |
100 g saure Sahne |
100 g geräucherter Catfisch (ersatzweise geräuchertes Forellenfilet) |
etwas Zitronensaft | Pfeffer |
10–12 Blättchen Basilikum

Zubereitungszeit: 20 Minuten
Pro Portion ca.: 480 kcal |
24 g Eiweiß | 11 g Fett |
63 g Kohlenhydrate

➤ ***Zubereitung:***

_1. Mindestens 2 l Salzwasser zum Kochen bringen und die Linguine nach Packungsangaben bissfest garen. In der Zwischenzeit die Schalotten und den Knoblauch schälen und fein hacken. Die Kapern ebenfalls fein hacken.

_2. Für die Sauce das Öl in einer beschichteten Pfanne erhitzen. Schalotten und Knoblauch bei schwacher Hitze glasig werden lassen, mit der Gemüsebrühe ablöschen. Die Kapern und die saure Sahne einrühren.

_3. Die Linguine abgießen und abtropfen lassen. Den Catfisch zerpflücken und in der Sauce bei schwacher Hitze warm werden lassen. Die Sauce mit Zitronensaft, Salz und Pfeffer abschmecken und die Linguine unterheben. Das Basilikum waschen, trockentupfen, in feine Streifen schneiden und über die Linguine streuen.

_***Betthupferl:*** Verzichten Sie auf das obligate Stück Schokolade und andere Süßigkeiten vor dem abendlichen Zähneputzen. Diese provozieren die Ausschüttung von Insulin und bremsen dadurch die nächtliche Fettverbrennung.

_Ideal für einen ruhigen Schlaf ist hingegen ein kohlenhydratbetontes Abendessen. Zum Beispiel ein leichtes Nudelgericht oder Brot mit fettarmem Belag. Diese Kohlenhydrate werden langsam abgebaut und verhindern, dass der Blutzucker über Nacht stark abfällt.

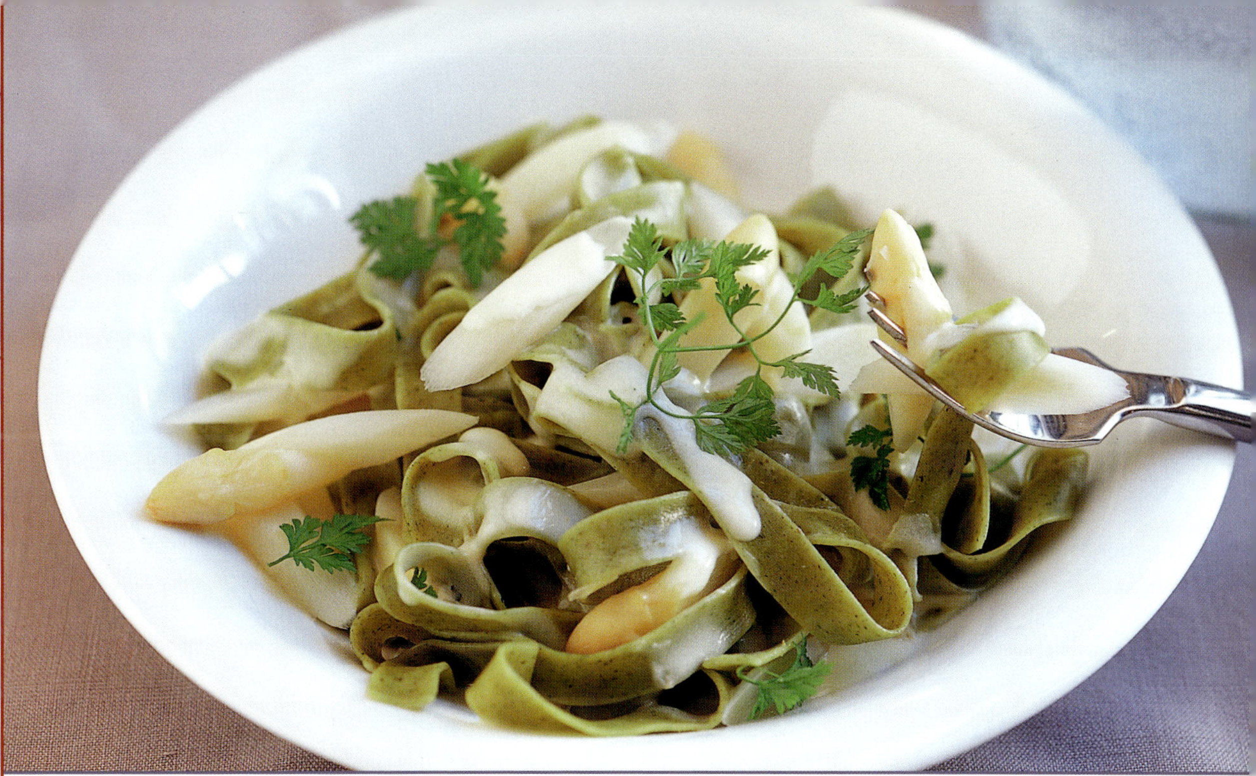

Bandnudeln mit Spargel

➤ ***Zutaten für 2 Personen:***
1 Zwiebel | 250 g Spargel |
150 g grüne Bandnudeln | Salz |
knapp 1 EL Butter |
100 ml Gemüsebrühe |
100 g fettarmer Frischkäse (je nach Sorte 5–16 g Fett pro 100 g) |
weißer Pfeffer |
Kerbel

Zubereitungszeit: 25 Minuten
Pro Portion ca.: 400 kcal |
20 g Eiweiß | 9 g Fett |
59 g Kohlenhydrate

➤ ***Zubereitung:***

_1. Die Zwiebel schälen und fein würfeln. Den Spargel waschen, putzen, schälen und die Köpfe abschneiden. Die Spargelstangen in Scheiben schneiden. Die Bandnudeln in reichlich Salzwasser nach Packungsangaben bissfest garen.

_2. In der Zwischenzeit die Butter in einem Topf erhitzen. Die Zwiebel bei schwacher Hitze glasig werden lassen. Den Spargel dazugeben und unter Rühren kurz anschwitzen. Die Gemüsebrühe, den Frischkäse, Salz und Pfeffer unterrühren und den Spargel zugedeckt 10 Minuten garen.

_3. Die Nudeln abgießen und abtropfen lassen. Mit dem Spargel mischen, auf zwei Tellern anrichten und mit Kerbel bestreuen.

_*Tipp:* Es gibt eine einfach Faustregel, damit Spaghetti und Co. sicher gelingen: Pro 100 g Nudeln nehme man 1 Liter Wasser und 1 TL Salz. Die Unsitte Öl ins Wasser zu geben, damit die Spaghetti nicht verkleben, gewöhnen Sie sich am besten ab. Der einzige Effekt ist, dass derart ölige Spaghetti mitsamt der Sauce von der Gabel flutschen.

_Genauso wenig stilecht ist, Pasta nach dem Abgießen unter fließend kaltem Wasser abzuschrecken. Sinnvoll ist das bei Weiterverarbeitung zu Salaten oder Aufläufen. Andernfalls gilt: Ab in die Sauce mit den Teigwaren!

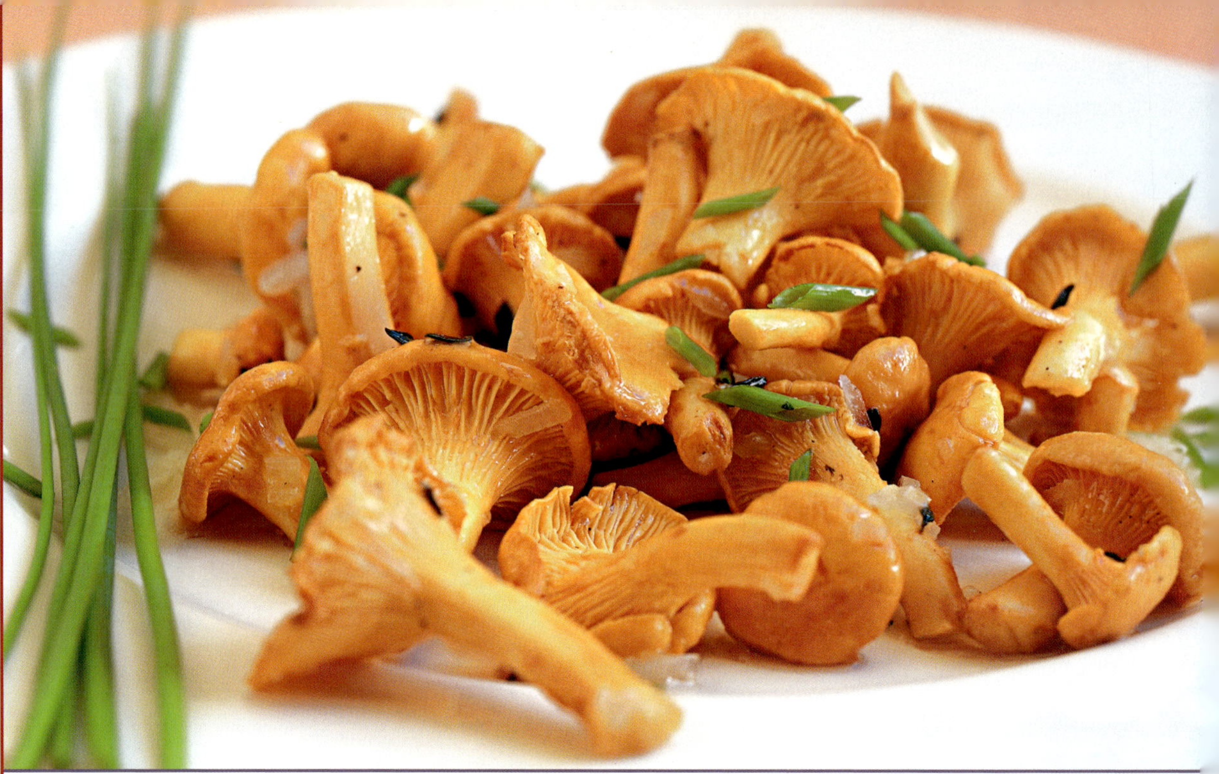

Pfifferlinge in Thymian-Vinaigrette

➤ ***Zutaten für 2 Personen:***
300 g Pfifferlinge | 1 Schalotte | 2 EL Öl | Salz, weißer Pfeffer | 6 Stängel frischer Thymian | 3 EL Aceto Bianco | 2 EL Schnittlauchröllchen

Zubereitungszeit: 30 Minuten
Pro Portion ca.: 165 kcal | 3 g Eiweiß | 16 g Fett | 3 g Kohlenhydrate

➤ ***Zubereitung:***

_1. Die Pfifferlinge mit einem Pinsel oder Küchenpapier abreiben, größere Pilze grob hacken. Die Schalotte schälen und fein würfeln. 1 EL Öl in einer beschichteten Pfanne erhitzen und die Schalotte bei schwacher Hitze glasig werden lassen. Die Pfifferlinge dazugeben, mit Salz und Pfeffer würzen und bei schwacher Hitze in der offenen Pfanne dünsten, bis die Flüssigkeit fast verdunstet ist.

_2. Für die Vinaigrette die Thymianblättchen von den Stielen zupfen. Den Essig, die Thymianblättchen, Salz und Pfeffer verquirlen, bis sich das Salz ganz gelöst hat. Erst dann das restliche Öl mit einem Schneebesen kräftig unterrühren.

_3. Die Pfifferlinge mit der Vinaigrette ablöschen, sofort aus der Pfanne heben und auf zwei Tellern anrichten. Etwas abkühlen lassen und noch lauwarm mit Schnittlauch bestreuen.

_*Tipp:* Pfifferlinge sollten Sie nicht waschen, das nimmt ihnen ihr pfeffriges Aroma. Säubern Sie die Pilze nur mit Küchenpapier, einem Pinsel oder einer weichen Bürste – eine Zahnbürste tut es auch.

_***Betthupferl:*** Wenn Sorgen und Probleme Sie abends nicht einschlafen lassen, schreiben Sie sie einfach in ein kleines Notizbuch und verschieben Sie die Lösung. Manche Probleme erscheinen gar nicht mehr so groß oder lösen sich ganz von allein, wenn Sie erst einmal eine Nacht »darüber geschlafen« haben.

_Alle anderen gehen Sie an, wenn Sie den Kopf dafür frei haben. Tipp: Finden Sie kleine, alltagstaugliche Lösungen und setzen Sie diese schrittweise um. Kleine Fortschritte bringen Sie voran, nicht die Idee der »großen Umstellung, die Ihr ganzes Leben verändern wird«.

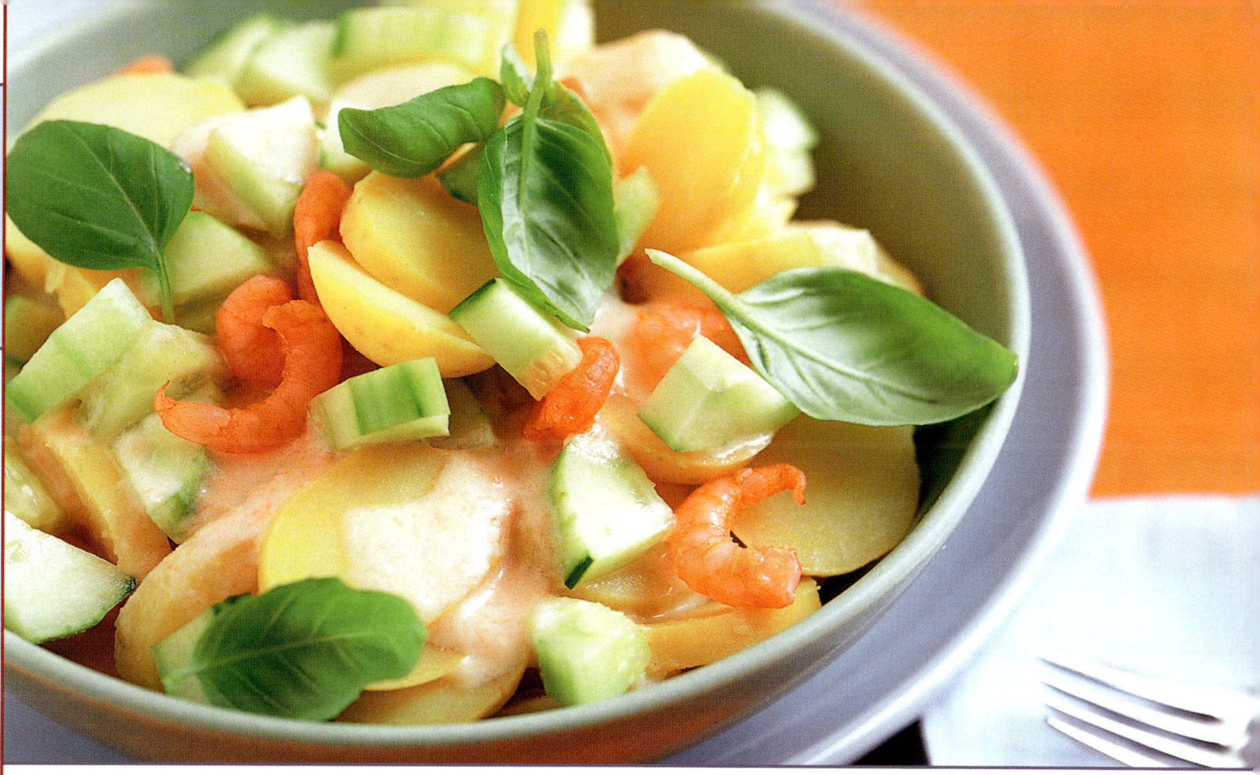

Kartoffelsalat mit Krabben-Dressing

*➤ **Zutaten für 2 Personen:***
400 g fest kochende Kartoffeln | Salz | 1/2 Salatgurke | 125 g gekochte und geschälte Pacific Krabben | 100 g Buttermilch | 2 EL Zitronensaft | 2 EL Weißweinessig | Pfeffer | 6 Blättchen Basilikum

Zubereitungszeit: 20 Minuten
Plus Ruhezeit: 10 Minuten
Pro Portion ca.: 180 kcal | 15 g Eiweiß | 1 g Fett | 26 g Kohlenhydrate

*➤ **Zubereitung:***

_1. Die Kartoffeln waschen, gründlich abbürsten und zugedeckt in wenig Salzwasser 20 Minuten garen. Das Wasser abgießen, die Pellkartoffeln mit kaltem Wasser abschrecken und etwas auskühlen lassen.

_2. In der Zwischenzeit die Salatgurke schälen und in Würfel schneiden. Zwei Drittel der Krabben mit der Buttermilch, Zitronensaft und Essig pürieren. Das Dressing mit Salz und Pfeffer kräftig abschmecken.

_3. Die Kartoffeln pellen, in Scheiben schneiden, mit der Gurke vermischen und das Krabben-Dressing darüber gießen. Die Basilikumblätter waschen, trockentupfen und in feine Streifen schneiden.

_4. Den Salat mit den restlichen Krabben und den Basilikumblättern garnieren und noch 10 Minuten durchziehen lassen.

_*Tipp:* Für diesen Kartoffelsalat eignen sich kleine, fest kochende Kartoffeln am besten. Diese garen in der Regel schon in 12–15 Minuten!

Glossar

Akupressur
Druckmassagetechnik, die ein gestörtes Energiegleichgewicht im Körper wieder in Balance bringen kann. Sie wird in erster Linie zur Gesundheitserhaltung eingesetzt.

Atemtherapie
Sanfte Behandlungsmethode, um die ideale Atemtechnik neu zu erlernen. Falsche Atmung kann zu Beschwerden und Erkrankungen führen. – Ursachen können u.a. Stress, Hektik, Bewegungsmangel, Fehlhaltung und Übergewicht sein.

Ätherische Öle
»Ätherisch« heißt »himmlisch«. Natürliche ätherische Öle werden aus Pflanzenextrakten gewonnen und wirken durch das Zusammenspiel all ihrer Inhaltsstoffe positiv auf Körper und Seele. Synthetische Öle können dies nicht leisten.

Autogenes Training
Entspannungstechnik, die durch Atemübungen und Suggestion den Kopf freimachen und Verspannungen lösen kann.

Cellulite
Cellulite ist keine Krankheit, sondern bestenfalls ein kosmetisches Problem. Es betrifft in erster Linie Frauen mit schwachem Bindegewebe. Bewegungsmangel, Stress, falsche Ernährung, Übergewicht, Rauchen und die Anti-Baby-Pille begünstigen die Ausbildung der so genannten »Orangenhaut«.

Diät
»In dieser letzten Hinsicht habe ich den Erfahrungssatz befolgt, der nachweist, dass eine Diät um so weniger wirksam ist, je strenger sie vorgeschrieben wird und zwar aus dem einzigen Grunde, weil man sie wenig oder gar nicht befolgt.«
(Jean Anthelme Brillat-Savarin, 1865)

Glückshormone
Vom Körper produzierte Hormone, die Endorphine, die ähnlich wie Drogen wirkend Rauschzustände auslösen, Schmerzen senken und positive Stimmungen auslösen können.

Jo-Jo-Effekt
Zunahme des Körpergewichts im Anschluss an eine energiereduzierte Diät über das ursprüngliche Ausgangsgewicht hinaus.

Massage
Streicheln, Drücken, Kneten – Berührungen aller Art, die zu Körperpflege, Krankheitsvorbeugung oder Krankheitsbekämpfung eingesetzt werden können.

Qi Gong
Heilgymnastisch-meditative Entspannungstechnik aus der Traditionellen Chinesischen Medizin (TCM). Die Übungen fördern Konzentration, Bewegung und Atmung, können u.U. innere Blockaden lösen und die Selbstheilungskräfte anregen.

Serotonin
Ein Botenstoff, der ähnlich wie Endorphin die Stimmung positiv beeinflusst. Wird vom Körper selbst gebildet, kann aber auch über die Nahrung aufgenommen werden. Serotonin wirkt Schlaf fördernd, senkt die Schmerzempfindlichkeit und beruhigt.

Stress
»Stress, das sind Handschellen, die man ums Herz trägt«, Helmut Qualtinger. Ein großer Teil des täglichen Stress ist selbst gemacht – durch hohe Ansprüche an unsere eigene Leistung. Werden Sie gelassener.

Tai Ji
Altes chinesisches meditatives Bewegungssystem mit gesundheitsfördernden Aspekten, das sich aus einer Kampfkunst entwickelt hat. Tai Ji schärft die Körperwahrnehmung, steigert Vitalität und Energie.

Yoga
Langsame, konzentrierte Gymnastik- und Atemübungen nach der indischen Lehre der Vervollkommnung des Menschen. Ziel ist es, Körper, Geist und Seele in Einklang zu bringen.

Empfehlungen für die Nährstoffverteilung
Internationale Ernährungsgremien empfehlen folgende Nährstoffrelation:

Eiweiße:	10–20 %
Fette:	weniger als 30 %
Kohlenhydrate:	50–60 %
Ballaststoffe:	35 g/Tag

Gasherde
Die Temperaturen bei Gasherden variieren von Hersteller zu Hersteller. Welche Stufe Ihres Herdes der jeweils angegebenen Temperatur entspricht, entnehmen Sie bitte der Gebrauchsanweisung.

Nährwerte
Die Nährwertberechnungen basieren auf Daten aus *Die große GU Nährwert Kalorien Tabelle.*
Die Nährwertangaben sind Circa-Angaben, da mit durchschnittlichen Portionsgrößen gerechnet wird, sofern keine genauen Gramm-Angaben angegeben sind (z.B. 1 Paprika, 1 Scheibe Brot etc.).

Öle
Empfehlenswert für die tägliche Verwendung sind Olivenöl, Sonnenblumenöl, Keimöl (»Pflanzenöl«) und Rapsöl. Rapsöl und Pflanzenöl können ohne geschmackliche Einbußen auch sehr hoch erhitzt werden. Wenn ein Rezept durch Verwendung eines speziellen Öles geschmacklich noch verbessert werden kann, ist dieses Öl in Klammern angegeben.

Wählen Sie möglichst Therapeuten, die auf Essprobleme spezialisiert sind. Dort finden Sie Verständnis und Hilfe. Auch Selbsthilfegruppen können den Weg aus der Sucht wirksam unterstützen.

Adressen, die weiterhelfen
Alle wichtigen Adressen von Baratungs- und Selbsthilfeeinrichtungen für Essstörungen im gesamten deutschsprachigen Raum finden Sie im Internet auf der Homepage
http//www.bulimie-online.de
Überhaupt macht das Internet es Ihnen leicht, sich über dieses Thema zu informieren. Wenn Sie über eine der großen Suchmaschinen Links zum Begriff »Essstörungen« suchen, werden Sie mit Informationen zu Hintergründen und Ursachen, Therapieeinrichtungen und Selbsthilfegruppen sowie Buchtipps geradezu überhäuft.
Beratungsstellen können Ihnen auf Essstörungen spezialisierte Therapeuten in Ihrer Nähe empfehlen. Außerdem können dort sowohl Betroffene wie auch Angehörige Infomaterial und Literaturhinweise erhalten.

Adressen von gemeinnützigen Beratungs- und Therapieeinrichtungen sowie Selbsthilfegruppen gibt es auch beim:
Bundesfachverband Essstörungen
BFE e.V. Kassel
Goethestraße 31
D-34119 Kassel
Tel.: 0561 - 71 34 93
Fax: 0561 - 701 33 22

ANAD e.V. Beratungsstelle und therapeutische Wohngruppen
Seitzstraße 8
D-80538 München
Tel.: 089 - 24 23 99 60
E-Mail: Kontakt@anad-pathways.de
http://www.anad-pathways.de

Dick und Dünn Beratungsstelle
Innsbrucker Straße 25
10825 Berlin

Frankfurter Zentrum für Essstörungen
Hansa Allee 18
60322 Frankfurt am Main
Tel.: 069 - 55 01 76

Waage e.V.
Elmsbüttlerstraße 53
22769 Hamburg
Tel.: 040 - 491 49 41

Frauenzentrum Sowieso
Angelikastraße 1
01099 Dresden
Tel.: 0351 - 804 14 70

Gesundheitszentrum Women
Max-Grünebaum-Straße 9
03042 Cottbus
Tel.: 0355 - 729 30 05

Rezeptregister

Ananas
Eisiger Ananas-Mandel-Shake 81
Gebratenes Thai-Gemüse 106
Hähnchenbrust in Ananas-Kokos-Sauce . . 124
Hähnchenbrustfilet süßsauer 122
Knuspriger Ananassalat 52
Kokos-Ananas-Shake 80
Apfel
Apfelquark mit Beeren 48
Apfelscheiben mit Thymian und Ingwer . . 139
Apfeltaschen 56
Bunte Obstspieße 136
Bunter Camembert auf Knäckebrot 149
Käsesnack mit Mungosprossen 61
Kartoffelpfanne mit Lauch und Äpfeln . . . 153
Aprikosen
Aprikosenzauber 76
Kohlrabisalat mit Orangen 92
Asiasalat mit Tintenfisch 94
Avocado
Avocadococktail 74
Avocadosandwich 66
Gemischte Bohnen mit Avocado 98
Pellkartoffeln mit Quark 132

Banane
Brokkolisalat mit Grapefruit 96
Cremiger Pfirsichshake 79
Fruchtsalat mit Bananenschaum 53
Knuspriger Ananassalat 52
Pink melon 77
Scharfer Reis 118
Bandnudeln mit Spargel 159

Beeren
Apfelquark mit Beeren 48
Johannisbeeren mit Zimt-Joghurt 49
Heidelbeereis 136
Heidelbeer-Shake »Blauer Engel« 78
Birnen, Schweinesteaks mit 125
»Blauer Engel«, Heidelbeer-Shake 78
Blumenkohlsalat auf Lollo Rosso 97
Bohnen
Gemischte Bohnen mit Avocado 98
Gemüselasagne 127
Linsen-Paella 105
Spinat mit weißen Bohnen 109
Brasilianischer Gemüsetopf
mit Süßkartoffeln 100
Brokkoli
Brokkolisalat mit Grapefruit 96
Gebratenes Thai-Gemüse 106
Bunte Obstspieße 136
Bunte Pilz-Tomaten-Brote 64
Buttermilch
Buttermilcheis 136
Buttermilch-Möhren 75
Cremiger Pfirsichshake 79
Geeiste Mango mit Buttermilch 140
Kartoffelsalat mit Krabben-Dressing 161

Camembert auf Knäckebrot, Bunter 149
Camembertcreme, Würzige 54
Cannellino-Bohnen mit Zucchini 104
Carpaccio von Gemüse 93
Ciabattini-Sandwich 62
Cremiger Pfirsichshake 79
Crostini mit Garnelen 70

Datteln
Möhren-Frischkäse auf Vollkornbrötchen . . 63
Scharfer Reis 118
Eis
Aprikosenzauber 76
Eisiger Ananas-Mandel-Shake 81
Eisbergsalat mit Kefir-Dressing 90
Erbsen, Überbackene 101
Erbsen-Pilaw mit Trauben 154

Feigen
Marinierte Feigen auf Rotweinsauce 138
Fenchel, Überbackener 156
Fisch
Asiasalat mit Tintenfisch 94
Forellencreme mit Ketakaviar 147
Gratiniertes Steinbeißerfilet
mit Ziegenkäse 115
Joghurtsuppe mit Lachs 146
Lachscreme auf Pumpernickel 65
Lachs in Tomaten-Kokos-Sauce 111
Linguine mit Catfisch 158
Seezungenröllchen mit Tofu 114
Tunfisch mit Lauch und Sojasauce 110
Viktoriabarsch in Fenchel-Curry-Sauce . . . 117
Forellencreme mit Ketakaviar 147
Fruchtsalat mit Bananenschaum 53
Frühlingszwiebeln in Riesling 108

Garnelen
Crostini mit Garnelen 70
Linsen-Paella 105
Spargelrisotto mit Garnelen 131

Tomatensuppe mit Estragon
und Garnelen 144
Gebratenes Thai-Gemüse 106
Gebratene Nudeln 128
Geflügel
Gebratene Nudeln 128
Hähnchenbrust in Ananas-Kokos-Sauce . . 124
Hähnchenbrustfilet süßsauer 122
Putenröllchen 121
Putenstreichwurst 55
Salatteller mit Hähnchennuggets 91
Scharfer Reis 118
Gefüllte Tomaten, Überbackene 157
Gemüselasagne 127
Gemüsetopf mit Süßkartoffeln,
Brasilianischer 100
Geschnetzeltes mit Oliven 120
Gratiniertes Steinbeißerfilet
mit Ziegenkäse 115
Grünkernburger mit scharfem Salat 134

Hähnchenbrust in Ananas-Kokos-Sauce . . . 124
Hähnchenbrustfilet süßsauer 122
Heidelbeereis 136
Heidelbeer-Shake »Blauer Engel« 78
Hirse
Ratatouille mit Hirse 135
Hülsenfrüchte
Cannellino-Bohnen mit Zucchini 104
Linsen mit Sellerie 133
Linsencremesuppe 84
Linsen-Paella 105
Joghurt
Brokkolisalat mit Grapefruit 96
Buttermilcheis 136
Cannellino-Bohnen mit Zucchini 104
Fruchtsalat mit Bananenschaum 53
Joghurtsuppe mit Lachs 146
Johannisbeeren mit Zimt-Joghurt 49
Fruchtsalat mit Bananenschaum 53
Kressesuppe 87
Mango-Joghurt mit Cashewkernen 50
Mango-Joghurtcreme 141
Melonenjoghurt mit Reisflocken 50
Orangen-Grapefruit-Müsli 53
Salatteller mit Hähnchennuggets 91
Vollkornbrot mit Ziegenkäsecreme 68
Johannisbeeren mit Zimt-Joghurt 49

Käse
Avocadosandwich 66
Bandnudeln mit Spargel 159
Bunter Camembert auf Knäckebrot 149
Ciabattini-Sandwich 62
Gebratener Ziegenkäse auf Melone 148
Gratiniertes Steinbeißerfilet
mit Ziegenkäse 115
Käsesnack mit Mungosprossen 61
Kartoffelschiffchen 152
Kräutergnocchi 155
Möhren-Frischkäse auf Vollkornbrötchen . . 63
Pita-Ecken mit Feta 69
Pizza mit Meeresfrüchten 112
Rucolasalat mit Käse 95
Vollkornbrot mit Ziegenkäsecreme 68
Würzige Camembertcreme 54
Kaki
Schweinefilet in Kakisauce 123
Kalte Paprikasuppe 85
Kaninchen in Estragon 119
Kartoffel
Cremige Kräutersuppe 145
Kartoffelschiffchen 152
Kartoffelpfanne mit Lauch und Äpfeln . . . 153
Kartoffelsalat mit Krabben-Dressing 161
Möhren-Spinat-Tortilla 151
Olivenkartoffeln 107
Pellkartoffeln mit Quark 132
Tomatensuppe mit Estragon
und Garnelen 144
Kefir
Heidelbeereis 136
Heidelbeer-Shake »Blauer Engel« 78
Cremiger Pfirsichshake 79
Ketakaviar, Forellencreme mit 147
Kichererbsensalat mit Melone 99
Knuspriger Ananassalat 52
Knusperkekse 72
Kohlrabi
Carpaccio von Gemüse 93
Gebratene Nudeln 128
Grünkernburger mit scharfem Salat 134
Kohlrabisalat mit Orangen 92
Kokosmilch
Hähnchenbrust in Ananas-Kokos-Sauce . . 124
Kokos-Ananas-Shake 80
Lachs in Tomaten-Kokos-Sauce 111
Krabben
Kartoffelsalat mit Krabben-Dressing 161
Krabben auf Pumpernickel 71

Kräutergnocchi ... 155
Kräuteromelett mit Spargel ... 150
Kräutersuppe, Cremige ... 145
Kraftwerk, Pikantes ... 75
Kressesuppe ... 87
Kürbispfanne mit Naturreis ... 130

Lachs in Tomaten-Kokos-Sauce ... 111
Lachscreme auf Pumpernickel ... 65
Lauch
- Gemüselasagne ... 127
- Kartoffelpfanne mit Lauch und Äpfeln ... 153
- Möhrensuppe mit Lauch ... 88

Linguine mit Catfisch ... 158
Linsen mit Sellerie ... 133
Linsencremesuppe ... 84
Linsen-Paella ... 105

Makrelen mit Staudensellerie ... 117
Mango mit Buttermilch, Geeiste ... 140
Mango-Joghurt mit Cashewkernen ... 50
Mango-Joghurtcreme ... 141
Marinierte Feigen auf Rotweinsauce ... 138
Meeresfrüchte
- Pizza mit Meeresfrüchten ... 112

Melone
- Gebratener Ziegenkäse auf Melone ... 148
- Melonenjoghurt mit Reisflocken ... 50
- Pink melon ... 77

Möhren
- Buttermilch-Möhren ... 75
- Carpaccio von Gemüse ... 93
- Gebratene Nudeln ... 128
- Gebratenes Thai-Gemüse ... 106
- Grünkernburger mit scharfem Salat ... 134
- Hähnchenbrustfilet süßsauer ... 122
- Joghurtsuppe mit Lachs ... 146
- Möhren-Frischkäse auf Vollkornbrötchen ... 63
- Möhrenrohkost mit Pinienkernen ... 60
- Möhren-Spinat-Tortilla ... 151
- Möhrensuppe mit Lauch ... 88
- Muffins mit Cornflakes ... 73
- Rucolasalat mit Käse ... 95
- Scharfer Reis ... 118

Muffins mit Cornflakes ... 73

Nudeln, Gebratene ... 128

Obstspieße, Bunte ... 136
Olivenkartoffeln ... 107
Orange
- Brokkolisalat mit Grapefruit ... 96
- Buttermilch-Möhren ... 75
- Knuspriger Ananassalat ... 52
- Kohlrabisalat mit Orangen ... 92
- Kokos-Ananas-Shake ... 80
- Marinierte Feigen auf Rotweinsauce ... 138
- Möhren-Frischkäse auf Vollkornbrötchen ... 63
- Orangenquark mit Schokoladenraspel ... 50
- Orangen-Grapefruit-Müsli ... 53
- Salatteller mit Hähnchennuggets ... 91

Paprika
- Blumenkohlsalat auf Lollo Rosso ... 97
- Bunte Reisnudelpfanne ... 129
- Bunter Camembert auf Knäckebrot ... 149
- Gemüselasagne ... 127
- Lachs in Tomaten-Kokos-Sauce ... 111
- Linsen-Paella ... 105
- Paprikasuppe, Kalte ... 85
- Pikantes Kraftwerk ... 75
- Sommergemüse mit Tomatensauce ... 102
- Würzige Camembertcreme ... 54

Pellkartoffeln mit Quark ... 132
Pflaumenquark auf Mehrkornbrot ... 66
Pfifferlinge in Thymian-Vinaigrette ... 160
Pfirsichshake, Cremiger ... 79
Pikantes Kraftwerk ... 75
Pink melon ... 77
Pita-Ecken mit Feta ... 69
Pizza mit Meeresfrüchten ... 112
Putenröllchen ... 121
Putenstreichwurst ... 55

Quark
- Apfelquark mit Beeren ... 48
- Apfeltaschen ... 56
- Forellencreme mit Ketakaviar ... 147
- Lachscreme auf Pumpernickel ... 65
- Orangenquark mit Schokoladenraspel ... 50
- Pellkartoffeln mit Quark ... 133
- Pflaumenquark auf Mehrkornbrot ... 66
- Würzige Camembertcreme ... 54

Ratatouille mit Hirse ... 135
Reis
- Erbsen-Pilaw mit Trauben ... 154
- Hähnchenbrust in Ananas-Kokos-Sauce ... 124
- Kürbispfanne mit Naturreis ... 130
- Reisnudelpfanne, Bunte ... 129
- Scharfer Reis ... 118

Spargelrisotto mit Garnelen 131
Rucolasalat mit Käse 95
Salatteller mit Hähnchennuggets 91
Saure-Sahne-Suppe 86
Scharfer Reis 118
Schweinefilet in Kakisauce 123
Schweinesteaks mit Birnen 125
Seezungenröllchen mit Tofu 114

Sellerie
Bunte Reisnudelpfanne 129
Linsen mit Sellerie 133
Makrelen mit Staudensellerie 117
Pikantes Kraftwerk 75
Selleriesuppe 89
Sojadrink
Avocadococktail 74
Pink melon 77
Sommergemüse mit Tomatensauce 102
Spargel
Bandnudeln mit Spargel 159
Kräuteromelett mit Spargel 150
Spargelrisotto mit Garnelen 131
Spinat
Möhren-Spinat-Tortilla 151
Spinat mit weißen Bohnen 109
Tagliatelle mit Blattspinat 126
Steinbeißerfilet mit Ziegenkäse,
Gratiniertes 115
Süßkartoffeln
Brasilianischer Gemüsetopf
mit Süßkartoffeln 100

Tagliatelle mit Blattspinat 126
Tatarhäppchen mit Pesto 66
Teigwaren
Gebratene Nudeln 128
Gemüselasagne 127
Linguine mit Catfisch 158
Makrelen mit Staudensellerie 117
Putenröllchen 121
Tagliatelle mit Blattspinat 126
Thai-Gemüse, Gebratenes 106
Tintenfisch
Asiasalat mit Tintenfisch 94
Tomaten
Bunte Pilz-Tomaten-Brote 54
Cannellino-Bohnen mit Zucchini 104
Gefüllte Tomaten, Überbackene 157
Gemüselasagne 127
Lachs in Tomaten-Kokos-Sauce 111
Pizza mit Meeresfrüchten 112
Ratatouille mit Hirse 135
Sommergemüse mit Tomatensauce 102
Spinat mit weißen Bohnen 109
Tomatensuppe mit Estragon
und Garnelen 144
Überbackene Erbsen 101
Überbackener Fenchel 156
Tunfisch mit Lauch und Sojasauce 110

Überbackene Erbsen 101
Überbackener Fenchel 156
Überbackene gefüllte Tomaten 157

Viktoriabarsch in Fenchel-Curry-Sauce 117
Vollkornbrot mit Ziegenkäsecreme 68

Weintrauben
Bunte Obstspieße 136
Eisbergsalat mit Kefir-Dressing 90
Erbsen-Pilaw mit Trauben 154
Kürbispfanne mit Naturreis 130
Würzige Camembertcreme 54

Ziegenkäse
Gebratener Ziegenkäse auf Melone 148
Vollkornbrot mit Ziegenkäsecreme 68
Zucchini
Brasilianischer Gemüsetopf
mit Süßkartoffeln 100
Cannellino-Bohnen mit Zucchini 104
Joghurtsuppe mit Lachs 146
Lachscreme auf Pumpernickel 65
Ratatouille mit Hirse 135
Sommergemüse mit Tomatensauce 102
Zuckerschoten
Carpaccio von Gemüse 93
Kichererbsensalat mit Melone 99
Tunfisch mit Lauch und Sojasauce 110

Abkürzungen
EL = Esslöffel
kcal = Kilokalorien
ML = Messlöffel
Msp. = Messerspitze
TL = Teelöffel

Impressum

Text, Redaktion, Lektorat: Anne Lenk
Umschlaggestaltung: Independent Medien Design
Produktion: Markus Plötz
Typografie und Layout: Independent Medien-Design
Fotografie: Jörn Rynio
Bildnachweis: Michael Brauner S. 39; Manfred Jahreiß S. 12 (Wohnung, Massage), 13 (Ruhe, Freude), 17, 47, 59, 83, 143; Image Bank S. 11, 18, 28; Gettyone S. 6, 12 (Sonne), 34
Satz: Johannes Kojer
Reproduktion: W & Co
Druck: Appl, Wemding
Bindung: Großbuchbinderei Monheim

ISBN 3-7742-2720-9

Auflage	4.	3.	2.	1.
Jahr	2004	03	02	01

Jörn Rynio
Food Fotografie
Die Fotos für dieses Buch entstanden in dem Hamburger Studio von Jörn Rynio. Für den Fotografen ist die Umsetzung von kulinarischen Themen in appetitanregende Bilder eine Leidenschaft. Hinter ihm steht ein starkes Team: Herzlichen Dank an die Foodstylistinnen Petra Speckmann, Martina Mehldau sowie an Sebastian Faust (Studiomanager).

Das Autorenteam
Die vielen guten Ideen und Tipps haben wir im Team zusammen getragen, ausprobiert und – sofern für gut befunden – niedergeschrieben.

Felicitas Holdau
Die Redakteurin und Autorin für Gesundheits- und Wohlfühlthemen ist ausgebildet in körperorientierter Psychotherapie. Sie hat die besten Anti-Stress-Strategien für Geist und Körper unter die Lupe genommen. Das Ergebnis: Eine ganze Reihe einfach nachvollziehbarer Tipps, mitten im Alltagsstress Oasen der Ruhe zu schaffen, abschalten und aufatmen zu können.

Angelika Ilies
Die gebürtige Hamburgerin mit Wohnsitz in der Nähe von Frankfurt am Main startete ihre Karriere als Food-Journalistin direkt nach dem Oecotrophologiestudium. Sie erlebte den Redaktionsalltag in einem renommierten Verlag in London. Zurück im eigenen Land verstärkte sie das Kochressort der größten deutschen Foodzeitschrift. Seit 1989 arbeitet sie erfolgreich als freie Autorin und Food-Journalistin.

Anne Lenk
Die Redakteurin für Ernährungs- und Wellnessthemen ist diplomierte Ernährungswissenschaftlerin, Food- und Medizinjournalistin. Sie kennt die Sorgen und Nöte rund ums Abnehmen und die Figurprobleme, die Frauen aller Altersgruppen sprichwörtlich auf den Magen schlagen, aus der Praxis: Mehrere Jahre betreute und leitete sie Arbeitsgruppen zur Gewichtskontrolle und -reduktion.

Doris Muliar
Die gebürtige Österreicherin arbeitet seit 1985 für Hörfunk, Fernsehen und Verlage. Sie hat schon zahlreiche Bücher zu den Themen Gesundheit und Fitness geschrieben. In den letzten Jahren lag ihr Schwerpunkt bei der Entwicklung leichter und schneller Rezepte für die fettarme Ernährung. Doris Muliar lebt und arbeitet in Köln.

Das Original mit Garantie

Ihre Meinung ist uns wichtig. Deshalb möchten wir Ihre Kritik, gerne aber auch Ihr Lob erfahren. Um als führender Ratgeberverlag für Sie noch besser zu werden. Darum: Schreiben Sie uns! leserservice@graefe-und-unzer.de Wir freuen uns auf Ihre Post und wünschen Ihnen viel Spaß mit Ihrem GU-Ratgeber.

Unsere Garantie: Sollte ein GU-Ratgeber einmal einen Fehler enthalten, schicken Sie uns das Buch mit einem kleinen Hinweis und der Quittung innerhalb von sechs Monaten nach dem Kauf zurück. Wir tauschen Ihnen den GU-Ratgeber gegen einen anderen zum gleichen oder ähnlichen Thema um.

Ihr Gräfe und Unzer Verlag
Redaktion Kochen
Postfach 86 03 25
81630 München
Fax: 0 89/4 19 81 - 113